# 眼部疾病 的
# 实验诊断与转化医学

Experimental Diagnosis and
Translational Medicine of Ocular Diseases

主 编　肖　璇

副主编　祝成亮　刘艳红

参　编　王京伟　牛志立　吕志华　刘　芮　汤冬玫　孙　思
　　　　李志强　李　莹　李　娟　杨　洁　吴　鹏　邱石黎
　　　　张　艳　陈　婷　郑红云　夏尊恩　梅骏驰　彭　锐
　　　　韩　欢　蔡　菡

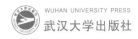
WUHAN UNIVERSITY PRESS
武汉大学出版社

**图书在版编目(CIP)数据**

眼部疾病的实验诊断与转化医学/肖璇主编. —武汉:武汉大学出版社,2022.10

ISBN 978-7-307-23381-2

Ⅰ.眼… Ⅱ.肖… Ⅲ. 眼病—实验室诊断 Ⅳ.R770.4

中国版本图书馆 CIP 数据核字(2022)第 193754 号

责任编辑:胡 艳 责任校对:汪欣怡 版式设计:韩闻锦

出版发行:**武汉大学出版社** (430072 武昌 珞珈山)

(电子邮箱:cbs22@ whu.edu.cn 网址:www.wdp.com.cn)

印刷:武汉精一佳印刷有限公司

开本:720×1000 1/16 印张:16 字数:270 千字 插页:4

版次:2022 年 10 月第 1 版 2022 年 10 月第 1 次印刷

ISBN 978-7-307-23381-2 定价:88.00 元

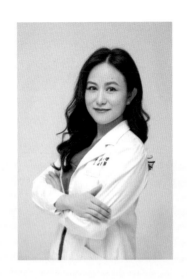

# 主编简介

　　肖璇，医学博士，主任医师，研究生导师，美国国立卫生研究院（NIH）国立眼科研究所（NEI）博士后。现任武汉大学人民医院副院长、转化医学研究院院长、眼耳鼻喉医院院长、医学与物理研究院执行院长。国家药品监督管理局医疗器械技术审评中心评审专家，中国非公立医疗机构协会评审专家，湖北省司法鉴定中心技术专家，深圳市卫健委及科技创新委员会评审专家。中华医学会激光医学分会青年委员，湖北省医学会眼科学分会青委会副主任委员，中国医药教育协会智能医学专业委员会常务委员，中国医师协会眼科医师分会基础研究与临床转化专业委员会委员。

　　主要专注于视网膜血管阻塞及眼心脑泛血管事件的临床诊治、致病机理、应用转化等科研工作。牵头组建了湖北省首个眼部疾病介入治疗MDT团队，"超选性视网膜中央动脉介入溶栓治疗"被批准为I级新技术。被评为全国五一巾帼标兵，湖北省公卫青年拔尖人才（第一层次），武汉市中青年医学骨干人才，武昌区时代楷模，武汉大学杰出青年，武汉市第十四次党代会党代表。获湖北省第二届健康科普大赛一等奖，武汉大学第十届青年教师教学竞赛特等奖，湖北省首届转化医学创新大赛三等奖等。

# 序　言

　　自 2012 年国家制定全国防盲治盲规划，到"十三五""十四五"全国眼健康规划实施以来，我国在推进防盲治盲工作、消除可避免盲等方面取得了显著的成绩，但目前仍面临着巨大挑战。全国范围内还存在眼科医疗资源总量不足、分布不均和质量不高，特别是基层眼保健工作薄弱、诊治能力不足等问题，我国仍然是世界上盲和视力损伤最严重的国家之一。世界卫生组织（WHO）先前发布的数据显示，若将屈光不正包括在内，眼部疾病已经成为继肿瘤、心血管疾病之后位列第三的危及人类身体健康和生活质量的关键因素。同时，据统计，中国的盲人数量已达至少 500 万人，占全球盲人总数约 18%，且每年新增 40 万以上盲人。这说明我国的致盲性眼病防治工作仍然任重道远。

　　目前眼部疾病防治的难点主要在于两方面：一是眼部标本由于取材困难、量少，常导致眼部疾病的实验室诊断阳性率偏低，严重影响着疾病的诊治；二是不同地区的实验室从业人员在检测能力和水平上差异明显，且基层、农村边远地区所具备的眼部疾病诊治资源及经验严重不足，缺乏眼部标本实验室检测的标准化程序，使得全国范围内眼部疾病的诊治水平不尽相同，给全国性防盲治盲工作带来了极大的阻碍。值得注意的是，随着分子生物学、基因组学、蛋白质组学等学科及相关检测技术的发展，眼部疾病的实验诊断能力近年来得到了空前的提高，而相应的基础性研究也取得了诸多对于推动眼部疾病诊治具有重要意义的成果，但其中只有少部分成果实现了从基础研究到临床应用的转化。对此，转化医学的发展为促进基础成果的临床转化，提升眼部疾病的临床诊治能力提供了有力支持。

　　转化医学作为医学研究领域发展过程中诞生的一个交叉性学科，强调以某一具体疾病的基础研究促进研究成果向临床医学快速转化，从而搭建基础研究与临床应用之间的桥梁。转化医学的出现最早可追溯至 20 世纪 60 年代"从实验室到病床"这一理念的提出，经过几十年的发展，研究人员对转化医学含义的认识逐渐演变并不断深入，形成了转化医学的狭义和广义概念，前者一般指"实验室与病床之间的双向转化"，而后者扩展至"实验室、病床、社区之间的双向循环转化"。同时，转化医学的研究领域也从最初各类癌症研究，扩散到了其他更多的疾病。

《眼部疾病的实验诊断与转化医学》一书将眼部疾病的实验室诊断和转化医学相结合，以疾病类型分类，系统、全面地总结出了眼部相关的感染性疾病、肿瘤、遗传病、代谢及免疫性疾病的临床特征和具体的实验室诊断方法，并突出眼部疾病的新病因和诊断的新技术，强调转化医学对实现基础成果与临床双向转化的重要性。该书的出版希冀能够为广大科研及临床工作者，特别是基层、农村边远地区的医务人员提供工作或学习上的参考和帮助，同时为促进眼部疾病的实验诊断及转化医学的发展提供一定的见解，从而提高我国眼部疾病诊治的整体水平，进一步减少可避免盲的发生。

诚然，眼部疾病的防治道阻且长，但利在千秋；惟愿精诚所至，金石为开。

是为序。

杨正林

中国科学院院士

四川省人民医院院长

2022 年 9 月 14 日

# 目　　录

第一章　眼部细菌感染性疾病 ………………………………………………… 1

　第一节　概述 ………………………………………………………………… 1

　第二节　眼部细菌感染标本采集 ………………………………………… 3

　　一、基本原则 ………………………………………………………………… 3

　　二、采样指征 ………………………………………………………………… 4

　　三、采集方法 ………………………………………………………………… 4

　第三节　眼部细菌感染的实验室诊断基本技术 ………………………… 6

　　一、眼部标本细菌形态学检查及报告 ……………………………………… 6

　　二、眼部标本细菌培养的操作及报告 ……………………………………… 7

　第四节　眼部细菌感染常见致病细菌 …………………………………… 10

　　一、革兰阳性球菌 …………………………………………………………… 11

　　二、革兰阴性杆菌 …………………………………………………………… 14

　第五节　眼部细菌感染实验室鉴定新技术 ……………………………… 17

　　一、MALDI-TOF MS 质谱技术 …………………………………………… 17

　　二、核酸测序技术 …………………………………………………………… 18

　　三、宏基因组测序技术 ……………………………………………………… 18


第二章　眼部病毒感染性疾病 ……………………………………………… 20

　第一节　病毒性角膜炎 …………………………………………………… 20

　　一、临床类型和表现 ………………………………………………………… 20

二、诊断 ……………………………………………………………… 20

三、标本采集 ……………………………………………………… 20

四、转运与保存 …………………………………………………… 21

五、检测方法与结果解释 ………………………………………… 21

第二节　病毒性视网膜炎 …………………………………………… 23

一、临床类型和表现 ……………………………………………… 23

二、诊断 …………………………………………………………… 23

三、标本采集 ……………………………………………………… 24

四、转运与保存 …………………………………………………… 24

五、检测方法与结果解释 ………………………………………… 24

第三节　病毒性葡萄膜炎 …………………………………………… 25

一、临床表现 ……………………………………………………… 26

二、标本采集 ……………………………………………………… 26

三、转运与保存 …………………………………………………… 26

四、实验室检查及结果解释 ……………………………………… 26

第四节　病毒性结膜炎 ……………………………………………… 28

一、临床类型和表现 ……………………………………………… 28

二、标本采集 ……………………………………………………… 29

三、转运与保存 …………………………………………………… 29

四、实验室检测及结果解释 ……………………………………… 29

第五节　病毒性眼睑炎 ……………………………………………… 30

一、临床类型和表现 ……………………………………………… 30

二、诊断 …………………………………………………………… 31

三、标本采集 ……………………………………………………… 31

四、转运与保存 …………………………………………………… 31

五、检测方法与结果解释 ………………………………………… 31

第六节　眼部新病毒感染 …………………………………………… 32

一、新型冠状病毒（SARS-CoV-2）·············· 32

二、西尼罗河病毒（WNV）·················· 33

三、寨卡病毒（ZIKV）··················· 34

四、登革病毒（DENVs）·················· 34

五、基孔肯雅病毒（CHIKV）················ 35

第三章　眼部真菌感染性疾病················· 37

第一节　概述····················· 37

一、真菌性角膜炎·················· 37

二、真菌性眼内炎·················· 38

第二节　眼部真菌感染与免疫··············· 39

一、真菌的致病性·················· 39

二、宿主防御机制·················· 40

第三节　眼部真菌感染的实验室诊断方法··········· 43

一、眼科标本的采集················· 43

二、眼科标本的显微镜检查·············· 45

三、眼科标本的培养检查··············· 48

四、眼科标本的组织病理学检查············· 52

五、眼科标本的分子生物学检查············· 53

六、眼科标本的蛋白质组学研究············· 54

第四章　眼部衣原体及寄生虫感染性疾病············ 55

第一节　衣原体感染·················· 55

一、眼部衣原体感染疾病类型·············· 55

二、标本采集和运送················· 57

三、检测方法··················· 58

四、临床意义··················· 62

五、检测进展：方法和指标·············· 63

第二节　寄生虫感染·················· 63

一、原虫引起的眼部疾病··············· 63

二、蠕虫引起的眼部疾病 ·························· 66

三、节肢动物引起的眼部疾病 ······················ 72

**第五章 眼部肿瘤的实验诊断及临床转化** ·················· 75

第一节 概述 ······························ 75

一、眼肿瘤的病因学 ·························· 76

二、眼部肿瘤的临床表现及特征 ···················· 78

三、实验室诊断 ···························· 81

四、眼肿瘤的常见标志物检测 ···················· 84

五、眼肿瘤的临床转化与进展 ···················· 90

六、眼部肿瘤的临床课题设计 ···················· 94

第二节 眼部常见肿瘤实验诊断与转化医学 ·············· 97

一、眼睑肿瘤 ···························· 97

二、结膜与角膜肿瘤 ·························· 100

三、葡萄膜肿瘤 ···························· 102

四、视网膜和视网膜色素上皮肿瘤 ·················· 105

五、视网膜母细胞瘤 ·························· 108

六、眼眶肿瘤 ···························· 113

**第六章 眼部遗传病的实验诊断与转化医学** ·············· 118

第一节 概述 ······························ 118

一、临床遗传学 ···························· 118

二、分子遗传学 ···························· 119

第二节 眼部遗传病的实验诊断与转化医学 ·············· 120

一、先天性白内障 ·························· 120

二、原发性先天性青光眼 ······················ 142

三、视网膜色素变性 ·························· 150

四、常染色体显性遗传性视神经萎缩 ················ 169

五、Leber 遗传性视神经病变疾病 ·················· 175

六、Leber 先天性黑矇 ························ 188

**第七章　眼部代谢疾病的相关检测**……………………………………210

　第一节　肝豆状核变性…………………………………………………210

　　一、概述……………………………………………………………210

　　二、肝豆状核变性临床表现及特征………………………………210

　　三、实验室诊断……………………………………………………211

　　四、临床转化与进展………………………………………………213

　第二节　Graves 眼病的实验诊断与转化医学………………………214

　　一、概述……………………………………………………………214

　　二、GO 的临床表现与发病机制…………………………………214

　　三、GO 相关实验室检测…………………………………………215

　　四、转化医学与临床意义…………………………………………218

　第三节　糖尿病性眼病…………………………………………………221

　　一、概述……………………………………………………………221

　　二、糖尿病眼病相关实验室检测…………………………………221

　　三、转化医学与临床意义…………………………………………225

**第八章　眼部免疫疾病的实验诊断与转化医学**……………………226

　第一节　自身免疫性葡萄膜炎…………………………………………226

　　一、概述……………………………………………………………226

　　二、发病机制………………………………………………………226

　　三、临床表现………………………………………………………228

　　四、实验室检查与诊断……………………………………………229

　　五、临床转化与进展………………………………………………230

　第二节　自身免疫性干眼症……………………………………………233

　　一、概述……………………………………………………………233

　　二、发病机制………………………………………………………233

　　三、临床表现………………………………………………………235

　　四、实验室检查与诊断……………………………………………236

　　五、临床转化与进展………………………………………………237

　第三节　免疫性结膜炎…………………………………………………238

　　一、春季角结膜炎…………………………………………………238

二、过敏性结膜炎 ……………………………………………… 240

三、季节性过敏性结膜炎 ………………………………………… 241

四、常年性过敏性结膜炎 ………………………………………… 241

五、巨乳头性结膜炎 ……………………………………………… 242

六、滤泡性结膜炎 ………………………………………………… 243

七、特异性角结膜炎 ……………………………………………… 243

参考文献 …………………………………………………………… 245

# 第一章　眼部细菌感染性疾病

## 第一节　概　　述

眼部感染性病多指由寄生虫、真菌、病毒、细菌等因感染而引发的眼部相关症状，其中以细菌感染在临床上最为常见。经细菌感染后病患的眼部组织会出现轻重不一的损伤，对病患的视功能造成一定伤害。如症状较为严重，甚至能够导致病患失明，会对日常生活、工作等方面造成严重影响。近年来，随着诸多致病细菌不断地被发现，患有感染性眼病的患者数量不断增加。因此，了解主要致病菌的种类、分布情况以及检测方法，对临床诊断具有显著的意义。

正常人的泪囊、结膜、巩膜、角膜和前房等通常是无菌的，然而人们的眼睛常年暴露于空气之中，又极易受到外界细菌的侵入，当遇到毒株和（或）人体抵抗力减弱时，外界进入的病原菌就会在眼内大量繁殖，引起感染，患者表现眼部红肿（充血）、眼痒、畏光、怕风、流泪、眼分泌物增多等情况。常见的眼部细菌感染性疾病包括：细菌性结膜炎、细菌性角膜炎、细菌感染性眼内炎和眼部蜂窝织炎等。

眼部细菌感染最常见疾病是细菌性结膜炎，按发病快慢可分为超急性、急性或亚急性、慢性。多数细菌性结膜炎特征性表现为急性乳头状结膜炎伴卡他性或脓性渗出物。超急性细菌性结膜炎潜伏期短，病情进展迅速，结膜充血水肿伴大量脓性分泌物。急性细菌性结膜炎传染性强，发病急，两眼同时或间隔1~2天发病。慢性细菌性结膜炎主要表现为眼痒、烧灼感、干涩感、眼刺痛及视力疲劳。

感染性角膜炎中有65%~90%为细菌性角膜炎，一般起病急骤，患眼有畏光、流泪、疼痛、视力障碍、眼睑痉挛等。体征有眼睑、球结膜水肿，角膜上出现溃疡，可有脓性分泌物，前房可有积脓。

细菌感染性眼内炎包括葡萄膜炎、视网膜炎、视网膜血管炎和玻璃体炎，可分为外源性眼内炎和内源性眼内炎。外源性眼内炎包括眼球穿通伤、手术创伤、眼内异物、角膜溃疡后，病原真菌进入眼内，引起真菌性眼内炎，而内源性眼内炎因素包括继发于眼球本身的真菌感染以及经血行转移而来的真菌感染两大类。

眼部蜂窝织炎为眶内软组织的急性炎症，包括眶周蜂窝织炎和眼眶蜂窝织炎，可发生于任何年龄，多见于儿童。该病发病急骤，可引起永久性视力丧失，严重者可通过颅内或血行播散危及生命。

据统计，眼部常见细菌感染疾病与其常见病原菌情况如下表：

表 1.1                   **眼部细菌感染常见病原菌**

| 疾病 | 常见病原菌 |
| --- | --- |
| 细菌性结膜炎 | 成人：金黄色葡萄球菌、肺炎链球菌、流感嗜血杆菌、淋病奈瑟菌<br>儿童：流感嗜血杆菌、肺炎链球菌、卡他莫拉菌、金黄色葡萄球菌、铜绿假单胞菌<br>新生儿：淋病奈瑟菌、流感嗜血杆菌、肺炎链球菌、卡他莫拉菌、铜绿假单胞菌 |
| 细菌性角膜炎 | 铜绿假单胞菌、葡萄球菌属、链球菌属、肠杆菌科细菌、蜡样芽孢杆菌、棒杆菌属、淋病奈瑟菌、木糖氧化无色杆菌、不动杆菌属、流感嗜血杆菌 |
| 化脓性眼内炎 | 金黄色葡萄球菌、表皮葡萄球菌、溶血性链球菌、铜绿假单胞菌、蜡样芽孢杆菌 |
| 急性泪囊炎 | 肺炎链球菌、金黄色葡萄球菌、β溶血性链球菌 |

# 第二节　眼部细菌感染标本采集

## 一、基本原则

（1）应在病程早期、急性期，且尽可能在使用抗菌药物之前采集标本。如有条件，建议采集双侧眼标本（即使单侧眼发病）进行涂片镜检及培养，或者健康眼仅采集分泌物行涂片镜检。如果已使用抗菌药物，则根据临床需要酌情停药后或下次用药前采集标本。

（2）应根据不同的标本类型、检查目的使用适当的采集、保存、运送工具。对于各种分泌物，推荐使用预先用无菌 0.9% 氯化钠溶液沾湿符合眼科临床要求的无菌拭子。采样后应即刻涂片（以防止样本干涸），建议实行床边接种（尤其厌氧菌培养），必须精确标明患者及样本相关信息，如眼别、具体取材部位、标本类型、用药情况、采样人、采样时间等。

（3）应尽可能采集到足量标本，并注意无菌操作。采集与外界相通的腔道或体表标本时，如眼表及泪道样本，应注意避免眼睑、睫毛及周围皮肤表面正常菌群的污染，以免造成病原菌与正常菌群相混淆致使临床误诊；采集房水、玻璃体等标本时，应注意严格执行无菌操作。

（4）应由接受过专业培训的医务人员进行标本采集。眼表标本包括结膜囊分泌物、角/结膜刮取物、泪道分泌物、睑板腺分泌物、睫毛等，由经专业培训过的医务人员采集；眼内标本如房水、玻璃体、异物等，由培训过的手术医师采集。

（5）标本采集后应立刻送检（15min 内）。由于大多数眼部标本的取材量少，建议进行床边接种和制备涂片，必要时也可以在体积少于检测所需量的液体标本中加入 0.5~1.0mL 0.9% 氯化钠溶液或营养肉汤，并在结果报告中注明样本已经稀释，如"为完成所有申请的检测项目，样本已被稀释"。

（6）眼内炎、泪囊炎及常规细菌培养阴性，高度怀疑厌氧菌感染时，建议增加厌氧培养。

（7）采集标本前，充分与患者沟通，取得患者的理解和配合。

3

## 二、采样指征

（1）怀疑急性细菌性结膜炎、角膜炎、眼内炎、眼睑/眼眶蜂窝组织炎、睑缘炎、睑皮炎、泪腺及泪道感染等疾病。

（2）怀疑眼部慢性细菌性感染，但常规抗菌药物治疗无效。

（3）眼外伤后怀疑细菌感染。

（4）内眼手术前行结膜囊细菌培养。

（5）角膜移植组织、角膜保存液、角膜接触镜及其他眼科材料、滴眼液等需要排除细菌污染。

## 三、采集方法

（一）结膜囊分泌物采集

1. 采集器具

推荐使用植绒拭子、无菌生理盐水、转运培养基等。

2. 采集方法

标本应由经过培训的专业医务人员采集。采样前，使用无菌生理盐水预先湿润拭子（注意尽量在试管壁上挤压去掉多余液体）；采样时，尽量不用麻醉剂，嘱患者向上注视，翻转下眼睑，暴露下方球结膜和下穹隆结膜。用无菌生理盐水湿润过的无菌拭子由内眦部开始从内到外旋转轻拭下方结膜囊和下睑结膜表面（注意不遗漏内眦部），避免接触睫毛和睑缘，必要时使用开睑器等器具。将标本放入转运培养基中做好标记，立即送往微生物学实验室。

（二）泪道标本采集

1. 采集器具

植绒拭子、无菌生理盐水、转运培养基等。

2. 采集方法

标本采集应由经过培训的专业医务人员操作。采集泪道标本时，将一拭子放置在泪小管区后方，压迫泪囊或泪小管皮肤面，用另一预先湿润过的拭子擦取泪小点处反流物。

（三）结膜、角膜刮片采集

1. 采集器具

15 号手术圆刀片、无菌试管。

2.采集方法

（1）结膜刮片采集：刮取前，使用表面麻醉药滴眼液对结膜进行表面麻醉；若结膜病变处分泌物过多，可先用灭菌湿棉签去除分泌物；翻转眼睑暴露睑结膜；一手固定睑结膜，另一手持灭菌刀片，使刮刀与组织表面垂直；根据病变情况和检查需要，选择合适部位并刮取标本；刮取完成后，滴用抗菌药物滴眼液。

（2）角膜刮片采集：刮取前，使用表面麻醉药滴眼液；用手指将睑裂撑开，或用开睑器撑开眼睑，若病变处分泌物过多，可先用灭菌湿棉签去除分泌物；嘱咐患者避免眼球转动；选择角膜溃疡的进行缘或基底部刮取标本；刮取标本后，滴用抗菌药物滴眼液。

（四）房水采集

1.采集器具

无菌注射器、无菌试管。

2.采集方法

由经过培训的眼科医生在手术室内完成。麻醉并进行常规结膜囊清洁后，用 1mL 无菌注射器，于角巩膜缘平行虹膜平面穿刺入前房，避开脓性液抽取房水约 0.1mL。

（五）玻璃体采集

1.采集器具

无菌注射器、无菌试管。

2.采集方法

（1）注射器抽取法：由经过培训的眼科医生在手术室内完成。麻醉并进行常规结膜囊清洁后，用 22 号一次性针头连接 1mL 无菌注射器，角巩膜缘后平坦部垂直巩膜穿刺入玻璃体腔 10mm。抽取尽可能多的玻璃体样本（不少于 0.2mL）。

（2）玻璃体切割头法：由经过培训的眼科医生在手术室内完成。麻醉并进行常规结膜囊清洁后，玻璃体切割头吸引管接口外接 1mL 无菌注射器；标准三通道切口，在向眼内灌注眼内扰动前，将已在吸引管接口外接无菌注射器的玻璃体切割头置于玻璃体腔中心区，手动抽取玻璃体样本不少于 0.5mL。

（六）异物采集

1.采集器具

无菌试管。

2. 采集方法

由经过培训的眼科医生在手术室内完成，严格执行无菌操作。

常见的眼科标本采集器具：转运培养基，包含果冻样培养基的无菌纤维样拭子或毛拭子；无菌试管。

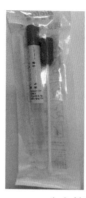 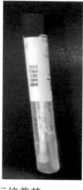 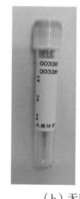 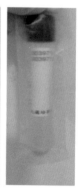

（a）转运培养基　　　　　　　　　（b）无菌试管

图 1.1　常见眼科标本采集容器

（七）标本运送

采集的样本及接种于各种平板的标本，要求在室温下 15min 内送达实验室；专用拭子采集的标本要求在室温下 2h 内送达，特殊情况下标本无法按时送达实验室时，应使用运送培养基保存标本，运送培养基应置于室温保存，不可冷藏或冷冻，且不应超过 24h。涂片与培养标本一起运送。标本运送过程注意符合生物安全要求。实验室收到标本应即刻签收并及时处理。

# 第三节　眼部细菌感染的实验室诊断基本技术

## 一、眼部标本细菌形态学检查及报告

### （一）染色方法的选择

实验室接到标本后，根据不同需要选择不同的染色方法，常规推荐革兰染色和瑞氏吉姆萨染色，必要时增加抗酸染色等（可在前两种染色基础上直接进行抗酸染色），也可根据临床医师的建议选择其他特殊染色方法。

（二）涂片及刮片镜检报告格式

1. 细胞学报告

根据染色结果，报告视野中上皮细胞、白细胞的数量可按照"某一类细胞数/HP"，特殊情况下白细胞可以按照中性粒细胞、嗜酸性粒细胞、嗜碱性粒细胞、淋巴细胞等分别报告。

2. 病原学报告

找到革兰阳/阴性球/杆菌，菌量描述（平均个数/油镜视野），必要时描述排列方式、细菌与白细胞及吞噬细胞的关系（如吞噬等）。观察全部涂片区未找到细菌，则报告未找到。

3. 报告形式

常规使用文字描述报告。注意，标本量过少或者涂片太厚以及高度怀疑污染而难以判断时，须在报告单中备注说明，比如"上皮细胞偶见，建议复查"，"镜下可见 2 种以上细菌"，"请结合培养结果及临床表现综合判断"等。在眼内液标本中需注意色素颗粒与革兰阳性球菌的区别，革兰染色后，色素颗粒多呈淡褐色，大小不一。有条件的单位，建议发图文报告。眼内液中找到细菌或真菌时，应按照危急值报告程序进行报告。

## 二、眼部标本细菌培养的操作及报告

（一）培养操作及要求

1. 眼部分泌物等未增菌的标本

采集后应即刻送到微生物实验室，并接种于血琼脂平板和巧克力琼脂平板并及时将平板置 5%～10% $CO_2$ 孵箱 35 ℃培养 48h（结果阴性但临床高度怀疑感染的标本需要再延长培养 24h 至 5d，如怀疑诺卡菌或分枝杆菌等特殊细菌，则需要继续延长观察时间）。至少 24h 观察 1 次，必要时 12h 观察 1 次。如果有菌落生长，则结合标本涂片结果进行初步分析后报告临床，并进一步完成细菌鉴定和药敏试验。厌氧菌培养按厌氧菌培养规范处理。

2. 接种于增菌液（建议手工法用双相瓶，仪器法用儿童血培养瓶或专用培养瓶）的标本

置于 35±1℃恒温培养箱培养，手工法每天观察至少 3 次，一旦发现阳性，立即无菌抽取瓶中培养液转种血琼脂平板和巧克力琼脂平板。置 5%～

10% $CO_2$ 环境 35±1℃培养孵箱中培养。同时做涂片,结合标本涂片结果进行综合分析后,尽快将涂片结果作为一级报告发送。然后结合后续的生长情况、生化鉴定反应及药敏结果等给予完整报告。如果手工法培养 7d 后或仪器法培养 5d 后未见生长,可发阴性报告。建议到期当天取培养物直接涂片行革兰染色,并盲传血平板和巧克力平板,如为阳性结果,可补发阳性报告,报告中应注明增菌时间。特殊情况(遵医嘱)可延长孵育时间至 2 周或以上。

3. 厌氧培养标本

接种厌氧平板,置于厌氧环境中 35±1℃培养,至少 48h 观察 1 次,无菌生长 5d(必要时可延长至 7d)报告,具体根据厌氧菌操作规程进行。

4. 怀疑分枝杆菌感染的标本

建议按照分枝杆菌的常规方法处理。

(二)报告方式

1. 病原谱和定植谱/污染谱

通常情况下,房水和玻璃体是无菌的;正常人结膜囊可无细菌,也可见少数表皮葡萄球菌、α 溶血性链球菌、金黄色葡萄球菌、肺炎链球菌等;眼睑、睑缘等处可见表皮葡萄球菌、类白喉杆菌等寄生。眼部常见致病菌因感染的部位不同而不同,主要致病菌包括:

(1)细菌性结/角膜炎:肺炎链球菌、金黄色葡萄球菌、流感嗜血杆菌、脑膜炎奈瑟菌、淋病奈瑟菌、白喉棒状杆菌、结核分枝杆菌、快速生长分枝杆菌、土拉弗朗西斯菌、多杀巴斯德菌、卡他莫拉菌、铜绿假单胞菌、肠球菌、化脓性链球菌(A 群)、埃希菌属、沙门菌属、不动杆菌属、类杆菌属(脆弱类杆菌)、凝固酶阴性葡萄球菌(术后)、痤疮丙酸杆菌(尤其是术后)等。

(2)细菌性眼内炎:金黄色葡萄球菌、铜绿假单胞菌、痤疮丙酸杆菌、肺炎链球菌、表皮葡萄球菌、脑膜炎奈瑟菌、沙门菌属、蜡样芽孢杆菌、诺卡菌属、梭状芽孢杆菌属、产气荚膜杆菌等。

(3)急性泪囊炎:肺炎链球菌、金黄色葡萄球菌、β 溶血性链球菌、类杆菌属(脆弱类杆菌)、放线菌等。

2. 分泌物、结石、角膜刮片等标本

（1）阴性结果：培养 48h（自接种到固体培养基开始计时），未见细菌生长。

（2）阳性结果："有×种菌生长，××细菌"（注明鉴定方法，如手工、仪器，并保存原始记录），结合标本涂片结果进行分析后，报告可疑的致病菌并给出建议，同时报告药敏结果。

3. 房水、玻璃体、异物等标本

（1）阴性结果：根据培养要求，如达到规定时间后未见生长，则报"经××天培养，无菌生长"，如在正常报告阴性当日再盲传后发现阳性，则补发报告，并和临床做好沟通。如果涂片找到细菌，培养未见细菌生长，应备注提示。

（2）阳性结果："有××种菌生长，××细菌"，结合标本涂片结果进行分析后报告可疑的致病菌，同时报告药敏结果。

4. 危急值报告

房水、玻璃体、异物及其他眼内容物等培养阳性结果，按危急值报告程序处理。

综上，目前微生物实验室处理眼部感染标本的基本流程主要分为：涂片镜检和分离培养两大步骤。

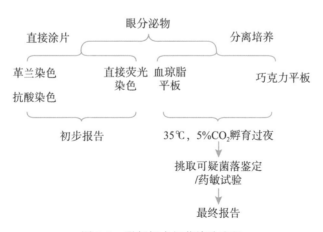

图 1.2　眼部标本细菌检验流程

# 第四节　眼部细菌感染常见致病细菌

临床上，导致眼部感染的细菌多种多样，文献报道的细菌多达 50 多个菌属。其中，革兰阳性球菌和革兰阴性杆菌是细菌性眼部感染的主要致病菌。由于不同种属细菌的致病性和药物敏感性大有不同，所以了解常见致病菌的种类和药物敏感性，对于临床诊断和治疗十分必要。

为了解眼部细菌感染主要病原菌分布情况，我们对武汉大学人民医院 2018—2022 上半年共送检的 1326 例眼部感染患者的微生物实验室检查结果进行调查，对细菌培养的阳性率、常见致病菌细菌的分布情况进行回顾性分析。发现 1326 份标本细菌培养的阳性率为 32.05%；共培养细菌 425 株，其中 G+球菌 310 株（占 72.92%），G−杆菌 84 株（占 19.80%），G−球菌 8 株（占 1.89%），G+杆菌 3 株（占 0.71%）。其中，排前 3 位的细菌分别为金黄色葡萄球菌、铜绿假单胞菌和表皮葡萄球菌。

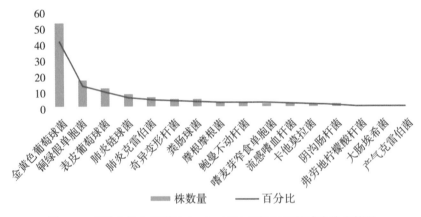

图 1.3　武汉大学人民医院 2018—2022 年眼科细菌感染检出情况

综上所述，导致眼部感染的细菌主要有四大类：葡萄球菌属，假单胞菌属，链球菌属，肠杆菌科（包括肠杆菌属、克雷伯菌属、沙雷菌属、变形杆菌属）。约 80% 以上的细菌性眼部感染由以上四类细菌所致。本书将根据上述四类细菌的代表菌种进行详细阐述。

## 一、革兰阳性球菌

### （一）葡萄球菌属

葡萄球菌是无动力、无芽孢革兰阳性球菌，直径 $0.5 \sim 1.5\mu m$，呈单个、成对、四联或短链状排列，由于葡萄球菌在多个平面分裂，因此呈不规则簇状排列似葡萄串状。大部分葡萄球菌为兼性厌氧，触酶阳性。目前已经发现 45 种葡萄球菌，其中包括 21 个亚种，可将其分为"血浆凝固酶阳性"（以金黄色葡萄球菌为主要代表）和"血浆凝固酶阳性"（以表皮葡萄球菌为主要代表）两大类。

大多数葡萄球菌是皮肤和黏膜的机会致病菌，当创伤或侵入性医疗使皮肤黏膜屏障破坏后，某些菌种可称为病原菌。鉴定出葡萄球菌属分离株需要评估其临床意义，以确定是污染菌、定植菌还是病原菌。

#### 1. 金黄色葡萄球菌

金黄色葡萄球菌也称"金葡菌"，隶属于葡萄球菌属，是革兰氏阳性菌代表，一种常见的致病微生物。该菌最适宜生长温度为 37℃，pH 值为 7.4，耐高盐，可在盐浓度接近 10% 的环境中生长。

该菌为引起眼部细菌感染的常见细菌之一，可导致角膜、结膜、眼睑、眼内、眼眶及虹膜等部位的感染，其中最常见的感染包括：角膜溃疡、结膜炎、泪囊炎及眼内炎。

金黄色葡萄球菌形态为球形，在培养基中菌落特征表现为圆形，菌落表面光滑，颜色为无色或者金黄色，无扩展生长特点，将金黄色葡萄球菌培养在哥伦比亚血平板中，在光下观察菌落会发现周围产生了透明的溶血圈。金黄色葡萄球菌在显微镜下排列成葡萄串状，金黄色葡萄球菌无芽孢、鞭毛，大多数无荚膜。金黄色葡萄球菌除能够产生血浆凝固酶外，还可产生感染扩散相关因子和致病毒力相关因子。

耐甲氧西林金黄色葡萄球菌（MRSA）：是目前院内感染的重要病原菌之一，除对甲氧西林耐药外，对其他与甲氧西林相同结构的 β-内酰胺类和头孢类抗生素均耐药，MRSA 还可通过改变抗生素作用靶位，产生修饰酶，降低膜通透性等不同机制，对氨基糖苷类、大环内酯类、四环素类、氟喹诺酮类、磺胺类、利福平均产生不同程度的耐药，唯对万古霉素敏感。

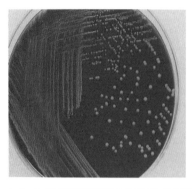 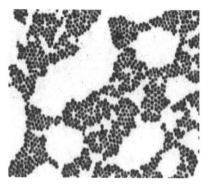

（a）金黄色葡萄球菌血平板生长情况　　（b）金黄色葡萄球菌革兰染色情况

图 1.4

2. 表皮葡萄球菌

表皮葡萄球菌是定植于生物体表皮上的一种革兰氏阳性球菌，常堆聚成葡萄串状，故命名为表皮葡萄球菌。该菌常引起睑缘炎、结膜炎、角膜炎及眼内炎等。

表皮葡萄球菌为革兰染色阳性、葡萄样排列的球菌，无鞭毛，无芽孢，无荚膜，该菌性状与金黄色葡萄球菌极为类似，但不产生血浆凝固酶，也不产生 $\alpha$ 溶血素等毒性物质。正常存在于人的皮肤、鼻腔及肠道中，在全身或局部免疫功能障碍时引起感染（为条件性致病菌）。

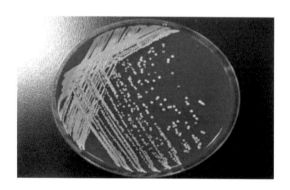

图 1.5　表皮葡萄球菌血平板生长情况

（二）链球菌属

链球菌属是另一大类常见革兰阳性球菌，有 69 个种和亚种，广泛分布于自然界和人体的鼻咽部、胃肠道等处，大多为人体鼻腔及咽喉部的正常菌。致病性链球菌可引起人类多种化脓性炎症及超敏反应性疾病，常引起角膜炎，也可导致结膜、眼睑、眼内及泪器等的感染。

链球菌革兰染色阳性，菌体呈球形或卵圆形，直径 0.6~1.0μm，呈链状排列。临床标本及固体培养基中以短链或成对多见，液体培养基中呈长链。无芽孢，无鞭毛，但有菌毛样结构，多数菌株在培养早期可形成荚膜，随着培养时间的延长而消失。链球菌培养营养要求较高，在含血液、血清、葡萄糖的培养基中才能生长。最适生长温度为 35℃，最适 pH 值为 7.4~7.6。在血清肉汤中易成长链，管底呈絮状沉淀。在血琼脂平板上形成灰白色、表面光滑、凸起、边缘整齐、直径 0.5~0.75mm 的小菌落。不同菌株有不同的溶血现象。链球菌不产生触酶，因此可与葡萄球菌相区别。

不同种类的链球菌，在培养基上的菌落周围可呈现不同的溶血环，根据溶血环的差异，可将链球菌分为：①甲型溶血性链球菌：菌落周围有 1~2mm 宽的草绿色溶血环，称甲型溶血或 α 溶血，这类细菌又称草绿色链球菌。此类链球菌多为机会致病菌。②乙型溶血性链球菌：菌落周围有一个 2~4mm 宽、无色透明的溶血环，称乙型溶血或 β 溶血，这类细菌又称溶血性链球菌。溶血性链球菌致病力强，常引起人和动物多种疾病。③丙型链球菌：菌落周围无溶血环，又称不溶血性链球菌，一般不致病，常存在于乳类和粪便中，偶尔引起感染。其中，眼科感染最常见的链球菌为肺炎链球菌。

1. 肺炎链球菌

肺炎链球菌临床特征与缓症链球菌等其他链球菌差异较大，这里单独叙述。肺炎链球菌可产生荚膜多糖，菌落有光泽，外观湿润，菌落中心有脐窝状凹陷，这一表型特征是肺炎链球菌的典型特征。另外，奥普托欣试验、胆汁溶解试验也常用于鉴别肺炎链球菌与其他链球菌。

过去被称为肺炎双球菌，为上呼吸道定植菌，但易引起眼部感染，如角膜炎、结膜炎、泪囊及泪小管炎等，是匍行性角膜溃疡的主要致病菌。近年来，肺炎链球菌性眼部感染的病人有增多的趋势，尤其是儿童及老年人。

由于肺炎链球菌有荚膜，能够逃避宿主吞噬细胞的吞噬，故极易在角膜组织内迅速扩散。该菌能分泌溶白细胞素、神经氨酸酶以及溶血毒素，造成组织破坏。此外，该菌产生的免疫球蛋白 A（IgA）分解酶，能水解大多数分泌型 IgA，从而明显抑制眼局部的非特异性免疫功能。

2. 其他链球菌

其他种类的链球菌常存在于健康人的鼻腔、咽喉部位。根据细菌细胞壁中多聚糖抗原的不同，又可将链球菌分为 A、B、C 及 D 等 18 族，其中以 A 族致病性最强，称为化脓性链球菌。

在眼部感染中，以 A、D 组以及甲型溶血性链球菌最为多见。该菌除引起角膜炎外，还可导致其他眼部的感染。链球菌可产生多种毒素，主要有溶血毒素和红疹毒素。溶血毒素具有细胞毒性，红疹毒素为一种外毒素。同时，链球菌可产生酶类，主要有链激酶和透明质酸酶。链激酶能使纤维蛋白溶酶原激活成为纤维蛋白溶媒，使纤维蛋白溶酶，使纤维蛋白溶解；透明质酸酶能分解细胞外基质，有利于细菌扩散。

在链球菌导致的角膜炎中，甲型溶血性链球菌引起的角膜病灶往往较为局限，病程进展缓慢，前房反应较轻。乙型溶血性链球菌感染导致的角膜炎临床表现严重，多数病人表现为眼睑水肿、眼部混合充血、角膜脓疡形成，以及明显的前房积脓。

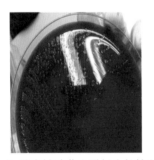 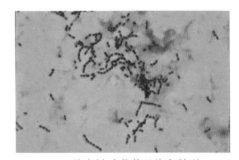

（a）肺炎链球菌血平板生长情况　　　　（b）肺炎链球菌革兰染色情况

图 1.6

## 二、革兰阴性杆菌

### （一）假单胞菌属

铜绿假单胞菌是假单胞菌属最具代表性的菌种，又称为绿脓杆菌，是一种常见的条件致病菌，属于非发酵革兰氏阴性杆菌，是一种专性需氧菌。在普通琼脂培养基上可以生存，并能产生绿色水溶性的色素与带荧光的绿色水溶性荧光素，在血平板上会有透明溶血环。革兰染色涂片显示为革兰阴性杆菌，菌体细长且长短不一，呈球杆状或线状，成对或短链状排列。菌体的一端有单鞭毛，细菌运动活泼，无芽孢，无荚膜。

铜绿假单胞菌是角膜炎、眼内炎常见的病原菌之一，其导致的眼部细菌感染有起病急、病程重、发展快的特点，常常在极短的时间内（24h 以内）导致角膜溃疡，严重者甚至角膜穿孔。

铜绿假单胞菌具有较强的组织破坏力，主要与其毒力和侵袭力有关。该菌能够产生外毒素 A、弹性蛋白酶、胞外酶 S 等重要致病因子。同时，铜绿假单胞菌还能分泌黏多糖蛋白质复合体，方便其黏附到组织、细胞的表面；鞭毛在与蛋白酶的共同作用下，极易从组织破损部位侵入，并在组织内迅速繁殖，导致组织坏死。

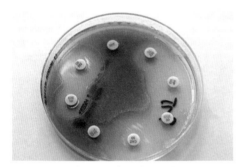
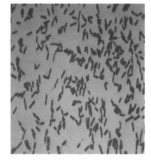

(a) 铜绿假单胞菌生长情况　　　　(b) 铜绿假单胞菌革兰染色情况

图 1.7

(二) 肠杆菌科

肠杆菌科是指一大类有着相似的生物学特性的革兰阴性杆菌，由于大部分寄生于人类和动物的肠道中，故而得名。同时它也可存在于水、土壤或腐败组织中，其中某些种属对人眼有着致病性。

1. 埃希菌属

眼部常见感染菌种为大肠埃希菌，俗称大肠杆菌，使人类和动物的肠道正常菌群，但当机体抵抗力下降，或其侵犯肠外组织与器官时，可引起肠道外感染。多为革兰阴性短杆菌，多数菌株有鞭毛，动力试验阳性，且菌体周身有菌毛。

2. 克雷伯菌属

眼部最常见感染菌种为肺炎克雷伯菌，该菌广泛存在于自然界，并为人呼吸道的常见正常菌群，也是常见的条件致病菌。在眼部感染时，常常引起角膜炎与眼内炎等。

肺炎克雷伯菌为革兰氏阴性菌，在涂片中，菌体呈卵圆形或球杆状，成对或短链排列，两段较平，有时菌体外包绕有明显的荚膜。该菌有菌毛、无鞭毛，无芽孢，故动力试验为阴性。

3. 沙雷菌属

主要包括：黏质沙雷菌、液化沙雷菌、深红沙雷菌等。该菌广泛分布于自然界，如水和土壤中等，是医源性感染的重要条件致病菌之一，也是导致与角膜接触镜相关的角膜感染的主要细菌之一。

沙雷菌属为革兰氏染色阴性的短小杆菌，兼性厌氧，有鞭毛，能运动，有的菌种有微荚膜，但无芽孢。在涂片中为散在或成堆排列的球杆菌。

该类菌导致的眼部感染最多见为角膜炎和眼内炎。该菌引起的角膜感染多有其他危险因素存在，如佩戴角膜接触镜、眼睑闭合不全、角膜异物以及长期应用糖皮质激素等。近年来，已经发现该菌对多种常用抗生素耐药。

一般情况下，沙雷菌很难侵入正常的角膜组织。只有当角膜上皮屏障被破坏时，细菌可侵入角膜基质内繁殖。其导致的角膜感染程度与分泌蛋白水解酶的分泌量成正相关，致病性强的毒株产生的蛋白质水解酶量多，引起的角膜溶解坏死反应明显。

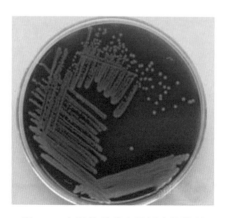

图 1.8　大肠埃希菌血平板生长情况

# 第五节　眼部细菌感染实验室鉴定新技术

传统细菌鉴定方法主要基于细菌培养，包括后续衍生的染色（如革兰氏染色）、显微镜检查、运动性、菌落形态、氧化酶试验、凝固酶试验等生化反应和菌株在不同培养基中的差异生长情况等表型测试。其中，生化鉴定法是最常规的细菌鉴定方法，通常使用小型生化测试或自动化系统对细菌种属进行鉴定。后续，使用血清型和生物型试剂对细菌亚型的鉴定。然而，这些技术通常耗时长（培养后需要几个小时）并且费力，物种鉴定可能也不精确。

与传统的细菌培养技术相比，分子生物学技术更具准确性，越来越多被运用于细菌鉴定领域，包括基于检测生物分析物的质荷比（m/z 值）来获得光谱图的基质辅助激光解吸电离飞行时间质谱（MALDI-TOF MS）技术；基于编码 16S rRNA 从而完成细菌种属鉴定的基因测序技术；以及基于高通量测序技术（NGS）平台构建的可以实现一套标本检测所有种类病原菌的宏基因组测序。

## 一、MALDI-TOF MS 质谱技术

在微生物学中，利用 MALDI-TOF MS 技术通过测定肽、小蛋白质以及核糖体的确切分子量，基于检测生物分析物的（m/z 值）来获得光谱图可用于细菌鉴定。使用这种方法，无论是对全细胞、细胞裂解物还是粗细菌提取物进行分析，都可以在几分钟内实现物种的鉴定。从样品制备蛋白质提取物并与基质混合，然后用激光脉冲对该混合物进行短暂辐射，使混合物解吸和电离以产生气相。在均匀电场中迁移之后，不同成分的离子将在真空管中得到分离。用探测器精确测量离子到达飞行管末端所花费的时间，即离子飞行时间（TOF）。结果以指纹图谱的形式呈现，这就是每个物种的特征图谱。在实际操作中，将样品（单个细菌菌落或通过乙醇/甲酸程序提取的蛋白质溶液）点样到 MALDI-TOF MS 靶板上，将其干燥并加入化学基质，使基质内的样品结晶，然后通过 MALDI-TOF MS 技术进行分析。光谱以线性模式记录，质量范围为 2000～20000Da。收集、分析和总结多个激光照射的数据，最终获得样品的特征光谱。

采用 MALDI-TOF MS 技术鉴定眼部标本细菌有如下优点：

（1）操作简单，通量高，自动化程度好，速度快。

（2）灵敏度高，样品量低至 100ng，甚至 25ng 就能满足检测需求。

（3）准确性和重复性好。

（4）费用低廉，除了质谱仪一次性投入较高，但日常只消耗极少量乙醇、甲酸、乙腈和基质液等廉价化学试剂。

但是也有如下缺点：

（1）前期依赖传统微生物技术对细菌进行分离后方可鉴定。

（2）某些细菌在基质液简单处理下无法完全裂解。

## 二、核酸测序技术

随着研究的推进，细菌的 16s rRNA 基因序列扩展了我们对细菌系统发展的认识，同时也是新的细菌鉴定标准。rRNA 包含几个功能不同的区域，有些区域高度特异，有些区域高度保守。其中，16s rRNA 基因的序列是一个稳定的遗传标记，可以将未知的细菌鉴定至种或属的水平。通过核酸测序技术迅速测定 6s rRNA 基因序列，则可以不依赖细菌的任何表性特征而或获得客观的细菌菌种（属）鉴定结果。细菌鉴定的测序方法涉及核酸提取、PCR 扩增目标序列、测序和计算机后续数据处理，从而得到一个标准菌株基因序列数据库。

采用 16s rRNA 测序技术鉴定眼部标本细菌有如下优点：

（1）灵敏度更高，对样品量需求更低。

（2）通量高，自动化程度好，速度快。

（3）对细菌的表型性状、存活情况无要求。

但是也有如下缺点：

（1）无法判断细菌的存活状态，无法进行疗效监测。

（2）暂时无法预测细菌的耐药性。

（3）成本较高，不仅需要大型设备，还需要较高的试剂成本。

（4）缺乏标准化的分析软件和可靠的数据库。

## 三、宏基因组测序技术

NGS 目前对基因组学的研究产生了重大影响，在医学微生物领域，NGS 技术已经广泛应用于宏基因组学、微生物鉴定和罕见突变的检测中。基于 NGS 技术使用鸟枪法进行宏基因组测序，从而获得基因组序列的方法，完美契合眼部感染标本的检测。由于眼科感染标本普遍含量较少，因此少量标本获取更多感染信息十分重要。该方法可以从同一份标本获得患者感染细菌、真菌、支原体、衣原体和病毒的完成情况。同时，由于眼科感染的特殊性，包括但不限于厌氧菌、苛养菌等常规方法无法处理的微生物鉴定。最后，由于眼科感染标本的稀有性，通过对微生物耐药基因越来越深入的研究，该方法获得的基因序列甚至可以预测病原菌的耐药情况，为后续治疗提供更多的治疗建议。相信在不久的将来，待宏基因组测序技术标准化，该技术可以更多更好地为眼部细菌感染鉴定、治疗以及预后提供助力。

# 第二章　眼部病毒感染性疾病

## 第一节　病毒性角膜炎

### 一、临床类型和表现

角膜是覆盖瞳孔和虹膜的透明组织层，角膜炎是角膜的炎症，是最普遍的眼部疾病之一。角膜炎最常见的表现为眼痛、畏光、流泪、眼睑痉挛等，并伴有部分或全部视力丧失。角膜炎的非传染性风险因素包括眼外伤、化学品暴露、紫外线暴露及长期佩戴隐形眼镜，传染性风险因素包括细菌、真菌、病毒和寄生虫感染，其中病毒性角膜炎已被证明是角膜混浊的主要原因。虽然许多病毒都会引起角膜炎，如疱疹病毒、麻疹病毒、腮腺炎病毒、柯萨奇病毒等，但疱疹病毒是病毒性角膜炎的主要病原体。此外，与细菌性和真菌性角膜炎的不同之处在于，它可以复发，并进展为慢性角膜炎。因此，病毒性角膜炎的发病率和致盲率均高于细菌性和真菌性角膜炎，是我国传染性角膜失明的最常见原因。

### 二、诊断

角膜炎的诊断在很大程度上取决于裂隙灯检查和实验室检查。取材时，可以用棉签、小刮铲、手术刀等获取角膜病变边缘、溃疡表面等病变组织，随后进行涂片细胞学检查、PCR、培养和免疫荧光染色。

### 三、标本采集

（一）涂片采集方法

用灭菌小棉签拭取角膜病变区表面细胞，将其均匀的涂展于载玻片中央区，避免成团堆积影响染色观察。

（二）刮片采集方法

眼表滴1%丙美卡因滴眼液1~2滴，3~5min后可取材，分开上、下睑，暴露角膜，用灭菌小棉签拭去病变表面分泌物、坏死组织，消毒小铲或小手术刀背呈45°倾斜，轻稳地刮取角膜病变边缘、溃疡表面，以及溃疡基底部坏死组织。

## 四、转运与保存

要求标本收集后尽快送检，一般不得超过2h，眼部标本应15~30min送至。对于不合格标本，如无标签、渗漏、污染、重复、保存不当、时间过长或标本不符合检验目的要求等，实验室应予以拒收。载玻片经清洁液脱脂去污，流水冲洗，95%酒精浸泡，干后保存备用，并标明左、右眼。

## 五、检测方法与结果解释

（一）涂片细胞学检测

合格的涂片要求无明显组织堆积，载玻片上肉眼可见涂布的分泌物，脓液或病变组织。镜检时，要求80%以上的视野为单层细胞，并且细胞总数不小于50个。病毒性角膜炎的细胞学特点如下表：

表2.1 **病毒性角膜炎常见病毒的涂片细胞学特点**

| 病毒种类 | 细胞学特征 |
|---|---|
| 疱疹病毒 | 发现多核巨细胞，嗜酸性病毒包涵体或活化的淋巴细胞 |
| 巨细胞病毒 | 发现细胞核内大而单一的包涵体 |
| 腺病毒 | 早期发现细胞核内嗜酸性包涵体，晚期偶见单个嗜碱性病毒包涵体 |

（二）病毒核酸RCR检测

使用无菌植绒拭子采集患者发病早期或急性期的标本，同时蘸取泪液，必要时进行前房穿刺取房水检测病毒核酸。标本采集后，应使用冰盒或冷链转运并及时检测，具体操作流程及结果判读可参照相应的试剂盒，标本如需长期保存，置于-70℃以下。

（三）电镜检测病毒颗粒

透射电子显微镜（TEM）是观察病毒形态的最佳工具，是确定病毒颗粒的金标准。由于电镜设备价格昂贵且病毒颗粒小，不好辨认，该方法存在一定的局限性。

（四）免疫荧光染色

该方法的原理是使用荧光素标记相应病毒的抗原或抗体，再将其与标本中对应的抗体或抗原结合，形成荧光标记的抗体抗原复合物，通过荧光显微镜观察特异性荧光信号，从而辅助病毒性角膜炎的诊断。

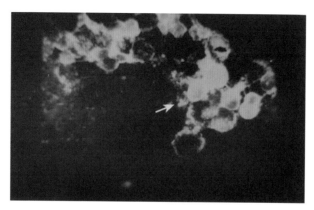

图 2.1 单纯疱疹病毒抗原（×1000）

（五）血清学检测

由于正常人血清中普遍存在单纯疱疹病毒抗体，因而单次检测血清学对于病原诊断意义不大，临床上通常以患者发病 4~6 周后，抗体滴度增高 4 倍及以上才提示病毒感染。

（六）病毒分离培养

病毒培养的常用培养方法包括细胞培养，动物接种和鸡胚接种，常见病毒性角膜炎的易感细胞株包括 Vero、Hela、A549、HEP-2、Hel、MRC-5、293 细胞等。不同病毒的培养时间存在差异，通常需要 1~4 周，然后通过观察细胞病变效应、血细胞吸附试验和血凝试验等判读培养液中是否存在病毒及病毒种类。

## 第二节 病毒性视网膜炎

### 一、临床类型和表现

临床上病毒性视网膜炎常见的病原体为人类疱疹病毒（HHV）。HHV 是一类具有包膜的双链 DNA 病毒，在人群中阳性率高，其生物学特性是终生存在，长期隐性感染，在免疫功能下降时激活致病。常见的视网膜炎致病病毒主要有单纯疱疹病毒 1 型（HSV-1）、单纯疱疹病毒 2 型（HSV-2）、水痘带状疱疹病毒（VZV）和巨细胞病毒（CMV）。疱疹病毒相关视网膜炎会对视功能造成毁灭性的破坏，是一类致盲性眼病。不同病原体导致的病毒性视网膜炎的眼底表现与患者的免疫状态及病毒毒力有关，从临床表现可分为急性视网膜坏死（ARN）、巨细胞病毒性视网膜炎（CMVR）和进展性外层视网膜坏死（PORN）。ARN 是一种罕见而潜在的致盲疾病，特点是进行性周围坏死性视网膜炎，最常见的症状是眼红、视力模糊、视力下降和眼痛；CMVR 多发生于 CD4$^+$T 细胞<50cells/μL 的艾滋病（AIDS）患者，可引起不同程度的视力下降、视野缺损、视物模糊等眼部病变，是 AIDS 患者最常见的机会性感染之一；PORN 是 AIDS 患者最严重的眼部表现，可迅速发展为视网膜脱离和视力丧失，即使有效的抗病毒治疗后，也仅有不到一半患者视力在 0.25 以上。因此，快速诊断病毒性视网膜炎并给予有效治疗极为重要。

### 二、诊断

诊断方法主要包括影像学检查和实验室检查。影像学检查主要包括：视力检测、裂隙灯显微镜检查、散瞳间接眼底镜检查、荧光素眼底血管造影检查、光学相关断层扫描等。实验室检查主要包括：涂片细胞学检查、电镜观察、病毒培养、抗体检测（Goldmann-Witmer 系数）、PCR 和宏基因组深度测序等。PCR 眼内液病毒学检测的敏感性及特异性最高，经济、安全，是目前临床上常用的检测手段，有助于进一步明确病原体和监测病情转归。房水标本和玻璃体液标本检测疱疹病毒的敏感性和特异性无明显差异，但房水标本更易获取。眼内液的病毒载量与视网膜病灶范围密切相关，尤其在眼底病灶发现早、范围小时，标本内病毒量可能低于检测范围的下限，需结合临床经验判断。

### 三、标本采集

（一）眼内液采集方法

主要包括房水及玻璃体液，在手术室规范地采集前房水或玻璃体原液标本是确保眼内液检测结果可靠性的基础。在眼内炎症急性发作期，按眼科手术常规方法消毒，局部麻醉后用干燥灭菌的注射器、针头做前房穿刺、玻璃体穿刺、视网膜下穿刺或囊肿穿刺，吸取房水、玻璃体、视网膜下液、囊肿内容物。

（二）静脉血

使用真空采血器抽取患者静脉血 3mL 于含促凝剂的真空采血管中，待血液自然凝固后，3000r/min 离心 5min 分离血清用于抗病毒抗体或抗原检测。

### 四、转运与保存

要求标本收集后尽快送检，采用冰盒或冷链进行转运，眼部标本应 15～30min 送至，一般不得超过 2h。对于不合格标本，如无标签、渗漏、污染、重复、保存不当、时间过长或标本不符合检验目的要求等，实验室予以拒收。眼部标本在 2~8℃的环境中可临时储存，但最长不应超过 48h。如需中、长期保存，应冷冻于−70℃以下。

### 五、检测方法与结果解释

（一）涂片细胞学检测

（1）感染 HSV 的细胞镜下可见多核巨细胞和核内嗜酸性包涵体。

（2）感染 CMV 的细胞镜下出现一系列特征性改变，包括细胞变圆、膨胀，细胞核变大，形成包涵体，核内包涵体周围与核膜之间有一轮"晕"，称为"猫头鹰眼细胞"，故称为巨细胞病毒，具有形态学诊断意义。

（二）病原体抗原检测

据报道，CMV 抗原血症测定是 CMV 早期感染的诊断指标，活动性感染时 pp65 抗原、pp67 mRNA 抗原等持续高水平表达，且可在早期呈阳性，但由于检测方法操作繁琐且标本量需求较大，目前临床已基本不再应用。

（三）病原体抗体检测

可采用直接凝集试验、间接免疫荧光法、酶联免疫吸附试验、免疫印迹法等方法对房水、血清中病原体的 IgG 和 IgM 抗体进行检测，值得注意的是，眼内液检测到某病原体阳性时，尚不能判断感染，需计算：

$$\text{Goldmann-Witmer 系数 (GWC)} = \frac{\dfrac{\text{眼内液某病原体特异抗体}}{\text{眼内液总抗体}}}{\dfrac{\text{血清某病原体特异抗体}}{\text{血清总抗体}}}$$

GWC>3 表明眼内液中病原体特异性抗体为眼内感染性疾病所致原位生成的抗体，而非其他感染性疾病导致的血液中相应抗体进入眼内。据报道，眼内液抗体检测时间过早（<10 天）或过晚（>6 个月）均可能得到阴性结果，通常感染后一个月是 GWC 阳性率的达峰时间。

（四）PCR

对外周血、房水、玻璃体等标本中的病毒载量进行测定，但研究发现玻璃体、房水检测与外周血检测相比阳性率更高。有研究报道了 PCR 检测 HSV 或 VZV DNA 阳性的比例为 79%~100%，且接受抗病毒治疗后，病毒 DNA 颗粒数量明显减少，因此采用 PCR 定期监测病毒载量有助于评估治疗效果。

（五）病毒分离培养

病毒培养的常用培养方法包括细胞培养，动物接种和鸡胚接种，常见病毒性角膜炎的易感细胞株包括 Vero、Hela、A549、HEP-2、Hel、MRC-5、293 细胞等。不同病毒的培养时间存在差异，通常需要 1~4 周，然后通过观察细胞病变效应、血细胞吸附试验和血凝试验等判读培养液中是否存在病毒及病毒种类。

# 第三节　病毒性葡萄膜炎

葡萄膜炎是临床上常见的致盲性疾病之一，其发病率每年为 20~50/10 万，在眼科疾病中占比高达 5.7%~8.2%，常累及虹膜、睫状体、玻璃体、脉络膜、视网膜及视网膜血管，临床上按部位可以分为前葡萄膜炎、中间葡萄膜炎和后葡萄膜炎，目前发现引起眼部葡萄膜感染的常见病毒有单纯疱疹病（HSV）、水痘-带状疱疹病毒（VZV），巨细胞病（CMV）和巨细胞病毒（EB）等，然而，在过去的十年中，人类免疫缺陷病毒、嗜人 T 细胞病毒、风疹病毒、西尼罗河病毒、登革热病毒和基孔肯雅病毒等均被发现可引起葡萄膜炎。

## 一、临床表现

葡萄膜炎主要临床表现有眼痛、眼红、畏光、流泪、视物模糊或视力下降；睫状充血；瞳孔缩小或不规则；虹膜后黏连。起病较急，病程在6周以内者为急性前葡萄膜炎；起病缓慢，病程长于6周者为慢性前葡萄膜炎。临床上按部位可以分为前葡萄膜炎、中间葡萄膜炎、后葡萄膜炎，前葡萄膜炎典型临床表现为带有色素外观的羊脂状KP、眼压升高、局灶性虹膜萎缩为一眼或双眼微痛，视物昏蒙，部分患者出现发热、头痛、肢节肿痛；中间葡萄膜炎的多数患者发病隐匿，或可有眼红、眼痛、视物模糊或视力下降；后葡萄膜炎患者眼前似有阴影漂浮或有闪光感、视力减退，或视物变形。

## 二、标本采集

（一）眼内液采集方法

眼内液主要包括房水及玻璃体液，在眼内炎症急性发作期，常规消毒后，局部麻醉后用干燥灭菌的注射器、针头做前房穿刺、玻璃体穿刺或囊肿穿刺，吸取房水、玻璃体、囊肿内容物。

（二）静脉血

使用真空采血器抽取患者静脉血3mL于含促凝剂的真空采血管中，待血液自然凝固后，3000r/min离心5min分离血清用于抗病毒抗体或抗原检测。

## 三、转运与保存

样本采集后，应使用冰盒或冷链转运并及时检测，眼部样本一般不得超过2h。对于不合格标本，应予以拒收。眼部样本在2~8℃的环境中可临时储存，但最长不应超过48h。如需中、长期保存，应冷冻于-70℃以下。

## 四、实验室检查及结果解释

（一）病毒分离培养

采集病变部位的结膜囊分泌物、坏死组织、房水、玻璃体、视网膜下液、血液、脑脊液或眼组织标本，接种到活细胞、组织或胚胎中，培养48~96h后观察病毒在细胞中的生长现象。病毒在细胞中的分离过程：①接种细胞的病理性改变，包括细胞的裂解、聚集和融合；②细胞内包涵体形成；③细胞代谢生长抑制；④细胞转化以分离出病毒。

（二）免疫学检测

1. 血清抗体检测

酶联免疫吸附测定（ELISA）可用于检测包被于固相板孔中的待测抗原或抗体。研究发现，利用 ELISA 检测血清中的 HSV、VZV 或 CMV 抗体用以诊断病毒感染所致的葡萄膜炎的敏感性仅 20%，由于其操作简单且快速等优点，常被用作眼部感染筛查，尤其是血清 IgM 抗体提示病毒的新近感染。

2. 眼内液抗体检测

由于内眼是一个隐蔽的隔室，通过血液视网膜屏障与周围隔开，所以对外周血的分析通常不能提供感染性葡萄膜炎的诊断信息，为了明确诊断，必须对眼内液体进行分析。眼内液包括房水和玻璃体液，临床上可通过 GWC 计算有助于诊断病毒性葡萄膜炎，将眼内液中的某种病毒抗体的抗体效价与血清中该病毒抗体的抗体效价经 Goldmann-Witmer 公式计算后，从而区分外周抗体渗漏到眼内液和实际产生的局部抗体。当 GWC>4 时，意味着抗体是在眼局部产生，提示该病原体是引起葡萄膜炎的病因；当 GWC=2~4 时，提示检测病原体可能是导致葡萄膜炎的病因；当 GWC<2 时，意味着检测到的眼内液病原体抗体均是来自于血清，因此可明确眼内无感染存在。

（三）病毒 PCR 检测

聚合酶链反应分析是将体外酶促合成特异 DNA 片段的一种方法，由变性、退火及延伸等几个步骤反应组成 1 个周期，循环进行，使目的 DNA 得以迅速扩增，进而检测 DNA 以确认病毒的存在，目前眼内液体 PCR 分析已成为诊断感染性葡萄膜炎的重要工具，对急性视网膜坏死和 CMV 视网膜炎的诊断结果接近 100%，连续眼部样本的 PCR 分析可能有效监测抗病毒治疗效果。

（四）电子显微镜检查

应用电子显微镜或免疫电子显微镜观察角膜、虹膜或房水等标本，根据细胞内的病毒形态判断是否存在病毒感染。但此设备昂贵，且不能区分病毒的血清学类型，因此并不适用于常规诊断。

## 第四节　病毒性结膜炎

病毒性结膜炎是一种常见的眼部感染性疾病，占感染性结膜炎病例的75%，通常由腺病毒、70 型肠道病毒、A24 型柯萨奇病毒、水痘-带状疱疹病毒等引起，临床按照病程分为急性和慢性两组，急性病毒性结膜炎具有起病急，症状重，传染性强等特点，通常是双眼发病。主要类型包括流行性角膜结膜炎、咽结膜热和流行性出血性结膜炎。慢性病毒性结膜炎病程持续时间较长，通常超过 4 周，主要类型包括接触性软疣和水痘-带状疱疹性睑结膜炎。

### 一、临床类型和表现

常见的临床类型及特征见下表：

表 2.2　　　　　　　　病毒性结膜炎临床类型和典型临床表现

| 主要类型 | 病毒种类 | 临 床 表 现 |
|---|---|---|
| 流行性角膜结膜炎 | 8、19、29、37 型腺病毒 | 表现为水样分泌物、充血、水肿和同侧淋巴结病，在高达 50% 的病毒性结膜炎中可见淋巴结病 |
| 咽结膜热 | 3、4、7 型腺病毒 | 突发性高热、咽炎、双侧结膜炎和耳周淋巴结肿大 |
| 流行性出血性结膜炎 | 70 型肠道病毒，偶由 A24 型柯萨奇病毒引起 | 眼痛，畏光，异物感，眼睑水肿、耳前淋巴结肿大、黏液性结膜分泌物、有斑点的乳头或滤泡性结膜炎、点状表皮角膜炎 |
| 接触性软疣 | — | 单侧或双侧滤泡性结膜炎，球结膜充血，水样分泌物，结膜轻度滤泡反应。伴有眼睑缘脐带状病变，可触及耳前结节，在原发性病变中可见典型的点状角膜炎 |
| 水痘-带状疱疹性睑结膜炎 | 水痘-带状疱疹病毒 | 单侧发病。球结膜充血，水样分泌物，结膜轻度滤泡反应。可触及耳前结节特征性体征：眼睑疱疹或溃疡，多样性或树枝样上皮角膜炎或结膜炎 |

## 二、标本采集

（一）涂片采集方法

用灭菌小棉签擦取眼结膜的上和下部及涉及的穹隆部，将其均匀的涂展于载玻片中央区，避免成团堆积影响染色观察。

（二）结膜拭子采集方法

利用聚酯拭子擦取眼结膜的上和下部及涉及的穹隆部，将取材混悬于病毒运送培养基内。如为双侧者，可接种在同一培养瓶内。应向检验科提示可能感染的病毒，也可同时取鼻咽部拭子。

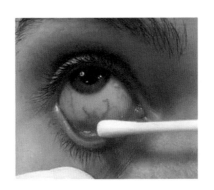

图 2.2　眼结膜拭子采集

## 三、转运与保存

标本采集后应使用冰盒或冷链转运并及时检测，眼部样本一般不得超过2h。对于不合格标本，应予以拒收。眼部样本在 2~8℃ 的环境中可临时储存，但最长不应超过 48h。如需中、长期保存，应冷冻于−70℃ 以下。

## 四、实验室检测及结果解释

（一）涂片细胞学检测

以结膜刮取物制成涂片行吉姆萨染色。用专用的细胞刷采集结膜细胞放入缓冲液中，通过离心获取细胞。病毒性结膜炎的细胞检查常见以淋巴细胞为主，混有单核细胞和多核炎症细胞。

## （二）病毒分离培养

采集病变的结膜囊分泌物、坏死组织、房水、玻璃体、视网膜下液、血液、脑脊液或眼组织标本，也可同时取鼻咽部或咽拭子，接种到活细胞、组织或胚胎中，培养48~96h后观察病毒在细胞中的生长现象。病毒在细胞中的分离过程：①接种细胞的病理性改变，包括细胞的裂解、聚集和融合；②细胞内包涵体形成；③细胞代谢生长抑制；④细胞转化以分离出病毒。

## （三）病毒 PCR 检测

使用无菌植绒拭子采集患者发病早期或急性期的标本，标本采集后应使用冰盒或冷链转运并及时检测，具体操作流程及结果判读可参照相应的 PCR 试剂盒，标本如需长期保存，置于-70℃以下保存。

实验结果解读：实验结束后，用荧光定量 PCR 系统软件分析结果，包括标准曲线、基线、阴性及阳性质控品等，以确定当日结果是否有效。所有分析参数及质控品均"在控"时，本批次结果才有效，保存好各种操作及原始记录，并将最终结果录入检验报告发放系统，经双人审核后方可发放检验报告。

## （四）免疫荧光和酶免疫技术

用免疫荧光和酶免疫技术进行快速诊断。取材时应局麻，以刮铲刮取结膜的上部和下部，将标本涂于玻片以刮铲刮取结膜的上部和下部，将标本涂于玻片以丙酮或甲醇或喷雾剂固定。单侧的结膜炎可用对侧的取材作对照。病毒性结膜炎一般不用血清学诊断，原发性腺病毒或其他病毒性结膜炎可取急性期和恢复期血清查特异性抗体。

# 第五节 病毒性眼睑炎

## 一、临床类型和表现

临床上常见的病毒性眼睑炎由单纯疱疹病毒、带状疱疹病毒感染引起；而由传染性软疣及人乳头状瘤病毒引起的感染少见。

眼睑单纯性疱疹是由 HSV-1 感染引起的眼睑病毒性皮肤病，多因高热、过度劳累或感冒而导致体内潜伏的病毒被激活而致病，患者表现为眼睑（下睑、鼻翼两侧及口角处）簇集性丘疹，很快形成透明水疱，周围有红晕，眼睑水肿。水疱易破，数日后干燥结痂，愈合留下暂时性轻度色素沉着。本病可自愈，但易在原部位复发。眼睑带状疱疹是由 VZV 感染所致的累及三叉神经眼支的病毒性皮肤病。绝大多数患者发病前有发热、寒战、倦怠及食欲不振等前驱症状，随后出现病变区域皮肤灼热，耳前淋巴结肿大、压痛及剧烈神经痛。48~72h 后，皮肤红斑、斑丘疹迅速转变为疱疹，上睑受累较常见，常与同侧额头及头顶同时出现水疱群，疱液透明，周围有红晕，皮损不超过鼻中线。数日后疱内液体变浑化脓。

## 二、诊断

根据病史和典型眼部表现可做出诊断。其他特异性检查包括免疫荧光、酶联免疫法、琼脂凝胶免疫扩散和 PCR 技术。血清病毒抗体滴度的测定比较，可以鉴别原发和复发病例。

## 三、标本采集

睑缘标本：清除睑缘表面分泌物、痂屑，沿睑缘刮取上皮细胞。

## 四、转运与保存

要求标本收集后尽快送检，一般不得超过 2h，眼部标本应 15~30min 送至。对于不合格标本，如无标签、渗漏、污染、重复、保存不当、时间过长或标本不符合检验目的要求等，实验室予以拒收。载玻片及眼内液标本的保存见上述。

## 五、检测方法与结果解释

（一）涂片细胞学检测

取材时要选一个或多个清晰的水疱，水疱用湿巾清洗或乙醇（酒精）棉球擦拭，用无菌针头穿刺入水疱，抽取液体用于涂片，开放的水疱基底部和溃疡部分可用小刮刀刮取涂片，吉姆萨染色下疱疹病毒感染可见多核巨细胞及典型的嗜酸性病毒包涵体。

（二）病毒分离培养

将眼睑水疱抽取液或水疱基底刮取物接种到病毒运送培养基内用于分离培养，据报道水泡内渗出液疱疹病毒分离阳性率约为 70%。

（三）免疫荧光

该方法的原理是使用荧光素标记相应病毒的抗原或抗体，再将其与标本中对应的抗体或抗原结合，形成荧光标记的抗体抗原复合物，通过荧光显微镜观察特异性荧光信号，从而辅助眼睑疱疹病毒感染的诊断。

（四）酶免疫技术

用酶免疫技术进行快速诊断，标本可选择患者发病 4~6 周后的血清或者眼睑水疱疱液，当抗体滴度增高 4 倍及以上才提示病毒感染，结果可以鉴用来别原发和复发病例。

（五）PCR

采集患者发病早期或急性期的眼睑水疱疱液，标本采集后应使用冰盒或冷链转运并及时检测，具体操作流程及结果判读可参照相应的 PCR 试剂盒，标本如需长期保存，置于−70℃以下保存。

## 第六节　眼部新病毒感染

由于气候变化和全球化，新发和复发的节肢动物传播传染病是全球范围内正在扩大的全身性疾病和死亡的主要原因。其中，一些特定的疾病最近被认为与眼部受累有关，与这些疾病相关的病毒包括西尼罗河病毒、登革病毒、基孔肯雅病毒、裂谷热病毒和寨卡病毒等，新型冠状病毒也被发现与眼部受累有关。随着应用于眼液的实验室检测的进步，越来越多新的病毒被发现眼部感染有关。

### 一、新型冠状病毒（SARS-CoV-2）

2019 年 12 月起，一种由新型病毒感染引起的肺炎开始在全球流行，国际病毒分类委员会将此病毒命名为 SARS-CoV-2 病毒，其引起的疾病被命名为 coronavirms disease 2019（COVID-19），SARS-CoV-2 属于 β 冠状病毒属，COVID-19 患者早期主要临床症状为发热、咳嗽、肌肉痛，部分患者可有鼻塞、头晕和严重腹泻等，重症患者可发展为急性呼吸窘迫综合征或全身多器官衰竭。

COVID-19 患者眼部表现包括干眼或异物感、结膜充血、流泪、瘙痒和眼痛。结膜炎是 COVID-19 患者中最常见的眼科疾病，部分患者的眼表面和结膜分泌物中可检测到 SARS-CoV-2 RNA，然而，从结膜拭子获得的病毒拷贝数的远低于鼻咽拭子，阳性率为 0 ~ 7%。SARS-CoV-2 感染还与视网膜血管阻塞，缺血性视神经病变，脉络膜炎症，视网膜和视神经引起的视力显着降低的风险有关，并且儿童的眼表相关症状发生率高于成人。

目前检测 SARS-CoV-2 的金标准是 RT-PCR 检测鼻咽拭子，优点是特异性强，敏感度相对较高，其他检测方法包括血清中抗原以及抗体检测，抗体检测是对人体血液中的抗体水平进行检测，包括胶体金法和磁微粒化学发光法，具有操作简单、快速的特点，主要用于辅助诊断和监测感染进程或者疫苗接种效果。抗原检测操作简单，可用于疑似患者辅助排查、无症状高危人群筛查和定期监测。

## 二、西尼罗河病毒（WNV）

西尼罗河病毒是于 1937 年首次从乌干达西尼罗河地区分离出一种神经侵袭性黄病毒。WNV 感染是由单链核糖核酸（RNA）黄病毒引起的人畜共患疾病，由蚊子载体（库蚊型）传播给人类，其宿主为野生鸟类，人类感染的潜伏期为 3 至 14 天，人类感染通常无症状。只有大约 20% 的感染者出现症状，在大多数情况下伴有自限性流感样综合征，仅低于 1% 的病例可能发生严重的神经系统疾病，西尼罗河病毒感染的神经系统表现主要包括脑膜炎、脑炎和脊髓灰质炎样疾病。脑炎或脑膜炎的发现通常包括快速发作的头痛、畏光、背痛、意识模糊和持续发热。

2002—2003 年首次报道了 WNV 感染后的眼部受累，西尼罗河病毒感染最常见的眼部表现是典型的双侧或罕见的单侧多灶性脉络膜视网膜炎，在伴有神经系统并发症的西尼罗河病毒感染患者中，约 80% 为多灶性脉络膜视网膜炎，多灶型已被认为是西尼罗河病毒感染脑膜脑炎的早期诊断标志。其他眼部表现包括闭塞性视网膜血管炎和视网膜内出血、视神经炎、先天性脉络膜视网膜瘢痕形成和葡萄膜炎。印度的一项前瞻性案例研究显示，除最初报告的情况外，70% 的西尼罗河病毒感染阳性病例报告了眼部并发症。眼底检查显示，隐性浅表性白色视网膜炎、动脉炎、静脉炎和视网膜出血伴或不伴黄斑星。研究报道，与西尼罗河病毒感染相关的眼部疾病通常具有自限性病程，并且大多数患者的视力恢复到基线水平。然而，由于中央凹脉络膜视网膜瘢痕、CNV、玻璃体出血、牵引性视网膜脱离、严重缺血性黄斑病、视神经萎缩和跟骨后损伤，可能会发生持续的视力丧失。

通常使用 ELISA 检测脑脊液血清中的 IgM 的和 RT-PCR 检测病毒核酸来确诊。ELISA 法是 CDC 推荐的检测 WVN 的方法是检测感染早期 IgM 抗体最理想的方法，敏感度可达 90%，同时还可鉴别新旧感染以及是否接种过 WVN 疫苗。然而，血清学检测可导致与其他黄病毒的交叉反应性或出现假阴性，因此，通过 PCR 检测病毒日益成为诊断西尼罗河病毒感染的金标准。

### 三、寨卡病毒（ZIKV）

1947 年，寨卡病毒首次从乌干达寨卡森林的恒河猴中分离出来，并于 1952 年首次被人类发现。在过去 2 年中，ZIKA 感染了 70 多个国家的人群，导致新生儿严重畸形和成人神经系统疾病。除了由媒介（蚊子）传播外，ZIKV 还能够在怀孕或分娩期间通过性接触或通过受污染的输血在人类中垂直传播。ZIKV 的潜伏期为 3 至 14 天，症状持续 3 至 7 天。80% 的感染患者没有症状。感染症状比较是轻微，其中包括发热、皮疹、头痛、关节痛、结膜炎、肌肉疼痛，并可能导致格林-巴利综合征。先天性寨卡病毒感染可导致小头畸形、大脑或眼睛损伤以及中枢神经系统功能障碍。

只有 20% ZIKV 感染患者有症状。症状包括发热、头痛、斑丘疹、关节痛和结膜炎，通常持续 1 周。在成人中，ZIKV 最常表现为非化脓性结膜炎。然而，在免疫功能低下的患者中，可能发生严重的神经系统后遗症（如格林-巴雷综合征）、脊髓炎和脑膜脑炎，其他眼部受累包括胎儿和新生儿脉络膜视网膜萎缩、黄斑局灶性色素和视神经异常。

ZIKV 感染的确诊需要对全血或尿液进行实验室检查，在其他体液中也可以进行，眼液检查有助于 ZIKV 前葡萄膜炎的诊断。检测方式包括 RT-PCR、ELISA 和空斑减少中和试验。

### 四、登革病毒（DENVs）

根据世界卫生组织的数据，每年约有 5000 万至 1 亿人感染登革病毒，登革病毒是黄病毒属的单链 RNA 病毒，属于黄病毒科，通过受感染的蚊子传播，登革热的典型临床表现为突然发作的高度发热，持续 2~7 天，伴有头痛、肌痛、关节痛和瘀点性皮疹。

据报道，登革病毒感染患者眼部受累的患病率在 7%~40% 之间，取决于登革病毒感染的严重程度，登革热后眼科并发症的确切机制尚不清楚，但眼部表现谱表明可能涉及很多因素。直接病毒侵袭的证据是全身症状（血小板减少症）同时发生的视觉症状的发作，研究报道视网膜色素上皮（RPE）是登革病毒的靶标。通常在发热后 7 天后延迟呈现眼部表现，包括葡萄膜炎、视网膜血管炎、前葡萄膜炎和黄斑水肿等，眼部受累可出现在任何年龄，但通常见于平均年龄在 30 多岁且无性别倾向的年轻人中，受累可单侧或双侧发生，症状可能包括视力突然下降、中央暗点瘤和飞蚊症。其他并发症包括视神经病变、葡萄膜炎、玻璃体炎、视网膜出血等。

登革热相关眼部疾病的诊断，目前尚无金标准方法。诊断通常取决于临床特征以及实验室检测以及从全身症状开始到眼部表现的临床过程。全血细胞计数可显示血小板减少症。在登革病毒感染临床诊断不明确的情况下，可能需要进一步的实验室检查。PCR、病毒分离或登革病毒非结构性蛋白抗原 1（NS1）有助于确诊，尤其是在发病的前 5 天，因为全身病毒载量仍然很高。在此初始期之后，应使用 ELISA 或 IgG 配对血清检测登革病毒特异性 IgM 抗体，当同时使用 NS1 抗原和 IgM 抗体而不是单独使用抗原检测或抗体时，可以提高诊断敏感性。

## 五、基孔肯雅病毒（CHIKV）

基孔肯雅病毒一种单链 RNA 病毒，主要通过受感染的埃及蚊叮咬传播给人类，该病毒与非洲、印度、东南亚和南美洲热带地区的许多流行病有关。全身性疾病可能表现为急性发热、头痛、疲乏、肌痛、弥漫性斑丘疹、鼻子或牙龈出血、外周水肿、关节疼痛、神经系统体征、急性肝功能衰竭、多器官衰竭和母婴传播。

CHIKV 感染眼部受累可能是单侧或双侧的，也可能在全身性疾病发作时或消退后出现。眼部症状包括发红、视力模糊、飞蚊症、疼痛、流泪、畏光、刺激和复视。急性前葡萄膜炎和视网膜炎是基孔肯雅热最常见的眼部表现。前葡萄膜炎可能是非肉芽肿性或肉芽肿性，可能与眼压升高有关。基孔肯雅热前葡萄膜炎可能与疱疹性前葡萄膜炎非常相似。基孔肯雅病毒视网膜炎通常伴有轻度玻璃体炎，表现为后极视网膜发白区域，周围伴有视网膜和黄斑水肿，通过荧光素血管造影准确检测到的相关视网膜血管炎也很常见。其他眼科表现包括全病毒炎、全眼炎、角膜炎、巩膜外膜炎、神经视网膜炎、视网膜中央动脉闭塞等。

根据世界卫生组织发布的指南，可在发病第 8 天之前使用聚合酶链反应、病毒分离或病毒抗原检测。8 天后，应使用基孔肯雅热血清学检测，如 IgM ELISA/快速检测或 IgG 配对血清检测。

# 第三章　眼部真菌感染性疾病

## 第一节　概　　述

眼部真菌感染是世界范围内尤其是发展中国家人群严重视力降低和失明的重要原因之一，最常见的是真菌性角膜炎，其次是真菌性眼内炎。近年来，眼部真菌感染的发病率呈逐年增加的趋势，正日益引起眼科学界和医学真菌学界的广泛关注。

### 一、真菌性角膜炎

真菌性角膜炎（fungal keratitis）是一种由病原真菌引起的致盲率极高的感染性角膜病，在中低收入国家和地区，真菌性角膜炎主要影响户外劳动的农村贫困人口。大多数患者会留下中度或更严重的视力损害。致病真菌通常包括：念珠菌、镰刀菌、曲霉菌等。疾病的严重程度以及由此产生的角膜损伤或溶解可归因于：①病原真菌的毒性和生物负荷；②宿主防御机制和免疫反应；③疾病的诊断和抗真菌治疗策略。

真菌性角膜感染的局部风险因素包括：植物外伤史、佩戴角膜接触镜史、局部使用糖皮质激素史、既往眼部手术史、局部使用抗生素史、眼表慢性疾病等；全身性因素则包括：长期应用免疫抑制剂、机体免疫功能低下、全身使用抗生素史及全身使用糖皮质激素史等。

感染早期眼部刺激症状较轻，病变发展相对缓慢，常表现为异物感或刺痛，视物模糊，有少量分泌物，合并有细菌感染或滥用糖皮质激素会使病情迅速加重。真菌性角膜炎典型的角膜病变包括：菌丝苔被、伪足、卫星灶、免疫环、内皮斑、前房积脓等。

## 二、真菌性眼内炎

广义的眼内炎包括葡萄膜炎、视网膜炎、视网膜血管炎和玻璃体炎，是眼科视力丧失的主要原因。真菌性眼内炎（fungal endophthalmitis）指的是病原真菌感染眼内组织而产生的炎症。

真菌性眼内炎的感染途径包括内源性感染和外源性感染两种，在以下情况可发生：

（1）持续的真菌血症，即便是腐生真菌也可能导致眼内炎；

（2）某些双相真菌（如荚膜组织胞浆菌、粗球孢子菌）在最初感染初期，会发生不易识别的真菌血症，并常常导致眼内炎；

（3）鼻窦由于与周围空气直接接触，容易滋生腐生真菌，在机体免疫功能低下时（如中性粒细胞缺乏患者），这些真菌可以通过侵蚀鼻窦骨壁而侵入眼内组织，导致眼内炎的发生；

（4）植物物质或手术造成的创伤可能使病原真菌进入角膜和/或邻近组织，引起眼内炎。

真菌性眼内炎的流行病学特征见下表。

表 3.1           **真菌性眼内炎的流行病学特征**

| 疾病 | 真菌 | 感染人群特点 |
| --- | --- | --- |
| 内源性眼内炎 | 念珠菌 | 静脉导管置入、长期使用广谱抗生素、中性粒细胞缺乏患者、静脉注射药物滥用者 |
| | 曲霉菌 | 静脉注射药物滥用者、皮质类固醇激素用于肺部疾病者、免疫缺陷或免疫低下人群 |
| | 荚膜组织胞浆菌、皮炎芽生菌、粗球孢子菌 | 流行区域的居民 |
| 外源性眼内炎 | 念珠菌属、拟青霉属 | 晶状体摘除、晶状体植入或角膜移植后的术后感染 |

眼内炎的临床表现有眼痛、畏光、流泪、视物模糊等，体征表现为睫状充血、混合充血、角膜后沉着物、房水闪辉、房水细胞、前房积脓、前房积水、

虹膜改变、瞳孔改变、晶状体改变、眼后段改变等。

# 第二节 眼部真菌感染与免疫

## 一、真菌的致病性

真菌病原体的毒力特征和疾病进展可分为以下五个阶段：免疫逃避、黏附、侵袭、毒素产生、生物膜形成。

### （一）免疫逃避

曲霉菌和镰刀菌的分生孢子被一层具有保护作用的疏水蛋白和致密层所覆盖，可以屏蔽具有高度免疫原性的真菌细胞表面蛋白 β-葡聚糖和 α-甘露聚糖，避免其被免疫细胞所识别。真菌的细胞壁靠近致密层处存在黑色素颗粒，一些体内和体外的研究表明，这些色素的存在提供了保护，使得真菌免受环境紫外线辐射损伤和免疫细胞的吞噬。黑色素还可以阻止补体因子，如 C3 结合到真菌抗原，从而减少补体介导的调理作用。这些色素颗粒还能抵抗特比萘芬和两性霉素 B 的杀菌作用，因此，真菌分生孢子致密层和真菌黑色素颗粒的产生对孢子生长阶段的存活起着至关重要的作用。

### （二）黏附

菌体与宿主细胞之间的黏附由分生孢子表面的疏水蛋白和其他蛋白所介导。酵母菌和丝状真菌分生孢子的外纤维层由甘露聚糖和半乳甘露聚糖组成，它们可以识别角膜上皮细胞膜上的甘露糖蛋白。已有研究表明，角膜上皮细胞受损会导致其表面甘露糖蛋白表达增加，这是创面的愈合反应，但同时也增强了这些细胞表面受体的有效性。角膜上皮还存在有其他真菌结合位点，如纤维连接蛋白、胶原蛋白和层黏连蛋白。

### （三）形态发生

真菌的形态发生主要指的是真菌由酵母形态向菌丝形态转换的能力，即产生所谓的"侵袭力"，病原真菌在酵母形态可以有效的传播，而菌丝形态则可以更好地入侵和破坏宿主的组织结构。黏附于角膜上皮细胞后，在良好的微环境下，分生孢子膨胀并开始萌发，产生真菌菌丝，菌丝能够生长并通过上皮细胞，进入基质，如果不受抑制，将最终进入前房。念珠菌和丝状真菌也被证明通过内吞作用侵入角膜上皮，内吞作用是由入侵蛋白介导的，通过蛋白水解消化破坏上皮细胞的紧密连接而入侵上皮细胞。真菌的侵袭力与真菌负荷有关，而与宿主的免疫反应成反比。

（四）真菌毒素和胞外酶的产生

除了真菌菌丝生长对角膜上皮、基质和内皮的物理破坏外，真菌还能产生多种毒力因子，包括细胞外酶和次生代谢物，其分泌的基质金属蛋白酶（MMPS）、分泌型天冬氨酸蛋白酶（SAP）等蛋白水解酶，可以水解角膜蛋白。其他胞外酶还包括核酸酶、氧化酶、过氧化氢酶、磷酸酶和肽酶，这些物质共同作用，降解复杂的大分子，为真菌生长提供营养物质（如氨基酸、脂质和铁、锌、锰和铜等金属）。真菌分泌的蛋白酶还可以诱导促炎细胞因子和宿主蛋白酶的产生和招募，影响蛋白酶/抗蛋白酶平衡，导致组织损伤增强。不同的病原真菌产生不同的毒素，黄曲霉毒素 B1 是曲霉产生的一种重要真菌毒素，对动物和人类均具有急慢性毒性。将患者角膜中获得的黄曲霉菌进行体外分离培养时，与从环境中收集的黄曲霉相比，其毒素产量是明显增加的。此外，真菌丝氨酸蛋白酶最近被证明可以切割真菌 β-葡聚糖上的天然免疫受体 Dectin-1。

（五）真菌生物膜形成

生物膜是一个或多个微生物菌群，通过在生物或非生物表面产生细胞外聚合物而形成的三维结构。念珠菌属，曲霉菌属和镰刀菌属均可以形成生物膜。2005—2006 年爆发的隐形眼镜相关镰刀菌角膜炎即是由角膜接触镜上的镰刀菌生物膜形成所致。生物膜促进真菌黏附及结构稳定，同时保护真菌免受外部威胁，与游离菌株相比，生物膜在生长速度、基因表达变化等方面表现出不同的表型行为，通常对抗真菌治疗和宿主免疫系统具有高度的耐受性。

## 二、宿主防御机制

人体角膜暴露在外界环境中，不断接触刺激物和潜在病原体，但由于宿主防御系统复杂（包括物理、化学和免疫屏障），在绝大多数情况下，不会出现角膜感染。

物理屏障的存在是为了机械地防止眼表和眼内的损伤。物理障碍包括：眼睑和眨眼动作，泪膜，角膜上皮。角膜上皮位于角膜最外层，由紧密排列的非角质化多层鳞状细胞组成，是直接保护视觉器官免受病原体侵袭的屏障。角膜上皮细胞还能分泌分子抗菌剂和调节免疫反应。发生真菌性角膜炎最常见的危险因素是角膜上皮的破坏，通常由角膜外伤或擦伤（大多是植物性物质）引起。这不仅改变了角膜表面的结构轮廓，而且还导致了表面分泌蛋白以及免疫调节剂的表达改变，从而改变了角膜表面和泪膜内宿主防御的精细平衡。化学屏障主要指的是泪膜中发现的具有多种保护作用的蛋白质，包括泪膜中分泌型免疫球蛋白 A（SIgA）、黏膜糖蛋白、抗菌肽等，这些具有免疫保护作用的蛋白表达在感染性角膜炎期间可以出现差异化表达。

角膜的免疫屏障包括固有免疫和适应性免疫。模式识别受体（PRRs）在固有免疫中发挥重要的作用，主要包括 C 型凝集素受体（CLRs）、Toll 样受体（TLRs）、核苷酸结合寡聚结构域样受体（NLRs）和清道夫受体（SRs）。CLRs 是一类含有 $Ca^{2+}$ 依赖性碳水化合物超家族识别域的蛋白，是固有免疫中重要的模式识别受体。真菌细胞壁表面的 β-葡聚糖即可被 C 型凝集素受体 1（Dectin-1）特异性识别。TLRs 是跨膜受体，在识别 PAMPs（病原体相关分子模式）后，通过 myd88 依赖或非依赖方式激活 NF-κB（核因子 κB），进而促进 TNF-α、IL-1β、IL-6、IL-8、INF-γ 的释放，启动固有免疫反应。迄今为止，已确定了 10 种人类功能性的 Toll 样受体，角膜上皮细胞分布的主要是 TLR2 与 TLR4。与 TLRs 不同，NLRs 是一种针对病原微生物及其成分的胞内受体。NLR 家族的两名成员 NOD-1 和 NOD-2 负责识别细菌的肽聚糖，通过 NF-κB 和 MAPK 激活免疫反应。SRs 在固有免疫反应中同样起到非常重要的作用，LOX-1（凝集素样氧化低密度脂蛋白受体 1）是 SRs 中的一员，主要表达于内皮细胞，巨噬细胞，中性粒细胞，血管平滑肌细胞和血小板。Li 等（2015）的一些研究显示在烟曲霉感染的小鼠角膜模型中，LOX-1 mRNA 表达明显增加，抑制 LOX-1 可减轻炎症反应。一旦 PAMPs 被 PRRs 所识别，即可通过 MyD88/NF-κB 或 Dectin-1-CARD9 信号途径激活促炎因子的释放，随后激活巨噬细胞吞噬和中性粒细胞浸润，从而达到清除真菌的目的。

众所周知，固有免疫应答后，经抗原呈递会激活适应性免疫反应，然而由于角膜解剖结构的特殊性，在眼部真菌感染领域，适应性免疫反应长期以来一直处于被忽视的状态。Zhang 等（2009）首次报道了真菌性角膜炎的适应性免疫反应，他们提出，通过用活孢子感染其他器官或接种灭活孢子疫苗来激发小鼠的免疫系统，可以防止角膜受到同样的真菌感染。Wang 等（2016）最近的一项研究表明，烟曲霉菌丝可以刺激人类角膜上皮细胞表达过量的胸腺基质淋巴细胞生成素受体（TSLP），该受体可诱导 CD4+ T 细胞、CD8+ T 细胞、B 细胞的活化，显著增加外周血单个核细胞的增殖，同时，促进 Th2 细胞分泌细胞因子 IL-4 和 IL-13，促进 IgG 的产生。Hu 等（2009，2014）也提出在真菌性角膜炎的适应性免疫反应中，巨噬细胞在 Th1 细胞和 Th2 细胞的分化中发挥作用。他们推测巨噬细胞耗竭导致以 Th1-为主的免疫反应向以 Th2 为主的免疫反应转变，导致免疫反应下调。此外，巨噬细胞的激活可以破坏 Th1 和 Th2 反应之间的平衡，引起更强和更持久的 Th1 反应，最终导致角膜坏死和穿孔。

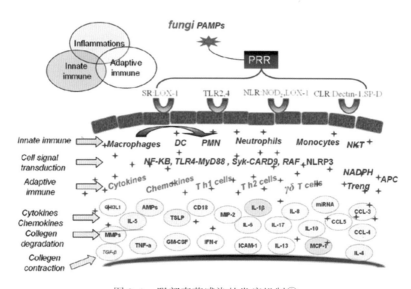

图 3.1　眼部真菌感染的发病机制①

　　需要注意的是，宿主的免疫反应是一把"双刃剑"。炎症介质的释放是宿主杀死真菌的关键，但过度的炎症反应也会损伤正常的角膜组织。因此，如何在消除致病真菌和减轻炎症损伤之间找到一个平衡点，是一个值得更深入研究的课题。近年来，关于眼部真菌感染发病机制的研究不断取得进展，然而目前的治疗策略仍不够理想，寄希望于更多更直接有效的治疗方法应用于临床，保护更多的病人免于失明。

---

　　① Wu J, Zhang WS, Zhao J, et, al. Review of clinical and basic approaches of fungal keratitis [J]. Int J Ophthalmol, 2016, 9 (11): 1676-1683.

## 第三节　眼部真菌感染的实验室诊断方法

### 一、眼科标本的采集

为准确检出眼科感染病原微生物，避免漏检及误诊，临床医护人员及实验室工作人员必须正确掌握眼科标本采集、运送、保存与处理的原则和方法。

（一）基本原则

（1）应在病程早期、急性期采集，尽可能在使用抗菌药物之前。如果已使用抗菌药物则根据临床需要酌情停药后或下次用药前采集标本。

（2）应根据不同的标本类型、检查目的，使用适当的采集、保存、运送工具。对于各种分泌物的采集，推荐使用预先用无菌生理盐水等沾湿的符合眼科临床要求的无菌拭子。采集到的标本应置于无菌容器内送检。盛装标本的容器不能使用消毒剂处理，标本中也不得添加防腐剂。对于培养标本，有条件的实验室则应实行床边接种，无条件的实验室则应将标本保存在运送培养基中送检。

（3）应尽可能采集到足量标本，并严格执行无菌操作。采集与外界相通的腔道或体表标本时，应注意避免眼睑、睫毛及周围皮肤表面正常菌群的污染；采集房水、玻璃体等标本时，应严格执行无菌操作。

（4）应由接受过专业培训的人员进行标本采集。眼表标本包括结膜囊涂片、角膜刮片等，应由经过培训的专业医生、护士采集，眼内标本如房水、玻璃体、异物等则应由经过培训的手术医生采集。

（5）标本采集后应立刻送检。

（6）采集标本前，需充分与患者沟通，并取得患者的理解和配合。

（二）采样指征

（1）怀疑急性感染性结膜炎、角膜炎、眼内炎、眼睑/眼眶蜂窝组织炎、睑缘炎、睑皮炎、泪腺及泪道感染等疾病。

（2）怀疑眼部慢性感染，但常规抗菌药物治疗无效。

（3）眼外伤后怀疑感染。

（三）采集方法

1.结膜囊分泌物采集

推荐使用植绒拭子、无菌生理盐水或其他符合眼科使用要求的培养基，标本应由经过培训的专业人员采集。采样前，使用无菌生理盐水等预先湿润拭子（注意尽量在试管壁上挤压去掉多余液体）；采样时尽量不用麻醉剂，嘱患者向上注视，翻转下眼睑，暴露下方球结膜和下穹隆结膜。用无菌生理盐水湿润过的无菌拭子由内眦部开始，从内到外旋转轻拭下方结膜囊和下睑结膜表面（注意不遗漏内眦部），避免接触睫毛和睑缘，必要时使用开睑器等器具，采样后立即送检，或将标本放入无菌转运管中贴好标签后立即送往微生物学实验室。

2. 泪道标本采集

标本采集应由经过培训的专业人员操作。采集泪道标本时，将一拭子放置在泪小管区后方，压迫泪囊或泪小管皮肤面；用另一预先湿润过的拭子擦取泪小点处反流物。

3. 结膜/角膜刮片采集

推荐使用 15 号手术圆刀片。结膜刮片刮取前，使用表面麻醉药滴眼液（尽可能使用无防腐剂的制剂）对结膜进行表面麻醉。若结膜病变处分泌物过多，可先用灭菌湿棉签去除分泌物；翻转眼睑暴露睑结膜；一手固定睑结膜，另一手持灭菌刀片，使刮刀与组织表面垂直；根据病变情况和检查需要，选择合适部位并刮取标本；刮取完成后，滴用抗菌药物滴眼液。角膜刮片刮取前，使用表面麻醉药滴眼液（尽可能使用无防腐剂的制剂）；用手指将睑裂撑开，或用开睑器撑开眼睑，若病变处分泌物过多，可先用灭菌湿棉签去除分泌物；嘱咐患者避免眼球转动；选择角膜溃疡的进行缘或基底部刮取标本；刮取标本后，滴用抗菌药物滴眼液。

4. 房水采集

由经过培训的眼科医生在手术室内完成。麻醉并进行常规结膜囊清洁后，用 1mL 无菌注射器，于角巩膜缘平行虹膜平面穿刺入前房，避开脓性液抽取房水约 0.1mL。

5. 玻璃体采集

（1）注射器抽取法：由经过培训的眼科医生在手术室内完成。麻醉并进行常规结膜囊清洁后，用 22 号一次性针头连接 1mL 无菌注射器，角巩膜缘后平坦部垂直巩膜穿刺入玻璃体腔 10mm。抽取尽可能多的玻璃体样本（不少于 0.2mL）。

（2）玻璃体切割头法：由经过培训的眼科医生在手术室内完成。麻醉并进行常规结膜囊清洁后，玻璃体切割头吸引管接口外接 1mL 无菌注射器；标准三通道切口，在向眼内灌注眼内扰动前，将已在吸引管接口外接无菌注射器的玻璃体切割头置于玻璃体腔中心区，手动抽取玻璃体样本不少于 0.5mL。

6. 异物采集

由经过培训的眼科医生在手术室内完成，严格执行无菌操作。

（四）转运容器

常见的眼科标本送检容器见下图：

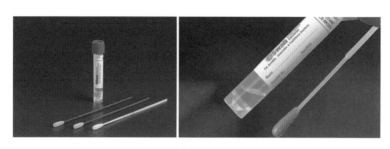

图 3.2

（五）涂片制作

取材时，应局限于病变处，轻稳准确，避免扩大损伤范围或用力过大致出血或穿破。取材后，立即将采取物沿同一方向均匀地薄涂在玻片上，忌加压及反复涂抹致细胞人工损伤变形。眼部穿刺标本取材后，应及时将吸取物滴于普通载物玻片或涂有1%明胶的载物玻片上，平置待干。液量多时可低速离心沉淀后，倾去上清液，取沉淀物徐片。

## 二、眼科标本的显微镜检查

进行真菌涂片检查的眼科标本类型可包括：角膜刮片、角膜溃疡分泌物、房水、玻璃体液甚至手术取材的眼内容物。

（一）检查方法

真菌涂片镜检包括不染色方法和染色方法。

不染色方法即直接对样本进行镜检，直接镜检时通常需要用到封固剂。封固剂的种类很多，常见的有生理盐水、氢氧化钾溶液、氢氧化钠溶液，氢氧化钾与甘油混合液等。目前临床常用的是 5%KOH 溶液。

染色方法包括革兰染色、弱抗酸染色、六胺银染色、免疫荧光染色、墨汁染色、吉姆萨染色、过碘酸希夫染色（PAS）、黏蛋白卡红染色等方法，不同染色方法及表现见下表：

表3.2　　　　　　　　　　　　　真菌染色方法

| 染色方法 | 真　　菌 | 染色表现 |
|---|---|---|
| 革兰染色 | 一般真菌 | 红色背景下呈紫色分支状菌丝 |
| 弱抗酸染色 | 奴卡菌 | 蓝色背景下呈红色分支状菌丝 |
| 六胺银染色 | 耶氏肺孢子菌 | 灰色或黑色孢子成簇排列 |
| 吉姆萨染色 | 组织胞浆菌和马内菲青霉 | 大多数真菌染成蓝紫色，油镜下观察 |
| 过碘酸希夫染色（PAS） | 病理组织真菌 | 真菌染成粉红色 |
| 黏蛋白卡红染色 | 隐球菌、皮炎芽生菌和西伯鼻孢子菌 | 隐球菌、孢子丝菌和鼻孢子菌均染成红色，背景黄色，细胞核黑色 |
| 免疫荧光染色 | 所有真菌，包括孢子和菌丝 | 在荧光显微镜下呈现明亮的蓝色孢子或菌丝形态 |

5% KOH 湿片直接镜检：标本置于载玻片后，加一滴 5% KOH，覆上盖玻片。微加热后，轻压盖玻片，驱逐气泡并压匀标本。先在低倍镜暗视野下寻找，发现真菌菌丝或孢子后经高倍镜证实。KOH 可溶解角质，使菌丝透明化便于观察。革兰染色根据刮片组织的厚薄不同可将菌丝染成紫色或红色，在显微镜下可见真菌孢子或菌丝轮廓。免疫荧光染色是对真菌细胞壁的几丁质进行染色，置于荧光显微镜下观察，先用 20 倍镜找到标本所在位置，再用高倍寻找菌丝或孢子等结构加以证实，该染色方法阳性率高易观察。

（二）标本中的真菌形态

标本中常见的真菌形态包括孢子、假菌丝、真菌丝及真菌球等。菌丝可分为有隔菌丝或无隔菌丝，透明或暗色，对眼科标本尤其是角膜刮片中的菌丝，应注意与角膜弹性纤维和上皮细胞边缘相鉴别，真菌菌丝一般粗细均匀，两侧边缘平行，弯曲自然流畅，内含胞质颗粒，暗色菌丝一般为棕色或褐色。

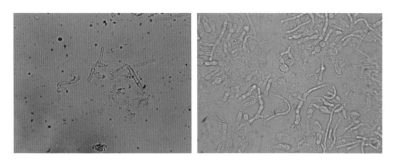

图 3.3 角膜刮片 5%KOH 湿片 (×40 倍)

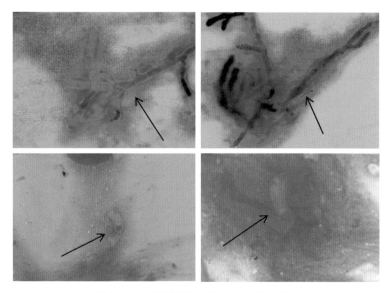

图 3.4 角膜刮片革兰染色 (×1000 倍)

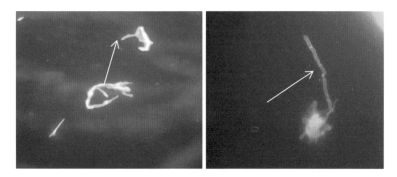

图 3.5 角膜刮片荧光染色 (×1000 倍)

（三）临床意义

眼科标本显微镜检查的目的在于检查标本中有无真菌成分存在，若发现有真菌的菌丝或孢子，可初步判定为眼部真菌感染。镜检时，除少数特殊形态的菌种外，一般不能确定是何种真菌。因眼科取材样本量有限，且受不同染色方法影响，因此即使镜检阴性，也不能完全除外真菌感染的可能。

（四）应用评价

显微镜检查对建立快速的真菌诊断具有很大价值，尤其是对于眼科标本。各实验室报道的涂片镜检阳性率存在差异，谢立信等（2020）报道角膜刮片KOH 湿片直接镜检法可早期、快速诊断真菌性角膜炎，他们对 10 年内 1414例真菌性角膜炎进行了回顾性分析，发现通过 KOH 湿片直接镜检法查出菌丝，其诊断阳性率达到 96.5%，高于共聚焦显微镜查出菌丝（89.8%）和经培养检出真菌（68.8%）。白利广等（2019）对 412 例真菌性角膜炎进行了回顾性分析，发现真菌培养阳性率为 88.8%，高于 KOH 湿片法（77.2%）。不同的染色方法阳性率之间也存在差异。杜满等（2021）比较了荧光染色和过碘酸希夫染色对真菌性角膜炎的诊断效果，发现荧光染色技术应用于石蜡包埋角膜组织检查真菌成分较过碘酸希夫染色法敏感性高，可显著提高真菌检测的阳性率。

## 三、眼科标本的培养检查

除少数真菌外，大多数真菌可以人工培养。眼科真菌培养的目的是分离真菌，确定菌种，同时有助于弥补真菌显微镜检查的不足，对后续的药敏和治疗也至关重要。

（一）培养方法

根据培养介质形态的不同，眼科真菌培养方法可分为平板培养、斜面培养及小培养。常用的真菌培养基有沙堡弱琼脂平板、马铃薯琼脂平板等。

1. 平板培养

大多数实验室采用平板培养基进行真菌培养。平板培养基面积较大，适合念珠菌等酵母样真菌的培养，同时通过分区划线接种有助于分离单个菌落。平板培养也适用于丝状真菌的菌落观察，通过点种法接种的丝状真菌菌落形态清晰易于观察。将标本接种于固体培养基平皿，应采用透气的胶布封口后置于28℃或35℃孵箱培养。需要注意的是，当怀疑高致病性病原真菌感染时，不能采用平板培养，例如球孢子菌、组织胞浆菌等。

平板培养主要是观察菌落生长的情况，是鉴别真菌尤其是丝状真菌的重要方法之一。观察丝状真菌菌落包括以下几项：菌落生长的速度、菌落大小、菌落形态、菌落颜色、菌落表面、菌落边缘。通过对菌落特征的观察，一般可以初步鉴别是何种真菌，如需进一步鉴定，可做培养物的镜下观察。对于酵母样真菌，可进行涂片革兰染色，观察镜下形态。对于丝状真菌，可用乳酸酚棉兰进行染色后于镜下观察形态，观察菌丝的粗细、颜色、有无分隔，观察分生孢子的大小、形态、产孢结构、有无分隔、表面粗糙或光滑。丝状真菌的鉴定主要依赖于形态学鉴定。

2. 斜面培养

最常见于丝状真菌的培养，与平板培养基相比，试管培养斜面的表面积相对较小，但密封性优于平板培养，且安全性高，不易干燥，适用于丝状真菌的长期培养和菌种保存。

3. 小培养

在丝状真菌的鉴定中，想要详细观察真菌菌体的自然结构特征及生长发育全过程，以达到进一步鉴定菌种的目的，则需要做小培养。小培养是将生长好的菌落接种于玻片培养基上，使菌体沿薄玻片生长，染色后，将玻片放在显微镜下观察，以区别菌体结构。小培养的优点是可以随时观其自然生长形态，不破坏菌丝及产孢结构。需要注意的是，当怀疑高致病性病原真菌感染时，不能采用小培养，例如球孢子菌、组织胞浆菌、芽生菌等，这些真菌具有强烈的传染性和致病性，应尽量降低因实验室操作导致的人员感染风险。

（二）临床意义

眼科标本真菌培养阳性是真菌性眼病诊断的金标准。

（三）眼科感染常见的真菌

1. 镰刀菌

约占 60%，角膜镰刀菌病最常见，多有植物划伤史或尘土入眼，外用抗生素无效，如不及时治疗，可引起角膜穿孔，导致失明，对两性霉素 B 敏感，伊曲康唑和氟康唑少用。培养后菌落及镜下形态见下图：

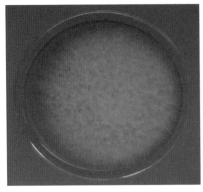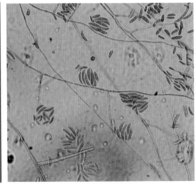

（a）茄病镰刀菌菌落　　　　　（b）茄病镰刀菌乳酸酚棉兰染色

（×200）

图 3.6　茄病镰刀菌

## 2. 致病性暗色真菌

约占 20%，菌丝和或孢子壁具有黑色素样颜色的真菌，菌落呈褐色或黑色，大多数暗色真菌对抗真菌药物不敏感，可与手术治疗相结合。培养后菌落及镜下形态见下图：

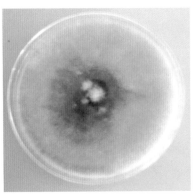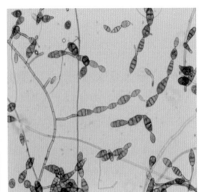

（a）链格孢霉菌落　　　　　（b）链格孢霉 乳酸酚棉兰染色

（×200）

图 3.7　链格孢霉

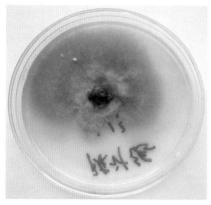
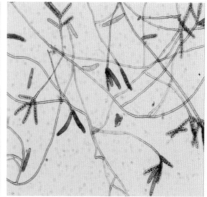

（a）凸脐孢霉菌落 　　　　　　　（b）凸脐孢霉 乳酸酚棉兰染色
　　　　　　　　　　　　　　　　　　　　（×100）

图 3.8　凸脐孢霉

3. 曲霉属

这是环境中最常见的分离菌，烟曲霉最多见，其余依次为黄曲霉、黑曲霉、土曲霉等，曲霉性角膜炎约占真菌所致角膜溃疡的 20%。培养后菌落及镜下形态见下图：

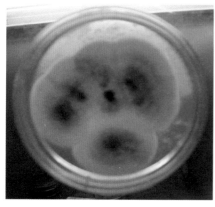
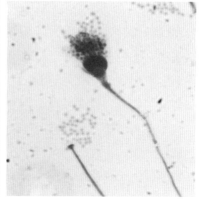

（a）烟曲霉菌落 　　　　　　　（b）烟曲霉 乳酸酚棉兰染色（×400）

图 3.9　烟曲霉菌

#### 4. 双相型真菌

双相性通常指室温下或 24℃产生菌丝（及孢子），35 ℃为酵母样，双相型真菌所致疾病有：组织胞浆菌病、芽生菌病、孢子丝菌病、副球孢子菌病、球孢子菌病、马尔尼菲篮状菌病。多见于免疫低下人群。马尔尼菲篮状菌的镜下形态见下图：

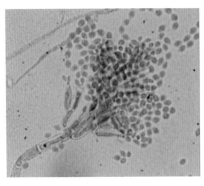 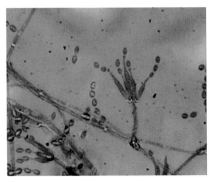

（a）马尔尼菲篮状菌 乳酸酚棉兰染色　　　（b）典型的帚状枝 乳酸酚棉兰染色
（×400）　　　　　　　　　　　　　　（×400）

图 3.10　马尔尼菲篮状菌

### 四、眼科标本的组织病理学检查

真菌病的组织病理检查同样具有相当重要的价值，尤其对深部真菌病的诊断意义更大。眼科真菌感染引起的肉芽肿，可以进行病理组织检查。

真菌的组织病理反应与其他一些疾病的组织病理反应极其相似，往往只有在仔细研究了病理切片并发现了真菌之后，才考虑到真菌病的诊断。在这种情况下，标本已被固定，培养有时已不可能进行，组织病理切片就成了真菌感染的主要依据。因此，临床上在送病理标本的同时，要尽可能考虑到真菌感染的可能，以便同时采集标本送真菌实验室进行真菌学检查。

真菌在组织内一般表现为：

（1）孢子：酵母和双相型真菌在组织内表现为孢子。

（2）菌丝：许多真菌在组织中只表现为菌丝。组织中发现无色分隔、分支的菌丝多为念珠菌和曲霉。粗大、不分隔少分支的菌丝为接合菌，多为毛霉、根霉、犁头霉等。粗大、少分支有隔的菌丝为蛙粪霉菌。棕色菌丝为暗色丝孢霉病，由暗色孢科真菌引起。

（3）菌丝和孢子，主要见于念珠菌感染。

（4）颗粒：为组织内由菌丝形成的团块。

（5）球囊或内孢囊：球囊内含有内孢子，为球孢子菌或鼻孢子菌在组织内的特征性结构。

组织病理片中根据形态和染色能基本确定种名的真菌为：荚膜组织胞浆菌、杜波伊斯组织胞浆菌、副球孢子菌、皮炎芽生菌、链状芽生菌、粗球孢子菌、新型隐球菌和鼻孢子菌等。根据组织病理中真菌的形态能确定属而不能确定种的病有：放线菌病、奴卡菌病、无绿藻病、念珠菌病、曲霉病和不育大孢子菌病等。多个属的真菌感染可引起相同的临床表现，在组织病理中真菌的形态无法区别的病有：皮肤着生芽生菌病、暗色丝孢霉病、接合菌病、皮肤癣菌病和足菌肿等。足菌肿的颗粒若染色适当，很易确定为放线菌性或真菌性的，也能区别出细菌性颗粒。真菌性颗粒中的菌丝又分为无色或暗色两大类。各种病原菌基本上形成各自颜色、大小、形成和结构的颗粒，可以初步区别，但最后确定必须依靠真菌培养。

## 五、眼科标本的分子生物学检查

传统的实验室诊断包括前面章节介绍的眼科感染组织的染色、培养、组织病理在内的多种方法，检测速度受到很大的限制。而一些基于形态学的体内诊断方法，如共聚焦显微镜，由于炎性细胞侵润程度影响图像质量，则不能总是提供足够的分辨率来辨别真菌菌种。分子生物学检测方法为眼部真菌感染的快速准确诊断带来了新的希望。

基于扩增的分子技术，如巢式聚合酶链反应（Nested PCR）、实时荧光定量 PCR（real-time PCR）、直接 PCR（direct PCR）、环介导等温扩增（LAMP）和斑点杂交（dot hybridization），正在被开发用于真菌病原体的检测，眼部病原真菌检测的分子靶标包括高度保守的核糖体 RNA（rRNA）基因（18S、5.8S 和 28S rRNA 基因）、内转录间隔区（ITS1，ITS2）、延伸因子 1-alpha 基因和线粒体细胞色素 b 基因。

新一代测序（NGS）和宏基因组学等技术推动了基因组研究领域的发展，并有助于识别引起眼部真菌感染的病原体。Shigeyasu 等（2018）报告了一例常规显微镜无法识别的真菌性角膜炎，经角膜刮片样本鸟枪宏基因组测序证实确证。宏基因组 NGS 方法标志着在罕见病原体的快速检测方面取得了更大的进步，也适用于识别生长缓慢、要求严格和不可培养的真菌病原体。通过对福尔马林固定角膜标本的 NGS 分析，也可识别出多种病原体。

## 六、眼科标本的蛋白质组学研究

眼部真菌感染后评估宿主蛋白反应情况，可以发现新的检测靶标和评估治疗效果。泪液蛋白组可以反应在真菌性角膜炎期间，与组织损伤和防御反应相关的宿主眼表蛋白的全面细节。因此，引起真菌性角膜炎典型宿主反应蛋白的差异表达可以作为生物标志物来确定临床预后，并确定不同阶段疾病的治疗和管理策略。

曲霉菌角膜炎的泪液蛋白组可表达 GNX（glutaredoxin-related）蛋白，目前已知 GRX 参与多种细胞活动，如蛋白质折叠、硫代谢、保护细胞免受氧化应激和 DNA 合成。Ananthi S 等（2008）报道，在作为宿主反应释放的 6 种丰富的泪液蛋白中，催乳素诱导蛋白和血清白蛋白在真菌性角膜炎组上调，而胱抑素 SN 前体（cystatin SN precursor）、胱抑素 S 前体（cystatin S precursor）、载脂蛋白和胱抑素 cystatin 表达下调。Ananthi 等（2013）进一步对镰刀菌角膜炎患者的泪液进行了蛋白质组学分析，通过双向差异凝胶电泳（2D-DIGE）来评估低丰度蛋白，采用液相色谱-串联质谱（LC-MS/MS）进行进一步的蛋白鉴定和分离，研究发现不同阶段镰刀菌角膜炎的宿主反应蛋白表达不同。在发病后期，α-1 抗胰蛋白酶、锌-α-2 糖蛋白、触珠蛋白 α2 链、白蛋白、载脂蛋白、乳铁蛋白、触珠蛋白前体 β 链等蛋白表达逐渐升高，而胱抑素 SA III（cystatin SA III）和载脂蛋白表达下降。Calvillo-Medina 等（2019）分析了从真菌性角膜炎患者的角膜刮片中分离的镰状菌在体外形成生物膜的能力，并检测了其蛋白表达，他们采用 MALDI-TOF MS 进行蛋白鉴定，并采用 2D-PAGE 进行蛋白分离，发现 19 种蛋白质在生物膜中上调，其中 6 种蛋白表达独特相对丰富的蛋白质，包括烯醇化酶、ATP-柠檬酸合酶、磷酸甘油酸激酶和转酮酶，这些蛋白被发现与基础代谢有关，具有潜在的毒力作用。

# 第四章　眼部衣原体及寄生虫感染性疾病

## 第一节　衣原体感染

衣原体属于立克次纲，衣原体目，有细胞膜和细胞壁，寄生在细胞内形成包涵体。衣原体目分为两个属，属Ⅰ为沙眼衣原体，眼部感染后可起沙眼、包涵体性结膜炎和淋巴肉芽肿性结膜炎；属Ⅱ为鹦鹉热衣原体，眼部感染后可引起鹦鹉热性结膜炎。

### 一、眼部衣原体感染性疾病类型

（一）沙眼

1. 病因

沙眼（trachoma）是由沙眼衣原体生物亚种 A、B、Ba 和 C 血清型感染后入侵睑结膜和穹隆结膜上皮细胞，引起的慢性传染性结膜角膜疾患，具有传染性，在睑结膜面可形成粗糙不平的沙粒样外观，双眼发病，儿童少年多发。严重程度和感染率与个人卫生习惯以及居住环境的卫生状况密切相关。苍蝇接触患者的眼、鼻腔分泌物，然后再接触正常人，是致病菌的传播途径，另外，接触患者的手或衣物也可传播，因此易出现群体发病。中华人民共和国成立前该病曾在我国广泛流行，是致盲的首要病因。随着生活水平提高、卫生常识普及和医疗条件改善，发病率和致盲率大大降低，但仍是常见的结膜病之一。

2. 临床表现

早期无自觉症状，或仅有轻微异物感，畏光、流泪、异物感，有较多黏液或脓性分泌物，可出现眼睑红肿，结膜充血明显，乳头增生，上下穹隆部结膜布满滤泡，可合并弥漫性角膜上皮炎及耳前淋巴结肿大。慢性期仅眼痒、异物感和烧灼感，结膜充血减轻，结膜肥厚伴乳头和滤泡增生，以上穹隆及睑板上缘结膜更为显著，并可出现垂幕状的角膜血管翳和睑结膜瘢痕，此为沙眼的特有体征。晚期可发生上睑下垂、倒睫、睑内翻、睑球黏连、角膜混浊、慢性泪囊炎、实质性结膜干燥症等并发症，严重时影响视力，甚至失明。

（二）包涵体性结膜炎

1. 病因

包涵体性结膜炎（inclusion conjunctivitis）是由沙眼衣原体抗原型 D～K 引起的一种通过性接触或产道传播的急性或亚急性滤泡性结膜炎。好发于性生活频繁的年轻人，多为双侧；游泳池可间接传播疾病；新生儿经产道分娩也可能感染。由于表现有所不同，临床上分为新生儿和成人包涵体性结膜炎。

2. 临床表现

（1）新生儿包涵体性结膜炎，感染多为双侧，畏光，眼睑轻度水肿，由水样或少许黏液样分泌物进展为大量脓性分泌物。睑结膜充血，浸润肥厚，乳头增生，严重时可有假膜形成、结膜瘢痕化。大多轻微自限，但也可能有角膜瘢痕和新生血管出现；还可引起新生儿衣原体性中耳炎、呼吸道感染、肺炎等威胁生命。

（2）成人包涵体性结膜炎，单眼或双眼发病，有大量脓性分泌物，眼睑肿胀，结膜充血显著，下睑结膜和穹隆部结膜滤泡形成。可有结膜瘢痕但无角膜瘢痕，可能同时存在咽部或生殖器的衣原体感染征象。

（三）性病淋巴肉芽肿性结膜炎

1. 病因

性病淋巴肉芽肿性结膜炎（vernereal lymphogranulomatous conjunctivitis）是由衣原体免疫型 L1、L2、L3 感染所致的结膜炎症。常由实验意外感染所致，亦见于淋巴结炎或生殖器急性感染期经手传播。

2. 临床表现

起病前常有局部淋巴结（颌下淋巴结及耳前淋巴结等）肿大和触痛，并伴有发热等全身症状。睑结膜充血水肿，有脓性分泌物，滤泡形成，伴有角膜上皮浅层炎症，初始侵犯角膜上 1/3，最后可累及全角膜，晚期形成角膜密集血管翳。重症者伴有巩膜炎、葡萄膜炎、视神经炎、眼睑象皮病。

（四）鹦鹉热性结膜炎

1. 病因

鹦鹉热性结膜炎（psittacosis conjunctivitis）是鹦鹉热衣原体经鸟类传播感染人类所致。最常见的感染人群是鸟类和家禽的密切接触者。

2. 临床表现

患者多伴有发热、头痛、胸痛及咳嗽等全身不适症状。眼部表现为眼睑红肿、疼痛和分泌物增多，伴有上睑结膜慢性乳头增生浸润及上皮角膜炎。常见并发症有视神经炎、脑膜炎和多器官衰竭。

## 二、标本采集和运送

（一）标本采集

1. 结膜囊分泌物的采集

患者注视上方，翻开下眼睑，暴露下方穹隆结膜及球结膜，用无菌 0.9%氯化钠溶液/大豆-酪蛋白肉汤（TSB）等湿润过的无菌拭子（在试管壁上尽量挤干）由内眦部开始，自内向外旋转轻拭结膜囊和睑结膜表面，避免接触睫毛和睑缘，采样时尽可能不用麻醉剂。采样后，立即直接用拭子在玻片上涂片，或以滚动方式涂布接种于普通巧克力琼脂平板/哥伦比亚血琼脂平板或厌氧血琼脂平板（必要时），或将标本放入无菌转运管中做好标记立即送检。特殊情况下，需将拭子接种于增菌培养基，报告时需注明。

2. 结膜/角膜刮片的采集

（1）结膜刮片采集：先滴麻醉滴眼液（尽可能使用无防腐剂的制剂），对结膜进行表面麻醉。用灭菌湿棉签去除过多分泌物，一手翻转并固定眼睑，暴露睑结膜，另一手持灭菌刀片，刮刀与组织表面垂直平行，在病变部位刮取标本，刮取后滴抗菌滴眼液。

（2）角膜刮片采集：先滴表面麻醉滴眼液，对角结膜进行表面麻醉。用手指或开睑验器撑开眼睑，用无菌湿棉签去除过多分泌物。引导患者固定于适当眼位，避免眼球转动，选角膜溃疡的进行缘或基底部刮取标本，刮取后滴抗菌滴眼液。

（3）采集尽可能多的标本后即时接种，或将刮取物置于转运试管（带转运拭子和运送培养基），并确保标本浸入液体转运介质中。置于转运介质中的标本经研磨或充分震荡后，再进行涂片或接种于普通巧克力琼脂平板/哥伦比亚血琼脂平板或厌氧血琼脂平板（必要时）。

（二）标本运送

已采集的样本或接种于各种平板的标本，室温下均应于l5min之内送检。专用拭子采集的标本应在室温下2h内送达，如不能及时送检，则应使用运送培养基室温保存标本，不可冷藏或冷冻，且不应超过24h。涂片须与培养标本一起运送，须注意符合生物安全要求。

## 三、检测方法

衣原体感染需经过一定的实验室检查才能诊断。常用的检查方法有：直接涂片镜检、细胞培养分离衣原体、抗原检测、抗体检测、核酸检测等。

（一）直接涂片镜检

细胞学检查可检出淋巴细胞、浆细胞和多形核白细胞，衣原体寄生在细胞内形成包涵体，通过姬姆萨染色或碘染色等可见胞浆内的包涵体，病毒分离可找到沙眼衣原体。急性期患者取结膜刮片，包涵体结膜炎及性病淋巴肉芽肿也可从病损局部取材直接涂片，染色镜检。

1. 吉姆萨染色

上皮细胞及细胞质内包涵体着色清晰，包涵体内初始为蓝色或蓝紫色斑，外有空泡环绕，靠近细胞质的周边，为RB型包涵体；随着RB包涵体分裂、增殖、增大，逐渐移近细胞核，呈帽状，在簇集的蓝色斑点中出现细小红染颗粒，为EB、RB混合型包涵体；包涵体继续增大成熟，充满大小一致的细砂样红色或紫红色颗粒，即为EB型包涵体。

2. 碘染色

沙眼衣原体EB能合成糖原，掺入包涵体的基质中，被碘液染成棕褐色。碘染色时，鹦鹉热衣原体的包涵体不着色。碘染色仅限于培养物的鉴定，一般不直接应用于临床标本的检测。

（二）细胞分离培养

衣原体是专性细胞内寄生，只能在组织中培养。可用鸡胚卵黄囊接种分离，分离阳性率为20%～30%，可用于初代培养，但费时较多，一般用以恢复衣原体毒力。常用培养方法是将含沙眼衣原体的标本接种于单层McCoy、Hela-229，HL、FL、Hep-2等传代细胞，需要进行放射性照射或细胞稳定剂（如放线菌酮）预处理，生长48～72h后染色单层细胞，显微镜下可见包涵体。细胞培养分离衣原体的特异性好，曾被誉为诊断衣原体感染的金标准。但因各个实验室技术水平不同而难以达到标准化，操作复杂，对实验设备及检测人员操作技术均具有较高的要求，且培养细胞的周期较长，敏感性受标本采集、运送、保存等的影响较大，成本较高，并不适合推广应用，因而不适于临床，多用于科研和疑难病例的最终鉴定。

（三）抗原检测

1. 直接荧光抗体染色测定（DFA）

用直接荧光抗体染色，荧光显微镜检查方法简便、快速、特异性高，且不要求必须存在有活力的衣原体，故对保存时间较长或质量欠佳的标本仍适用，适合高危人群的快速筛选。敏感性和特异性取决于单克隆抗体，阳性结果的判断带有主观性和经验性，且荧光易淬灭，故不适合于检测大量标本。DFA 诊断沙眼衣原体感染的特异性为 98%～99%，因此被用做确证实验，或"扩大金标准"的参考实验。

2. 酶免疫测定（EIA）

用酶标记的单克隆或多克隆抗体检测沙眼衣原体的脂多糖（LPS）或主要外膜蛋白（MOMP），在高危人群中敏感性更高，而在新近感染以及治疗监测中敏感性明显下降。该法操作简便，自动化程度高，适用于短时间内大批量标本的检测，避免了主观误差，因而被广泛使用于临床诊断。但抗衣原体 LPS 的抗体与其他常见微生物偶尔会产生交叉反应，可出现一些假阳性反应，如 A 群及 B 群链球菌、金黄色葡萄球菌、淋病奈瑟菌等，单克隆抗体试剂的特异性越高，交叉反应越低。

3. 胶体金免疫层析法（GICA）

将鼠抗衣原体 LPS 单克隆抗体和羊抗鼠 IgG 多克隆抗体以条状带固定于硝酸纤维素膜上，根据试纸条上检测线和质控线是否出现紫红色来进行结果判断。GICA 法快速、简单，且结果判断直观，无需特殊设备，因而广泛应用于眼科、妇产科，泌尿科和性病科等衣原体感染性疾病的快速检测。但该法敏感性和特异性差，不同厂家的试剂或同一种试剂的批间差异大，抗原抗体结合可能会直接显色，且无信号放大过程，因此对检测标本中的抗原含量要求较高，当抗原含量低于一定水平时，可能会造成漏检，因此在临床及科研上的应用价值较小。

（四）抗体检测

应用衣原体抗原检测待测者血清中有无抗体，既有种群抗体，也有型抗体，常用的方法有补体结合试验、微量荧光免疫法、酶免疫法等，是非培养法中应用较多的检测方法。由于衣原体感染数周后血清中才可检出 IgG 抗体，因此，IgG 检测阴性不能完全排除感染；部分患者感染衣原体以后，并不产生抗体或仅产生少量抗体，此时也可能显示阴性结果；而患者即便经过治疗病情好转以后，IgG 升高仍能持续较长时间，故阳性结果也不一定证明有感染存在，恢复期血清 IgG 抗体的滴度 4 倍以上升高才有诊断价值。该方法虽然操作简单方便，但重复性差，不能完全排除交叉反应，并且应用抗生素治疗可使抗体反应延迟或减弱，目前也没有统一的标准，因此，不建议单独用于衣原体的诊断。

（五）核酸检测

1. 聚合酶链反应（PCR）

通过扩增、电泳、染色后用紫外光检测有无目的基因，从而判断有无沙眼衣原体的感染。PCR 是分子生物学检查方法，将标本数目有限的目标 DNA 或 RNA 序列成百万倍地放大，大大提高了检测的敏感性。如用 16S rRNA 基因引物检测时，由于 16S rRNA 在衣原体被杀死后仍能存在，存在时间比 DNA 更长，故在观察治疗效果时更为适用。该法对实验室的要求较严格，若操作不规范，易出现假阳性，因此必须由有条件且获得国家有关部门认可资质的实验室才能进行该项检测。其敏感性和特异性均优于传统的细胞培养法，但易污染，产生假阳性且不能定量，故已逐渐被新技术所取代。

2. 实时荧光定量 PCR

实时荧光定量 PCR 技术是在 PCR 反应体系中加入荧光基团，利用荧光信号积累实时监测整个 PCR 进程，以参照物为标准，通过标准曲线对待测样本中靶基因的拷贝数进行定量分析，因此，可以定量检测沙眼衣原体。该方法简单、快速，敏感性和特异性均较高，采用全闭管 PCR 扩增系统，免除了电泳导致的交叉污染，通过参考样本制定标准曲线，能够更加准确、客观地判断结果，并及时发现因抑制物存在而造成的假阴性现象，或采用管家基因内参法对 PCR 结果进行校正。该技术较传统检测法通量高，适用于沙眼衣原体的大规模流行病学研究，但其检测成本相对较高，对于检测人员的操作水平和仪器设备具有较高的要求，同时易受到污染，无法对沙眼衣原体的生存及死亡情况进行判断。

3. PCR-限制性内切酶技术（RFLP）

以沙眼衣原体 MOMP 基因为引物，对 PCR 产物进行内切酶切，分析产物即 PCR-RFLP，可用于对沙眼衣原体进行分型检测，这对流行病学调查具有重要意义，但操作繁琐，短时间内不能检测大量样本，尤其不适合沙眼衣原体不同血清型混合感染的鉴定，因此其应用存在局限性。

4. PCR 产物直接测序

沙眼衣原体 MOMP 基因经 PCR 扩增后，再对 PCR 产物进行测序，多数可以准确地完成沙眼衣原体分型检测，此方法可作为单血清型沙眼衣原体感染分型检测的金标准，但测序法不适用于双重或多重感染，而沙眼衣原体双重或多重感染率可达 5%~15%。

5. PCR-杂交技术

根据沙眼衣原体 MOMP 基因设计特异性探针，PCR 扩增相应 DNA 片段后，其产物与膜上探针进行 DNA 杂交，再用同位素放射自显影、酶显色或化学发光等方法将结果放大并判断杂交信号，从而对沙眼衣原体进行分型检测。该方法敏感性好，特异性高，对于双重或多重感染，明显优于 RFLP 和直接测序。

6. 连接酶链反应（LCR）

LCR 是继 PCR 之后的新的基因扩增技术，其基本原理是利用 DNA 连接酶特异地将双链 DNA 片段进行连接，经过变性、退火、连接三个步骤反复循环，使靶基因序列获得大量扩增。LCR 技术需要 DNA 聚合酶、耐热 DNA 连接酶及两对寡核苷酸引物参与反应。同 PCR 相比，LCR 只扩增含所需寻找的精确序列的 DNA，没有 PCR 的非特异扩增，不与其他型的 EB 或 RB 起交叉反应，因而特异性比 PCR 更高，但敏感性不如 PCR。

7. 核酸序列依赖的扩增技术（NASBA）

NASBA 是一种专以 RNA 为模板的体外核酸扩增技术，其扩增过程需要由一对特异的引物介导，以及 T7 RNA 聚合酶、核糖核酸酶 H 和鸟类成髓细胞性白血病病毒反转录酶催化参与，通过反转录和转录促使靶序列进行自身复制。NASBA 具有操作简便、灵敏度高、不易被污染、不需特殊的仪器以及不需温度循环等特点；整个酶促反应过程循环次数少，特异性高，其扩增的效率仅轻微受初始 RNA 浓度的影响，扩增产物的积累量与时间呈指数相关，反应在

37℃孵育 1~2h 后，产物可扩增 $10^7$ 倍；比传统的 PCR 技术更为稳定、准确。

8. Qβ 复制酶试验

Qβ 复制酶亦称 RNA 合成酶，是依赖于 RNA 的聚合酶。Qβ 复制酶试验是利用 Qβ 复制酶催化，以 RNA 为模板合成 Qβ 噬菌体 RNA 基因组的特性，大量合成人们所需要的 RNA，是分子生物学重组 RNA 中的重要技术。由于该技术基于 RNA 的扩增，而微生物体内含有大量 RNA 拷贝，故敏感性较高，可用于检测衣原体活动性感染，且受标本中抑制物的影响比较小。

## 四、临床意义

（一）沙眼衣原体

1. 沙眼

由沙眼生物亚种 A、B、Ba 和 C 血清型引起，主要通过眼-眼或眼-手-眼途径直接或间接密切接触传播，引起结膜局部炎症，有滤泡增生。

2. 包涵体结膜炎

由沙眼生物亚种 D-K 等血清型引起，分为婴儿及成人两类，婴儿通过产道感染，引起泡涵体结膜炎和肺炎。

3. 性病淋巴肉芽肿

由沙眼衣原体生物亚种 L1、L2、L3 血清型引起，主要通过性接触传播，侵犯腹股沟淋巴结，引起化脓性腹股沟淋巴结炎和慢性淋巴肉芽肿。主要侵犯淋巴组织，女性以累及会阴、盆腔、肛门及直肠淋巴结多见，男性以累及腹股沟淋巴结多见，发生化脓性炎症和慢性肉芽肿，有些可形成瘘管。

4. 泌尿生殖道感染

主要由沙眼生物亚种 D-K 血清型引起，是经性接触传播引起的非淋菌性泌尿生殖道感染的主要病原体。是男性尿道炎最常见的病因之一，未经治疗者多数转为慢性，或合并附睾炎、前列腺炎等；女性可引起尿道炎、阴道炎、宫颈炎、盆腔炎等，可致不孕不育。常与淋病奈球菌混合感染，淋病奈球菌可激活和促进衣原体的繁殖。

（二）鹦鹉热衣原体

由感染的鸟类禽类等的粪便污染环境，以气溶胶形式传染给人类，使人类发生上呼吸道感染、肺炎和毒血症。典型临床表现为非典型性肺炎，也可引起心内膜炎。

### 五、检测进展：方法和指标

衣原体的传统检测方法有直接涂片镜检、细胞培养分离衣原体、抗原检测、抗体检测等，最新进展有实时荧光定量 PCR、PCR-RFLP、PCR 产物直接测序等核酸检测方法。

现代衣原体的检测是以培养方法+两个原理不相关的非培养方法作为金标准，如培养阳性，则无需使用非培养方法；如培养阴性，则使用两个非培养方法，只有在后二者同为阳性时才能判断为阳性，否则判断为阴性。

当传统方法不适用时，可根据衣原体的 16S rRNA 基因设计属特异性引物，建立 PCR 或巢式 PCR（nPCR）技术，特异性和灵敏度高，进行快速诊断；也可根据衣原体的 MOMP 基因、属特异性 LPS 表位基因或其他决定种特异性抗原的基因片段制备探针，与待检样本 DNA 进行斑点杂交或 Southern 印迹杂交试验。

实验室应结合实际情况（实验条件及检测目的）对检测方案进行合理选择，可选择单一或联合检测方法，以促进疾病诊断准确性的提升。

## 第二节　寄生虫感染

人体寄生虫分为原虫、蠕虫和节肢动物三大类，可寄生于全身大部分组织器官，包括眼部组织。资料表明，能引起眼病的寄生虫有二十余种，可寄生在眼球、眼眶软组织及睫毛根部等部位，可严重破坏眼部组织，损害视器功能，轻者视力减退，重者失明。近年来，随着获得性免疫缺陷综合征（AIDS）患者的增多和角膜接触镜佩戴者人数的增加，眼部寄生虫感染也越发普遍。

### 一、原虫引起的眼部疾病

原虫是低等的单细胞真核动物，体积微小，种类繁多，致病性原虫是感染眼部，特别是角结膜的重要病原体。引起眼部感染的原虫主要有棘阿米巴、弓形虫、利士曼原虫及微孢子虫。

（一）棘阿米巴角膜炎

1. 病因

棘阿米巴角膜炎是由棘阿米巴感染引起的眼部疾病。棘阿米巴原虫在自然界中大量存在，而且是人体的常驻微生物，可寄生于人体鼻腔、咽喉、肠道、肺脏和角膜中，为机会致病性寄生虫，仅在一些特殊情况下（角膜外伤、接触污水或佩戴不洁的隐形眼镜等）才能感染角膜。包括活动的滋养体和休眠的包囊两种生存形式。滋养体是其感染形式，包囊比滋养体略小，双层囊壁，滋养体包囊形成是棘阿米巴严重感染的标志。包囊对极端温度、湿度、pH 值以及抗菌和消毒药物的抵抗力更强。

2. 流行病学

棘阿米巴主要感染眼角膜，近年来发病率在英国、印度、新西兰等发达国呈上升趋势，多发现于角膜接触镜（隐形眼镜）佩戴者；我国及其他发展中国家也存在大量病患，多因外伤、角膜移植或接触污染的水源等引起。

3. 临床表现

多为单眼发病，主要症状为剧烈疼痛和视物模糊，伴随异物感、畏光和流泪，组织损伤和剧烈疼痛的程度常不相称。典型表现为中央或近中央角膜环形基质浸润以及放射状角膜神经炎。可出现角膜后沉着物增多，部分患者可有前房积脓，并合并其他微生物感染。另可有上睑下垂，结膜充血等临床症状，可能进展为巩膜炎。反复发作可致角膜溃疡，甚至可出现角膜穿孔等。

4. 检测方法

（1）病原学鉴定：全面检查一切可疑病变部位，如留取结膜囊分泌物、角膜刮取物等，若有角膜接触镜佩戴史，还需检查角膜接触镜保养液，进行直接镜检；亦可将以上标本接种到琼脂培养基中进行培养，注意无菌操作并尽快送检。也可利用化学荧光染料（如 calcofluor white）或免疫荧光染色用荧光显微镜观察。

（2）聚合酶链式反应（PCR）：敏感性高，与限制性内切酶法联合使用，还可进行虫种、株分型。

（3）激光共聚焦显微镜：直接对棘阿米巴的滋养体及包囊的结构进行观察，能有效鉴别其他角膜炎，减少误诊与漏诊，提高敏感性及特异性。

（二）弓形虫眼病

1. 病因

弓形虫眼病是由刚地弓形虫感染引起的人畜共患病。弓形虫是一种机会致病性胞内寄生虫，终宿主为猫科动物，人类、哺乳动物、鸟类、爬行动物及鱼类都能成为其中间宿主。弓形虫感染分为先天性和后天性，由于孕妇弓形虫筛查的普及，先天感染率已逐渐下降，但因家养猫科宠物的增多，使得后天感染率有所提高。新生儿发生为先天性感染所致，胚胎前期感染弓形虫可引起眼部发育异常、全身各器官的损害等严重后果，甚至畸形、死胎或流产。后天为机会感染，多侵犯儿童，带虫生活，隐形致病。成人发生为获得性感染或先天性隐形感染在免疫力降低时被激活。

2. 流行病学

世界人口约 30% 被感染，且不同地区的发病率差别很大，在我国弓形虫的血清阳性率虽为 7.9%，但实际发病率很低，是因为弓形虫为机会致病原虫，仅在免疫力低下的人群中才引起严重病损。

3. 临床表现

弓形虫眼病主要特征是视网膜脉络膜炎，成人表现为视力障碍；婴幼儿可见手抓眼症，对外界事物反应迟钝，也有出现斜视、虹膜睫状体炎、葡萄膜炎等，常为双侧性病变。常伴有房水与玻璃体的炎症反应，当免疫力低下时，弓形虫急性增殖扩散，引起全身反应或多器官病损，甚至死亡。

4. 检测方法

可在患者组织或体液中直接检测到寄生虫，但难度很大；在血清、房水中检测到抗弓形虫的抗体，IgM 和/或 IgA 滴度或升高的 IgG 滴度表明近期感染，血清免疫学检查阴性可排除眼弓形虫病的诊断；还可联合使用 PCR、GWC、免疫印迹等检测手段，以提高灵敏度。

（三）利士曼原虫眼病

1. 病因

利士曼原虫是一种专性细胞内寄生的鞭毛虫，通过白蛉叮咬传播，分为无鞭毛体和前鞭毛体两种形态，分别寄生于人或其他哺乳动物及白蛉体内。最常见的为内脏利士曼原虫感染，称为黑热病。眼部利士曼原虫感染较罕见，主要为眼睑处的皮肤感染。

2. 流行病学

利士曼原虫在全球范围内有约 1200 万感染者，每年有近 200 万新发病例，约近 4 亿人面临感染风险，被纳入 WHO 重点防治的寄生虫病之一。

3. 临床表现

眼睑皮肤感染后，表现为局部的肉芽肿和结节，可能出现上睑下垂、眼睑闭合不全或睑结膜炎，进一步向深部发展，可感染角膜或巩膜，并可能伴有全身其他部位利士曼原虫感染症状。

4. 检测方法

病变部位活检查出利士曼原虫无鞭毛体即可确诊；也可将标本接种于诺-尼-麦三氏培养基或 Schneider 培养基进行培养，培养出前鞭毛体亦可确诊；采用 ELISA 法等免疫学方法检测血清抗体或循环抗原，也可用于诊断和筛查。

（四）微孢子虫眼病

1. 病因

微孢子虫是一种能形成孢子的专性细胞内寄生的单细胞真核生物，普遍存在于许多野生及家养动物和昆虫宿主体内，主要通过接触传播。人类感染微孢子虫主要位于消化、呼吸及神经系统。微孢子虫可通过直接接种或间接转移感染角膜，随着艾滋病及角膜接触镜佩戴人数的上升，角膜感染率也呈逐年上升趋势。

2. 临床表现

主要表现为眼红、眼痒、异物感、角膜水肿、溃疡等角结膜炎症状。

3. 检测方法

对病变部位的标本进行病原学鉴定能确诊此病，如病原分离、角膜刮片镜检或电子显微镜检查等。透射电镜法可观察微孢子虫的不同发育时期及超微结构特征，是微孢子虫鉴定和分类的重要依据，因此是微孢子虫检测的金标准。临床检测中，多采用染色法（主要是 HE 染色、革兰氏染色、吉姆萨染色和改良三色染色法）和 PCR 法结合的方法来检测微孢子虫的存在。常用荧光增白剂对培养纯化的微孢子虫进行染色分辨。如需对微孢子虫的种类进行检测，则应使用透射电镜观察，对其基因组进行测序，并结合染色观察和间接免疫荧光抗体（IFA）、蛋白质免疫印迹（Western blots）等免疫学方法，以得到准确结果。

## 二、蠕虫引起的眼部疾病

蠕虫是指借助肌肉收缩做蠕形运动的身体细长柔软的一类多细胞无脊椎动物。引起眼部感染的蠕虫主要有猪囊尾蚴、曼氏裂头蚴、弓首蛔虫、恶丝虫、结膜吸吮线虫、旋盘尾丝虫、旋毛虫和曼氏血吸虫。

（一）猪囊尾蚴眼病

1. 病因

因吞食了猪带绦虫的虫卵后，链状带绦虫成虫寄生在人的小肠，引起链状带绦虫病；幼虫侵入人眼、皮下、肌肉或其他组织器官中寄生，引起猪囊尾蚴病。临床上分为皮肌型囊尾蚴病、眼囊尾蚴病和脑囊尾蚴病三种类型。猪囊尾蚴通常累及单眼，首先停留在脉络膜，然后进入视网膜下腔，再穿透视网膜进入玻璃体，可寄生在眼的任何部位，主要在眼球深部，多见于玻璃体及视网膜下。此外，还可寄生于眼睑、眼肌、眼眶内、结膜下、眼前房等处。

2. 流行病学

囊虫病呈全球性分布，主要流行于拉丁美洲、非洲和东南亚，印度罕见几例眼部感染病例报道，我国囊尾蚴眼病的发病率占囊尾蚴病病例总数的 2% 以下。

3. 临床表现

常为单眼发病，早期玻璃体混浊仅呈尘埃状，患者可感到有圆形、椭圆形或伸缩变形的虫体及蠕动的阴影在眼前晃动等视力障碍。随着虫体逐渐长大，可出现复视，眼球突出、球后胀痛、眼睑红肿球结膜充血、水肿等临床表现。晚期囊尾蚴死亡，虫体分解物可导致巩膜、虹膜、睫状体、脉络膜、视网膜的炎症，严重时引起玻璃体混浊、化脓性全眼球炎、视网膜剥离等，或并发白内障、青光眼、眼球萎缩而失明；少数患者就诊前有癫痫发作史。

4. 检测方法

用眼底镜检查在玻璃体内或附着在视网膜上可见囊尾蚴，呈黄白色半透明圆形，大小为 1.5~6PD，有时可见头部吸盘。B 超检测也是一种有效的辅助检查手段。实验室检查可用间接血凝试验（IHA）、酶联免疫吸附试验（ELISA）或斑点酶联免疫吸附试验（Dot-ELISA）等免疫学检测方法检测抗囊尾蚴抗体；也可用单克隆抗体检测囊尾蚴循环抗原；如大便内查出虫卵或体节者更可确诊；前房穿刺可显示大量嗜酸性粒细胞；外周嗜酸性粒细胞增多。

（二）曼氏裂头蚴眼病

1. 病因

曼氏裂头蚴即曼氏迭宫绦虫的幼虫，成虫主要寄生在猫科动物，较少寄生于人体；但裂头蚴可在人体寄生，导致曼氏裂头蚴病。裂头蚴感染人体后，主要寄生于眼部、口腔颌面部、皮下组织、脑脊髓和内脏，其中眼裂头蚴病较常见，占 30% 以上。

2. 流行病学

该病广泛流行于中国、日本、韩国等东南亚国家，我国多地均有病例报道。

3. 临床表现

该病多累及单侧眼睑，亦可累及眼眶、球结膜、眼内眦及眼球，表现为眼睑红肿下垂、结膜充血、畏光、流泪、奇痒、微痛或有虫爬感等；有时患者伴有发热、恶心、呕吐等症状。在红肿的眼睑和结膜下，可有硬度不等、移动性的肿块或条索状物，直径为 1cm 左右。若裂头蚴侵入眼球内，可发生眼球凸出、眼球运动障碍；严重者出现角膜溃疡、虹膜睫状体炎、葡萄膜炎、玻璃体混浊，甚至并发白内障和青光眼而导致失明。

4. 检测方法

局部活检或手术中发现裂头蚴即可确诊。可见外周血嗜酸性粒细胞增多，采用 ELISA、斑点免疫金渗滤法（DIGFA）和 Western blot 等显示抗裂头蚴抗体阳性，具有较大辅助诊断价值；此外，新一代测序技术等方法亦能较为准确地诊断。

（三）眼弓首蛔虫病

1. 病因

眼弓首蛔虫病是一种由犬弓首蛔虫感染导致的人兽共患寄生虫病。成虫寄生于犬、猫等最终宿主的消化道内，并将虫卵随粪便排出外界被人误食，在肠道内孵化成幼虫，侵入肠壁血管，由于人类不是其最终宿主，故在人体内无法发育成成虫，随血流到达肝脏或肺脏后进一步播散至全身各组织器官，造成内脏幼虫移行症；移行至眼部造成眼睛幼虫移行症，诱导局部免疫反应导致眼弓首线虫病。

2. 流行病学

发达国家以成人患病为主，而发展中国家不仅发病率远高于发达国家，且明显呈低龄化。中国虽然较少，但儿童感染率较高，尤以农村为甚，这与儿童不卫生的生活习惯有关，且患者多有犬、猫等宠物饲养史。

3. 临床表现

幼虫移行至眼部后，通过眼部血管入侵眼内，形成典型单眼后极或周边部肉芽肿伴玻璃体牵引条索，或中、重度玻璃体炎伴视网膜炎；根据眼底表现，可分为慢性眼内炎、后极部肉芽肿性炎症、周边眼底渗出性肉芽肿、非典型四种类型。眼弓首蛔虫病通常无全身症状，多表现为单侧视力受损，可能伴随着疼痛，畏光，漂浮物，同时虫体可引起眼部炎症、弱视、白内障等并发症，部分患者可出现异嗜症，儿童还可引起斜视。

4. 检测方法

血液检查可发现嗜酸性粒细胞升高。具体的确诊可通过对血液或房水行酶联免疫吸附试验（ELISA）或 PCR 检查。幼虫孔穴沉淀试验具有高度特异性及敏感性，也可以用于弓蛔虫感染的诊断。

（四）恶丝虫眼病

1. 病因

恶丝虫以蚊虫为传播途径，犬为主要宿主，是一种常见的人畜共患寄生虫，多侵犯皮下、心血管、肺脏、睾丸及眼部。

2. 临床表现

眼睑皮肤、结膜下出现结节，随着时间不断增大，甚至移动，可出现上睑下垂、眼球突出、复视等症状。

3. 检测方法

影像学检查，如超声、CT、MRI 等均有利于疾病的诊断。

（五）结膜吸吮线虫眼病

1. 病因

结膜吸吮线虫眼病是由结膜吸吮线虫感染人眼所致的人畜共患寄生虫病。结膜吸吮线虫以犬、猫、人、兔等哺乳动物为最终宿主，成虫主要寄生于眼结膜囊中，果蝇为中间宿主。当果蝇舔舐患者眼部分泌物时，幼虫随之传播至果蝇，于果蝇体内继续发育，并随果蝇的再次舔舐眼部而感染。

2. 流行病学

结膜吸吮线虫眼病的病例主要分布于亚洲，因此又称东方眼虫病。以中国报告的病例数最多，印度、尼泊尔等国家近几年也频繁有病例报道。

3. 临床表现

单眼或双眼均可感染，但以单眼患病更为多见；结膜吸吮线虫侵入人体后，多寄生在结膜囊内，主要在上下睑穹隆内，也见于前房角、泪小管、泪腺、结膜下及皮脂腺管内。感染早期症状体征较轻微，表现为眼内异物感、畏光、发痒、疼痛、流泪等非特异性症状，并可继发其他微生物感染；体征主要有分泌物增多、眼睑浮肿、结膜轻度充血、眼压增高、视力下降、黄斑处白色液体渗出、视网膜血管少许渗漏、急性视神经视网膜炎等,重度患者可出现结膜充血、肉芽肿、溃疡、角膜混浊、眼睑外翻等,可造成眼功能失代偿,继发青光眼或引起大泡性角膜病变,甚至失明。

4. 检测方法

肉眼或裂隙灯下仔细检查,从眼结膜囊内取出虫体并行寄生虫镜检鉴定即可确诊。另外,对该线虫的基因序列特征及相关蛋白进行分析,可为临床诊断和治疗提供方向。

(六)盘尾丝虫眼病

1. 病因

盘尾丝虫眼病是由旋盘尾丝虫寄生在人体皮肤内所致,并可造成严重的眼部损害甚至失明,又称河盲症或瞎眼丝虫病。本虫的中间宿主为蚋,雌蚋吸食人血时,微丝蚴即随组织进入蚋的支囊,发育为感染期幼虫并移至蚋的下唇,当蚋再叮咬人时,幼虫自蚋下唇逸出,并进入人体皮肤而感染。成虫雌雄成对寄生于人体皮下组织的纤维结节内,寿命可长达15年,可产微丝蚴9~10年,每条雌虫一生约可产微丝蚴数百万条。微丝蚴主要出现在成虫结节附近的结缔组织和皮肤的淋巴管内,亦可在眼部组织或尿液内发现,无明显周期性。微丝蚴从皮肤经结膜进入角膜,或经血流、眼睫状体血管和神经的鞘进入眼后部。活微丝蚴不诱发炎症反应,但死亡后引起炎症,损伤角膜,亦可侵犯虹膜、视网膜及视神经,影响视力,甚至失明。

2. 流行病学

该病广泛流行于非洲、拉丁美洲和西亚(南、北也门)。流行区居民在河边被蚋叮咬而感染,在流行区可造成5%~20%的成人失明,而在发达国家罕见。中国在非洲工作过的人员亦有感染该病的报道。

3. 临床表现

典型特征是无痛性肿大且坚实的淋巴结内含有大量微丝蚴。最严重的病损是眼部损害,但发展较慢,大多数患者的年龄超过40岁。早期为点状角膜炎,此后逐渐呈绒毛状混浊,甚至极度浸润,最终形成角膜翳。前房微丝蚴死亡后引起慢性虹膜炎,最初瞳孔下方纹理消失,此后虹膜萎缩,常发生虹膜晶体黏连,瞳孔变形及反应迟钝,被一块白色膜状物阻挡视线而导致失明。微丝蚴偶能穿入晶体引起白内障,还可累及视神经及视网膜,引起视神经萎缩和慢性脉络膜视网膜炎，出现视野狭窄和黄斑水肿，甚至失明。

4. 检测方法

该病的诊断依据是从淋巴结、皮肤、眼部、尿液和痰液等查见微丝蚴或成虫，亦可用免疫学方法，DNA探针技术和PCR技术等分子生物学方法进行辅助诊断。

（七）旋毛虫眼病

1. 病因

旋毛虫眼病是由旋毛虫寄生于人体所致的人畜共患病。因生食或半生食含有旋毛虫幼虫包囊的动物肉类而感染，雌虫产幼虫于黏膜内或直接产入淋巴管，幼虫移行至身体各部，主要是肌肉，常见于眼、颈、咽、喉、舌和膈，形成囊包，并可生存多年，最终钙化。

2. 流行病学

旋毛虫病常呈爆发流行，患者多有生食猪肉史，广泛分布于世界各地，欧美发病率较高。我国在云南、河南、西藏、广东、广西、湖北、黑龙江、吉林、辽宁等各地均有发生或流行。

3. 临床表现

急性期有发热、眼睑浮肿、恶心、呕吐、腹泻、肌肉剧烈疼痛，以及乏力等症状。幼虫侵入眼部时，出现眼球活动时疼痛、斜视和复视，少数患者可出现眼眶蜂窝组织炎、眼球突出、视网膜静脉曲张、视网膜出血和视力模糊。

4. 检测方法

（1）血象及生化检查：白细胞总数升高，血中嗜酸粒细胞明显增高，血清中肌组织特异酶（肌酸磷酸激酶、乳酸脱氢酶等）活性明显增高。

（2）病原学检查：在发病10天后摘取患者米粒大小的疼痛肌肉（腓肠肌、肱二头肌或三角肌），压片镜检查包囊或活动的幼虫，是简便、检虫率高且最准确的方法，亦可用蛋白酶消化法提高检出率。患者的血液、脑脊液经离心亦可查到幼虫。

（3）免疫学检查：急性期采用酶联免疫吸附实验（ELISA）或间接免疫荧光抗体试验（IFA）等方法，用已知抗原检测患者血清中的特异性抗体，是较为敏感、特异、实用的方法。但单凭该检查结果，无法区分现症或既往感染。采用单抗与多抗双抗体夹心ELISA法检测病人血清循环抗原，可用于确定体内有否活虫寄生，并进行疗效评估。

（八）曼氏血吸虫眼病

1. 病因

该病是由曼氏血吸虫引起的血吸虫病。虫卵在黏膜下层产出后 6 天左右毛蚴成熟，通过细胞介导的免疫反应形成虫卵肉芽肿，重者形成嗜酸性脓肿。病理变化取决于组织中虫卵数和虫卵周围炎症反应的程度与范围。主要累及消化系统及门静脉；脑型血吸虫病少见；但脊髓病变较日本血吸虫病多见，出现横截性脊髓炎；侵犯眼部时引起血吸虫眼病。

2. 流行病学

该病广泛流行于亚洲（阿拉伯半岛）、非洲（尼罗河三角洲）、南美洲（巴西、加勒比海、圭亚那、多米尼加等）等地。患者以农民和儿童居多，流行区居民因反复感染而获得部分免疫力，非流行区居民初次感染者可引起急性血吸虫病。

3. 临床表现

尾蚴皮炎少见。在流行区以轻症和无症状者占多数。患者全身症状有畏寒、发热、咳嗽，腹痛、腹泻，肝、脾肿大，血尿及尿痛。眼部受累时可有角膜葡萄膜炎，出现血管改变，如视网膜出血、絮状斑、硬性渗出物、视盘萎缩和脉络膜炎等。

4. 检测方法

从粪便或直肠黏膜活检找到虫卵，粪便孵化检出毛蚴即可确诊。此外，环卵沉淀试验（COPT）以及 ELISA 法检测血中抗体具有较好的灵敏度与特异性，PCR 技术亦可作为辅助手段。

### 三、节肢动物引起的眼部疾病

节肢动物属于无脊椎动物，数量庞大，医学节肢动物多寄生于人体皮肤表面或浅表部位，但也能侵入体内，造成深层损伤。引起眼部感染的节肢动物主要有阴虱、蝇蛆和蠕形螨。

（一）阴虱眼病

1. 病因

阴虱属虱目，是一种常见的嗜血型体表寄生虫，为多种疾病的传播媒介。感染人眼部的主要是阴虱，寄生于睫毛和眉毛。主要通过性接触传播，父母与婴幼儿之间的密切接触也可感染。成虫带有强壮爪子，并具有巨大跨度的后肢及扁平的身体，使之抓牢相邻毛发，并紧紧贴附于皮肤表面，利用其刺吸式口器刺破皮肤表面，持续吸血。

2. 流行病学

该病在经济欠发达及卫生条件较差的地区尤为常见。

3. 临床表现

该病临床上常表现为局部眼睑瘙痒，若伴有全身其他部位感染，则表现为其他相应部位的症状，可因继发感染而出现眼睑炎、滤泡性结膜炎和眼睑结膜炎及耳前淋巴结炎等。

4. 检测方法

该病的诊断较为简单，一旦发现虫卵或成虫，即可确诊。裂隙灯检查可见虫卵附着于睫毛根部，呈椭圆形，半透明状，注意与脂溢性眼睑炎的结痂相鉴别。成虫也寄居在睫毛根部，但因为隐藏较深且颜色透明而难以发现。

（二）蝇蛆眼病

1. 病因

蝇的幼虫直接感染人体组织或器官而引起的疾病，称为蝇蛆病。蝇蛆眼病是由雌虫飞撞入眼，直接将虫卵产于眼结膜囊或者结膜接触被虫卵污染的物品而引起的感染，造成机械损伤及代谢产物局部刺激，继而引起各种继发病变。蝇蛆很少感染健康人，外伤、褥疮、HIV、肿瘤、器官移植及应用免疫抑制剂等均会增加蝇蛆的寄生和感染机会。

2. 流行病学

该病主要分布在中东地区及地中海国家，且多发于蝇活动、繁殖活跃的夏秋季节，卫生条件较差或热带等蝇类大量滋生地区发病率相对较高。

3. 临床表现

患者在察觉蝇飞撞入眼后，常有眼睑紧闭、异物感、流泪、奇痒或剧烈疼痛，数小时后出现球结膜充血、眼睑肿胀，可有结膜炎、蜂窝织炎、泪囊炎等不同表现。同时也极易合并细菌、真菌等各种其他感染。后期还可能发生扩散，影响全身其他部位。

4. 检测方法

对损伤部位，于裂隙灯下可见结膜囊内有数条小白色虫蛆蠕动，或是组织活检发现深层虫体，均可确诊。

（三）蠕形螨眼病

1. 病因

蠕形螨可寄生在人和多种哺乳动物的毛囊、皮脂腺、腔道或者内脏等部位，正常寄生于人眼的有毛囊蠕形螨和皮脂蠕形螨两种，机会致病感染后引起蠕形螨眼病。

2. 临床表现

发病缓慢，多为双眼感染，表现为异物感、灼烧感、痒、睫毛反复脱落、倒睫、视力模糊、反复发作性霰粒肿等，可伴有红斑痤疮及酒糟鼻；严重时可合并前后睑缘炎、睑板腺功能障碍及角膜炎等。

3. 检测方法

确诊应在裂隙灯下取睫毛样品（每个眼睑上随机取不相邻4根），置于光学显微镜下观察并进行蠕形螨计数。活体激光共聚焦显微镜检查可对角结膜组织及睫毛毛囊进行实时、无创的观察，并进行虫体计数，该法逐渐成为眼部蠕形螨感染新型可靠的诊断手段。

# 第五章 眼部肿瘤的实验诊断及临床转化

## 第一节 概 述

眼部肿瘤包括眼睑、结膜、眼球各层组织（角膜、巩膜、葡萄膜和视网膜）及眼附件（泪器、眼眶和眶周结构）的肿瘤。无论良性或恶性肿瘤，均可损害眼部组织及其功能，如果是恶性肿瘤，如结膜鳞癌、恶性黑色素瘤、眼睑基底细胞癌、鳞状细胞癌、睑板腺癌等，可损害眼球及视功能，并可向眶周、颅内扩散或全身转移；全身某些部位组织器官的恶性肿瘤也可转移至眼部，首诊在眼内或眼眶被发现。如果是良性肿瘤，但若是通过视神经孔或眶上裂向颅内扩展生长，甚至威胁患者生命，造成严重后果。

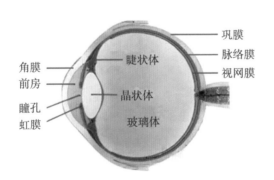

图 5.1 眼球基本组织结构

一般来说，眼部肿瘤尤其是眼睑、结膜、角膜及眼内肿物位于体表，常影响视力，易被患者和家属发现，眼眶肿瘤常引起视功能变化，眼突和眼球位置异常，常促使患者到专科就诊。眼部肿瘤的发病情况具有年龄分布特点，儿童多发生视网膜母细胞瘤、横纹肌肉瘤、毛细血管瘤、神经母细胞瘤、肾胚肿瘤等；成人多发生眼眶海绵状血管瘤、泪腺混合瘤、炎性假瘤及脉络膜黑瘤等。眼眶肿瘤和眼眶病也有双侧性与单侧性之分，例如眼眶淋巴瘤、炎性假瘤、绿色瘤以及甲状腺相关眼病等常在双侧眼眶发生。眼眶病除眼眶肿瘤外，尚有炎症性、血管性、先天性、外伤性疾病和眶周病及全身病所致疾病，临床表现有相似之处，也可因病变发展而损害眼球、视功能及容貌。此外，眼肿瘤的发生也有种族和地区的差别，例如葡萄膜恶性黑色素瘤多发生于白种人，而鼻咽癌眼转移癌多发生在我国两广等南方地区或从上述地区移居省外或国外者。

伴随科学技术的飞速发展及临床经验的不断积累，眼部肿瘤和眼眶病的治疗已取得了长足进步，许多眼部肿瘤在治疗前（包括手术前）已达到初步定位及定性诊断，并能对后期疗效做出预估。

正确的诊断源自对各种眼部肿瘤及眼眶病的病史、症状、体征的深入细致的理解及掌握，也来自各种辅助检查，尤其是影像学检查和实验室检查的正确选择及临床应用，以及对各种辅助检查结果的正确分析及评估。对于眼部肿瘤，可选择穿吸或穿切活检，或做部分性切除或完全切除性活检，做细胞学、电镜或免疫组织化学检查，有助于进一步明确诊断，必要时可进行分子诊断。

## 一、眼肿瘤的病因学

肿瘤是由遗传损伤的单个前体细胞克隆扩张所引起的异常组织肿块。致癌因素可分为化学因素、紫外线、微生物和饮食因素等。

（一）肿瘤易感性

视网膜母细胞瘤是常染色体显性遗传的典型实例，着色性干皮病则是常染色体隐性遗传的实例。医源性癌：免疫抑制的患者患淋巴瘤和其他恶性肿瘤的风险增加。化学疗法：接受过化疗的患者估计有 5%～10% 可患第二种原发恶性肿瘤。放射疗法：随访原子弹和核电站事件的幸存者显示，其白血病和乳腺癌、结肠癌、甲状腺癌和肺癌等实体肿瘤的发病率明显升高。

（二）肿瘤的免疫学

1. 固有和特异免疫应答

固有免疫应答是一种最基本、最直接的对抗病原微生物、组织损伤或异常细胞所引起的免疫反应。一旦遇到"侵袭"，中性粒细胞及巨噬细胞便会被激活，继而阻止该免疫应答。如果这种应答不充分，抗原递呈细胞将会携带微生

物或异常细胞到局部淋巴结组织，发生特异性免疫应答。机体中有不同类型的
T 淋巴细胞，如具有杀伤功能的 T 细胞（细胞毒性 T 细胞，CTL），引起局部炎
症反应的 T 细胞（迟发型超敏反应性 T 细胞）及具有抑制其他 T 细胞作用的
调节性 T 细胞等。

2. 免疫逃逸

眼内存在的免疫应答其功效是有限的。

（1）一些肿瘤不具有可由 MHC 分子呈递的正常细胞不具有的蛋白肽，因
此对免疫系统来说，它们是正常的；而另一些肿瘤则已失去一个或多个 MHC
分子，大多数不表达激活原始 T 细胞成熟所需的共刺激蛋白。

（2）肿瘤细胞通常产生免疫抑制分子，如 TGF-β、IL-10 或 PD-L 1，可以
直接抑制免疫应答，或者可以招募能自身分泌免疫抑制细胞因子的调节性 T
细胞。

（3）肿瘤诱导产生豁免区域。瘤细胞可以分泌多种分子，如胶原蛋白，
在肿瘤周围形成物理屏障，阻止淋巴细胞、APC 抗原呈递细胞进入肿瘤区。
动物实验表明，接种到皮肤的肿瘤细胞可以被排斥，但在眼周免疫偏离的环境
中生长良好。

（三）肿瘤遗传学

肿瘤细胞的基本特征是比正常生理情况下增殖能力更强，细胞寿命延长。
此能力是通过基因突变和逐渐形成的基因改变引起的细胞效应、翻译及对组织
特定自身稳定信号应答的改变而获取的。这些基因通常涉及癌基因和抑癌基
因，分别由这些基因的致癌突变导致的功能增加和丧失导致。正常细胞通过有
效的促有丝分裂信号在一定限度内增值。肿瘤细胞一般通过生长因子受体的突
变打破该限制，转变为非丝裂原依赖的无限增殖，其中一些生长因子受体就是
最初鉴定的癌基因。基因功能获得性突变在基因蛋白编码区，同样，生长信号
转导通路也可由下游受体的突变而阻断。肿瘤细胞通过不同的策略主要通过破
坏 RB-P53 网络结构来克服这些肿瘤抑制基因的作用机制。

（四）肿瘤的血管发生学

血管发生抑制因素及机械性因素都可以诱导促血管生成因子、细胞因子的
释放。血小板凝血酶敏感蛋白是第一个自然存在的抑制剂。

1. 血管内皮细胞生长因子

血管内皮生长因子（VEGF）发现于 1989 年，由于其具有增加血管渗透

性的作用，被命名为血管渗透性因子（VPF）。VEGF 促进内皮细胞的迁移和新生血管及淋巴管的生长。VEGF 所诱发的脉管系统包括原始的血管丛，其脆性高、易出血。在体内，VEGF 生理性表达于愈合的伤口、骨骼的生长和女性的生殖器官。VEGF 在早产儿视网膜病变（ROP）、老年性黄斑变性中的脉络膜新生血管和虹膜新生血管中发挥了重要的作用。缺氧引起两种缺氧诱导因子的产生（HIF-1 和 HIF-2），从而引起 VEGF 及 60 多种其他基因的表达。然而，在正常含氧量情况下很少发生，因为 HIF 会快速降解。如果 VON VHL 蛋白缺失、突变或失去功能，HIF 就不会正常失活，含氧量正常的组织的表现如同缺氧状态。

2. VEGF 受体

VEGF 的功能由细胞表面不同的受体调控，它们属于酪氨酸激酶跨膜受体家族。

3. VEGF 抑制剂

包括直接和间接途径抑制 VEGF。临床使用的因子包括 bevacizumab、pegabtanib、ranibizumab、sugen（semaxanib SU5416）、herceptin 和白介素-2α。抗血管生成治疗可从不同水平干扰血管生成因子：①义寡核苷酸转染血管生成因子的 mRNA，通过核糖体在蛋白质翻译水平抑制其生成和诱导其降解；②小分子、寡核苷酸；③循环中扩散性血管生成因子的抗体，与小分子寡核苷酸相结合，可使这些因子在到达血管内皮之前失活；④这些抗体复合物可以和细胞表面或细胞膜上的受体相结合，从而阻止血管生成因子对细胞的刺激；⑤直接的抑制物可与细胞表面结合或进入细胞，直接对靶细胞发挥抑制作用。

## 二、眼部肿瘤的临床表现及特征

### （一）眼内肿瘤分布特点

眼内肿瘤（包括眼球前、后段肿瘤）以视网膜和葡萄膜肿瘤最为常见，巩膜及视神经肿瘤较少见。无论良性或恶性肿瘤，均常常首先损害视功能，若位于眼球后极，则视力障碍较早发生；若位于周边部，肿瘤较大则导致占位性改变，引起黄斑水肿时才会引起患者的注意，若未做全面检查，可能误诊为中心性浆液性视网膜病变。

眼内肿瘤常累及视网膜、葡萄膜、玻璃体、晶状体及视神经，可继发青光眼，临床表现为患测眼红肿伴头痛。若为恶性肿瘤，不仅破坏眼球，而且向眼

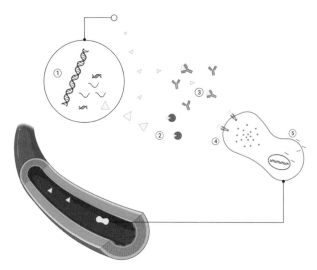

图 5.2　直接和间接途径抑制血管生成

眶周围波及，甚至侵犯颅脑组织，并向全身转移而致命。因而，掌握各种眼内肿瘤的临床表现及特点，重视早期诊断和鉴别诊断，对于患者的治疗和预后意义重大。

儿童最常见的眼内肿瘤是视网膜母细胞瘤，其临床表现为白瞳（"猫眼"），临床表现易与许多白瞳症相混淆，因此要熟悉各种白瞳症的临床特点，并通过扩瞳检查眼底和必要的辅助检查来鉴别诊断，才能做到积极的早期诊断，早期干预。成年人最常见的眼内恶性肿瘤是葡萄膜恶性黑色素瘤，也需要扩瞳行眼底镜、三面镜、前置镜检查及必要的影像学检查，并与脉络膜出血、血管瘤、转移癌和脉络膜肉芽肿等进行鉴别，从而做出正确的诊断。

眼内肿瘤的诊断常在临床检查基础上做眼底荧光血管或脉络膜血管造影、超声、彩色多普勒、CT 或 MRI 等检查，提供有价值的参考资料或通过某些实验室检查，如前房穿刺、眼内肿物活检等，进行细胞学或肿瘤标记物检测；用神经元特异烯醇化酶检查等协助鉴别诊断。由于在眼前段有虹膜遮挡，看不见虹膜后和睫状体的较细小肿瘤，又因其位置的浅表，一般超声难以发现，随着超声生物显微镜的应用，虹膜后部及睫状体的肿瘤逐步被发现和诊断。

（二）眼眶病和眼眶肿瘤的特点

眼眶病包括炎症性、肿瘤性、血管性、外伤性、先天性疾病和眶周及全身疾病在眼眶的表现等多种眼部疾病。眼眶肿瘤又可分为原发性、继发性及转移性。眼眶病与眼球以及颅脑、鼻窦和口腔之间的关系非常密切，临床表现常常相互波及，对视功能和面部外观均可造成不同程度损害。故眼眶病的诊断和治疗常涉及鼻窦、颅脑、口腔和全身系统，需要细心观察各种症状及体征，综合应用多种检测方法及手段，才能为治疗方案的确定提供诊断依据。

（三）眼眶病和眼眶肿瘤的病理生理学特点

（1）炎症性病变主要由眶内单一结构或多种结构受感染和炎症所致，也可见一系列全身的急性和慢性炎症表现。

（2）肿瘤性病变包括眼眶良性或恶性占位性病变，有边界清晰、形态规整的病变；亦有边界不清晰、形状不规则的浸润性病变，病变发展迅速或缓慢；有些病变常局限于眶内或原发眼眶内向眶外扩展，也可由眶周扩展或全身其他部位转移而来。

（3）结构性病变包括各种先天异常或后天性病变，其中包括眶骨发育不良、外伤性畸形、囊肿和异位等。

（4）变性：萎缩和沉积物变性（degeneration）、萎缩（atrophy），包括眼眶和面部萎缩、淀粉样变性和硬皮病等。多种眼眶病变可以结合一起而表现有眼球内陷、眼窝凹陷或眼球突出、位置异常等。

（5）血管性病变与血管系统血流动力学有关的病变，包括动静脉畸形、动静脉瘤及某些血管性肿瘤等动脉病变。血流动力学孤立性病变包括淋巴管瘤；静脉病变主要是静脉曲张，后者可随体位或同侧颈静脉压增高而膨胀；也有血流较为孤立、非膨胀性的。

（6）内分泌疾病，如甲状腺相关眼病，该眼病常伴有甲状腺功能亢进或低下，但眼部常伴有上睑（或下睑）退缩迟落，眼睑闭合不全，眼球突出，角膜暴露，视物模糊，视力下降或复视，眼球运动障碍，严重者会出现角膜溃疡或穿孔、压迫性视神经病变，CT 扫描显示个别或多条眼外肌增生肥厚，视功能检查显示损害。

### 三、实验室诊断

常规的实验室检查对眼部恶性肿瘤的诊断意义有限，但某些实验室结果，对一些眼部肿瘤及眼眶病的临床诊断和治疗监测仍具有较大意义。因而，凡初诊患者及拟行治疗者，均应进行血、尿常规等检查，以发现那些在临床查体中尚未被发现的疾患。

（一）常见的标本类型及注意事项

准确的检验结果依赖于高质量的标本，标本的采集在保证检测结果的准确性中占有非常重要的地位，因此全面检验质量控制的第一步就是保证获得合格的标本。标本采集前的患者准备、标本标准采集方法、标本转运规范、样本标识内容等方面均应规范化、标准化。

1. 静脉血

实验室的采血组应制定安全措施，以便将采血带给患者的风险和并发症降到最低。毫无疑问，标准化的操作过程，训练有素的人员进行采血，定期对采血者进行培训等，都有助于达到降低风险和减少并发症的目标，从而使采血操作变得更加安全可靠。

2. 尿液

在病人留取尿液标本之前，实验室工作人员、医生或护士需对病人进行指导，给病人介绍留取标本的正确方法及有关注意事项。盛尿液标本的容器必须有盖，有明显标识（一次性容器为好），尿液分析最好在标本收集后 2h 内完成，如超过 2h，可低温保存。实验室需规定标本的保存时限，并对超过时限的标本的处理和检测及结果报告作出规定。

3. 粪便样本的检查

一般检验留取新鲜的自然排出的粪便 3~5g，必要时可肛拭子采取，放入干燥、清洁、无吸水性的有盖容器内，贴好标识送检。做大便隐血试验时，应嘱患者于检查前 3d 内禁食肉类、含动物血的食物、某些蔬菜，禁服铁剂和维生素 C 等对实验有干扰作用的药物。选取外表及内层粪便收集于合格容器内及时送检，长时间放置可使反应的敏感度降低。

4. 浆膜腔积液标本检查

胸腹水标本采集前，应向患者说明穿刺的目的，消除患者顾虑，减轻其紧张情绪。标本采集由临床医师完成，采集过程严格遵循无菌操作，胸腹水标本采集时放液不能过快，一次抽液不能过多，一般胸水第一次抽水不超过700mL，以后每次不超过1000mL，肝硬化腹水一次放液不得超过3000mL，如果是诊断性抽液，50~100mL完全可以满足要求。标本采集后应尽快送检，室温送检，如不能及时送检或不能及时完成检测，则应在4℃保存，且不应含有任何固定剂。

5. 眼科特殊标本采集

1）涂片采集方法

（1）用灭菌棉拭子涂拭局部取材：检查脱落细胞、炎细胞、细菌、真菌等。

（2）睑缘标本：涂擦睑缘。

（3）结膜囊标本：拭取下穹隆结膜囊分泌物。

（4）结膜、角膜标本：拭取结膜、角膜病变区表面细胞。

（5）泪道标本：压取泪小管、泪囊逆液。

2）刮片采集方法

（1）睑缘标本：清除睑缘表面分泌物，痂屑，沿睑缘刮取上皮细胞。

（2）结膜标本：分开上、下睑暴露球结膜，拭去取材部位表面的分泌物、坏死组织，水平方向刮取黏膜表面细胞，以不出血为度。

（3）角膜标本：分开上、下睑，暴露角膜，灭菌小棉签拭去病变表面分泌物、坏死组织，消毒小铲或小手术刀背呈45°倾斜，轻稳地刮取角膜病变局部、溃疡基底、进行缘的表面细胞。

3）穿刺标本采集方法

（1）按眼科手术常规方法消毒，局部麻醉。

（2）用干燥灭菌的注射器、针头做前房穿刺、玻璃体穿刺、网膜下穿刺或囊肿穿刺，吸取房水、玻璃体、网膜下液、囊肿内容物，检查其细胞成分、微生物等。

（3）取材后及时将吸取物滴于普通载物玻片或涂有1%明胶的载物玻片上，平置待干。液量多时可低速离心沉淀后，倾去上清液，取沉淀物徐片。

（二）转运与保存

（1）收集后尽快送检，一般不得超过2h，眼部标本应15~30min送至。对于不合格标本，如无标签、渗漏、污染、重复、保存不当、时间过长或标本不符合检验目的要求等，实验室应予以拒收。

（2）从肝炎、艾滋病和其他传染性疾病采取的标本需注意防止污染。

（三）注意事项

（1）玻片经清洁液脱脂去污，流水冲洗，95%酒精浸泡，干后保存备用。

（2）取材时应限局于病变处，轻稳准确，避免扩大损伤范围或用力过大致出血或穿破。

（3）取材后立即将采取物沿同一方向均匀地薄涂在玻片上，忌加压及反复涂抹致细胞因人工损伤变形。

（4）耳部标本采集时．对于外耳道应用力取样，以免漏检（如引起蜂窝织炎的链球菌）。眼部标本采集时，注意避免感染蔓延至眼部临近区域。标本须标明左、右眼。

（四）临床意义

1. 血液检查

一般而言，血液系统疾病，如白血病、恶性淋巴瘤及全身消化系统、肺和肾等部位的恶性肿瘤，均可引起眼内和眼眶的继发性及转移性肿瘤发生，对患者进行血常规及血细胞涂片检查，有助于全面了解病情，如白血病和恶性淋巴瘤等常引起外周血白细胞显著增多和红细胞计数的减少，其他全身的恶性肿瘤可因出血引起贫血和晚期骨髓转移，继而导致类白血病反应。如眼眶蜂窝织炎的患者，常引起白细胞计数剧增。眼眶寄生虫感染和嗜酸性细胞肉芽肿等患者，常可见血中嗜酸性细胞计数明显增多。白细胞的减少亦可见于肿瘤的放疗或化学治疗后引起的骨髓抑制等。

2. 尿液检查

尿液检查对一些不明原因的眼内和眼眶转移性肿瘤的检查是必要的，如镜检发现大量红细胞是泌尿系统恶性肿瘤的重要标志之一。镜检中发现癌细胞，则可帮助确诊为膀胱癌或晚期肾癌，女性病人作尿 HCG 试验阳性，在排除妊娠后，为诊断绒癌和恶性畸胎瘤的可靠依据。尿黑色素试验检查若为阳性，对眼部黑色素瘤如脉络膜黑色素瘤有确诊价值。

3. 粪便检查

对于疑诊为胃肠道恶性肿瘤眼眶或眼内转移的患者，粪便的隐血试验有一定参考价值。

4. 浆膜腔积液检查

浆膜腔积液标本涂片染色作脱落细胞学检查，对于疑诊为肺癌眼内或眼眶转移的患者有重要价值。

5. 眼科特殊标本检查

眼科特殊标本检查，对于疑诊为眼内或眼眶转移的患者有重要意义。

（1）病原学报告。细菌：找到革兰阳/阴性球/杆菌，菌量描述（平均个数/油镜视野），要描述排列方式、细菌与白细胞及吞噬细胞的关系（如吞噬等）。真菌：要描述菌丝及孢子形态，菌量描述（平均个数/油镜视野），详见真菌检验规范。观察全部涂片区未找到细菌，则报告未找到。

（2）细胞学报告。根据瑞氏吉姆萨染色结果，报告视野中分叶核细胞、上皮细胞、单核细胞、巨噬细胞等种类，数量可按照"某一类细胞数/HP"。特殊情况下，白细胞可以按照中性粒细胞、嗜酸性粒细胞、嗜碱性粒细胞、淋巴细胞等分别报告。

（3）报告形式。常规使用文字描述报告。注意，标本量过少或者涂片太厚以及高度怀疑污染而难以判断时，须在报告单中备注说明，比如"上皮细胞偶见，建议复查"，"镜下可见 2 种以上细菌"，"请结合培养结果及临床表现综合判断"等。在眼内液标本中需注意色素颗粒与革兰阳性球菌的区别，革兰染色后，色素颗粒多呈淡褐色，大小不一。有条件的单位，建议发图文报告。具体要求可参照《细菌与真菌涂片镜检和培养结果报告规范专家共识》。眼内液中找到细菌或真菌时，应按照危急值报告程序进行报告。

## 四、眼肿瘤的常见标志物检测

（一）生化诊断的依据

随着科技的进步，生物化学技术已逐渐用于辅助诊断肿瘤，并有较快的发展。细胞的癌变通常是由于致癌因素引起细胞基因表达失常的结果，可导致一些酶或其他生化物质产生过多或活性异常增高，同时当细胞癌变后，由于包膜的通透性增加，使一些可溶性酶从胞浆内渗出，进入血循环，有些则是因癌细胞的破坏，使某些在血、尿及其他体液中（如脑脊液，以及眼部的房水、玻璃体或视网膜下液等）出现升高；或因肿瘤组织压迫使脏器的导管阻塞而致酶逆流入血。以上均可造成肿瘤患者血清中的酶谱或其他生化物质发生与正常人和良性疾病有显著差异。

肿瘤患者的生化异常主要表现在：细胞的物质代谢和能量代谢等方面，如糖的分解高于合成，而蛋白质在合成中占优势，某些糖蛋白的出现及改变，某些激素在质和量方面产生变化，以及微量元素的波动等。这些变化是肿瘤生化诊断（biochemical diagnosis）的基础。因而研究肿瘤生化指标的改变，不仅为临床医生诊断肿瘤、治疗监测和预后判断提供科学的依据，而且也有助于从分子水平来阐明肿瘤的发病机制。

生物标志物的研究是转化医学的重要研究内容。转化生物标志物起着将实验室主要由动物和细胞研究中取得的结果安全有效地应用于临床的重要作用。生物标志物可以是 DNA 的甲基化、具有单核苷酸多态性（SNPs）的模板、蛋白质或代谢的改变、mRNA 的改变等，而这些变化都与机体疾病状态的发生密切相关。生物标记物分为多种，常见的有转化医学使用的生物标记物、提示疾病程度或预后的疾病生物标记物、药效生物标记物、提示疾病不同阶段的生物标记物等。现在，以治疗靶向为目的的生物标记物被越来越多地研发、使用。通过高通量的检测方法，包括基因组学、蛋白质组学、肽组学、代谢组学等在内的组学平台，以及包括纳米技术、生物信息学、抗体芯片、筛选技术、等，筛选出可供早期诊断或者疾病预测的生物标志物。生物标记物的发展策略可因不同目的而定。临床医师更关注与疾病诊断、进展、预测、分期、预后、治疗、发病机制等相关的生物标记物。研究者们将找到的所有生物标记物与生物信息学结合在一起，编织成信号注解互联网络，通过一个标记物的变化，从而推出其他分子的变化。因此，现在的生物标记物已不再是以一个点、一个面的形式存在，而是走向一个立体的应用途径。研究者在筛选生物标记物时，也更注重标记物与疾病的相关性，要求标记物与疾病的特异性高，从而在临床上具备应用价值。目前生物标志物已开始应用于冠心病、糖尿病、高血压、肥胖及血脂异常等病理或疾病状况，相关的生物标志物包括端粒长度、C 反应蛋白、纤维蛋白原、白介素、肿瘤坏死因子等。通过体液（包括血液、尿液、脑脊液等）检测生物标志物是很方便的，同时对病人的影响也最小，因此在大规模早期普查、筛选中的优势很明显。

（二）常用实验室检测项目

目前已作为肿瘤诊断的标记物很多，但相当多的特异性不强，许多肿瘤标记物既适合于身体其他部位的肿瘤的诊断，也适合于眼部原发性、继发性或转移性肿瘤的诊断。下面介绍几种常用或有价值的眼肿瘤生化诊断项目。

1. 多胺

多胺为一类含氨基的低分子脂肪族化合物，一般指腐胺、精胺和精脉。该三种成分均普遍存在于生物体内，是机体内某些氨基酸脱羧后的产物。在正常人组织及体液中的多胺含量甚微，但与细胞的生长、发育和繁殖均有密切关系。当机体组织细胞发生癌变时，鸟氨酸脱羧酶的活性迅速升高，使鸟氨酸脱羧生成的腐胺的量增加（即多胺合成代谢增强），致使尿中多胺的排出量增加。已有研究报告，某些恶性肿瘤（包括消化道癌、肺癌、泌尿道癌等）；患者血和尿中多胺的水平明显升高，为正常人的数倍至 20 倍，且与肿瘤的好转和恶化呈平行关系。因此，多胺的测定对辅助诊断癌症有一定的参考价值，但无特异性，也可作为恶性肿瘤的一项疗效观察指标。目前国内已有人研究用尿多胺的测定来协助诊断恶性肿瘤。因而，多胺的测定可作为眼部继发性或转移性肿瘤诊断的一项生化指标，但对眼部原发性恶性肿瘤诊断的价值尚未见有文献报道。

2. 谷氨酸转移（肽）酶（y-GGT）

该酶广泛存在于人体组织中，尤以分泌和吸收能力强的细胞膜上最为丰富，正常人血清中的 Y-GT 主要来自肝脏，仅少数来自肾、胰和小肠，且大部分由肝清除经胆道排出，少数被肾分解，故当肝细胞损害或胆道系统阻塞时，其活性明显升高。肝胆疾病，如急性肝炎、慢性肝炎活动期、阻塞性黄疸、胆道感染、胆石症、原发性肝癌等，以及其他疾病，如急性胰腺炎、腺癌、乏特氏壶腹癌等，GGT 常显著性增高，其用于诊断恶性肿瘤患者有无肝转移和肝癌手术后有无复发时，阳性率可达 90%，故对肝癌的诊断有重要意义，尤其在 AFP 为低浓度时价值更大。对眼部肿瘤，主要对眼内或眼眶的肝转移癌的诊断有一定的意义。

3. 乳酸脱氢酶（LDH）及其同工酶

乳酸脱氢酶为临床上应用较多的酶指标之一，是体内能量代谢过程中一个重要的酶，此酶几乎存在于所有组织中，以肝、肾、心肌、骨骼肌、胰腺和肺中为最多，其在体内的生理作用为催化乳酸，生成丙酮酸，进入三羧酸循环，是细胞获取能量的一个重要途径。它由 H 和 M 两种不同类型的蛋白亚基组成的四聚体结构，形成五种乳酸脱氢酶的同工酶，即 LDH1、LDH2、LDH3、LDH4、LDH5，正常情况下，血清等体液中 LDH 活力很低，但当组织细胞损坏或某一器官发生病变时，LDH 及其同工酶即被释放进入血液，可从酶活力和酶谱中反映出来。现已证实，在各种恶性肿瘤组织中，且多数是晚期癌症患者中，其血清或体液中 LDH 活性是增高的，肿瘤组织的 LDH 同工酶谱与正常组织也有不同，其表现常趋于胚胎化。故检测 LDH 差异，对某些肿瘤的诊断有一定价值。较多研究报道发现，在视网膜母细胞瘤的患者血清中，乳酸脱氢酶对视网膜母细胞瘤的诊断意义不大，而房水乳酸脱氢酶测定则对视网膜母细胞的诊断有较大临床价值。

4. 神经元烯醇化酶（NSE）

烯醇化酶神经元烯醇化酶以多种二聚体的形式存在，由三种亚单位 α、β 和 γ 组成，可以用免疫学方法区别开来；是一种糖酵解酶，α 亚单位可出现在哺乳动物的多种类型组织中，而 β 亚单位主要存在于心肌和横纹肌组织中。二聚体烯醇化酶 αγ 和 γγ 称为 NSE 或 γ-烯醇化酶，主要存在于神经组织、神经内分泌细胞和这些组织来源的肿瘤组织中。血清 NSE 是小细胞肺癌首选标志物之一。小细胞肺癌患者 NSE 水平明显高于肺腺癌、肺鳞癌、大细胞肺癌等非小细胞肺癌，具有辅助诊断价值，并可用于小细胞肺癌与非小细胞肺癌的鉴别诊断。

血清 NSE 水平不用于肺癌的筛查，但可反映小细胞肺癌化疗的应答情况，并可用于小细胞肺癌的随访和复发监测。已有研究表明，在神经元和神经内分泌细胞起源的肿瘤患者中，其血清及脑脊液中 NSE 水平均明显升高，对这些肿瘤的早期诊断、病情监测及治疗效果的评价具有重要意义，现已常规作为这些肿瘤的有价值标记物在临床应用。NSE 在脑组织细胞的活性最强，外周神经和神经分泌组织的活性水平居中，在血清和脊髓液中含量较低。因此，血清 NSE 也是神经母细胞瘤的肿瘤标志物，患者明显升高，而肾母细胞瘤患者较少升高，因此，可用于神经母细胞瘤与 Wilms 瘤的鉴别诊断；血清 NSE 升高还常见于神经内分泌细胞肿瘤，如嗜铬细胞瘤、甲状腺髓样癌、黑色素瘤、胰岛细胞瘤、视网膜母细胞瘤等；在某些神经系统疾病和肺部疾病，如脑膜炎、肺炎等中，也可见血清 NSE 升高，但阳性的百分率较低。

样本采集注意事项：待测样本绝对禁止溶血，因红细胞中含大量的神经元特异性烯醇化酶，1%的溶血产生的 NSE 水平升高可达 5μg/L。

5. 癌胚抗原（CEA）

血清 CEA 属于肿瘤标志物，分子量为 20 万，存在于胚胎内胚层上皮的糖蛋白。结肠直肠癌、胃肠道癌、乳腺癌、肺癌、卵巢癌、前列腺癌、肝癌及胰腺癌都可导致血清 CEA 升高。在一些老年人及吸烟者的血清中也可出现 CEA 升高。因此，CEA 不能作为人群癌症的过筛性检测。但它可以为手术后肿瘤病人的预后、复发提供重要信息。连续地监测血中的 CEA 对于了解疾病的病程十分有用；通常肿瘤切除术后 1~4 月患者血中 CEA 会下降到正常水平；如果血中 CEA 不降反升，则 CEA 常早于临床症状出现前提示肿瘤的复发，此外，CEA 可用于肿瘤治疗效果判断；连续地监测患者血中 CEA，能使医生非常及时地评估肿瘤化疗和放疗的疗效；如果肿瘤治疗中，血中 CEA 持续上升则提示治疗无效和或发生转移。除卵巢癌外、肝硬化、急生胰腺炎、子宫内膜异位、盆腔炎性疾病、月经、妊娠前三个月和少数正常人血中 CEA 可出现升高。

关于眼科领域 CEA 值的特异性的研究还很不深入，研究表明，CEA 值在眼部肿瘤诊断方面无绝对价值，但是转移癌、眼部假性肿瘤、脉络膜黑色素瘤、炎症等，CEA 可显示高值或呈临界值。尤其是临床上缺乏炎症所见，CEA 又呈高值时，应疑为转移癌；进行全身检查所有甲亢病例 CEA 值均在 5ng/mL 以下，可用于假性肿瘤的鉴别诊断。

（三）在眼部肿瘤诊断中的应用

目前，在眼部肿瘤中应用最有价值的是通过检测血清及房水中 NSE 水平对视网膜母细胞瘤的诊断。通过免疫电泳法定性测定视网膜母细胞瘤患者血清和房水发现，视网膜母细胞瘤患者房水中可检测到 β、αγ 和 γγ 三条带，其 NSE 阳性率达 100%，仅在外伤性前房出血患者的血性房水中才可检测到 αα、αγ 和 γγ 出现假阳性，而在白内障、青光眼及 Coats 等疾病的房水中仅可检测到 αα 带，NSE 阴性率达 100%。在视网膜母细胞瘤患者的血清中，约 80% 以上可检测到，NSE 阳性率在 80% 左右，结合临床上检测的 100 多例视网膜母细胞瘤资料，进一步通过生物发光法测定烯醇化酶总量及通过荧光扫描测定 αα、αγ 和 γγ 三种同工酶所占的百分比半定量检测发现，在视网膜母细胞瘤的房水中，烯醇化酶总量为 515.4±459.3U/L（参考范围 193.7~2827.5U/L），NSE 为 300.8±268.9U/L（参考范围 103~1642.8U/L）而正常对照组房水中烯醇化酶总量为 35.5±23.1U/L（参考范围 11.2~105.9U/L），NSE 为 8.1±6.6U/L（参考范围 1.5~33.9U/L），两者不仅有显著性差异（P <0.001），而且视网膜母细胞瘤房水中 NSE 的低限高于正常值的高限，这与定性检测的结果是一致的。

国外有文献报道，使用放射免疫法对视网膜母细胞瘤患者房水中 NSE 进行检测，NSE 为 19~60 000ng/mL，显著高于房水的正常水平（一般认为应小于 5ng/mL）。亦有学者检测到脉络膜黑色素瘤患者的 NSE 水平，发现约 60% 患者血清中出现 NSE 阳性，而房水中 NSE 为阴性。脉络膜黑色素瘤 NSE 出现阳性，推测与眼压升高而使视网膜直接受损，肿瘤细胞的释放，或转移扩散所致。因而，血清中 NSE 阳性可能对脉络膜黑色素瘤也有一定的诊断价值。

在对视网膜母细胞的随访分析中，68.8% 视网膜母细胞瘤血清烯醇化酶总量及 82.6% 视网膜母细胞瘤血清 NSE 含量高于对照组血清的上限。随诊分析后发现，视网膜母细胞瘤在眼球摘除手术后 6 个月 NSE 含量逐渐下降，到手术后 18 个月达到正常水平。其测定对视网膜母细胞瘤有监测价值。视网膜母细胞瘤血清和房水中 NSE 阳性可能与视网膜母细胞瘤本身含有大量的 NSE，并于肿瘤细胞脱落或坏死后释放入房水和血清中有关。血清 NSE 水平与神经母细胞瘤的病情、疗效及其预后有密切相关。

（四）肿瘤标志物检测有助于肿瘤早期筛查和诊断

目前，肿瘤早期筛查和诊断仍存在困难，有效的筛查试验是实现肿瘤早发现、早诊断、早干预的关键。早筛试验应满足高灵敏度、特异性和成本效益。DNA 甲基化可反映基因启动子区高甲基化特征，临床上对早期肿瘤、原位癌或癌前病变进行检测 DNA 甲基化，可为早期诊断提供重要帮助；此外，多个基因甲基化标志物的联合检测，可使肺癌诊断敏感性和特异性显著增高。肿瘤标志物的发展依赖于对肿瘤发生发展过程中生物学特征的了解，而相应高新检测技术的研发和进步有助于绘制肿瘤分子图谱，识别其关键致癌驱动突变，并设计专门针对分子靶标的治疗方法，以获得临床效益。但目前肿瘤标志物的研究仍存在诸多困惑：①肿瘤标志物作为反映肿瘤信息和特点的标志，其检测灵敏度和准确度有待优化。②肿瘤标志物检测技术及平台有待优化，如不同 NGS 检测平台间结果不一致；单细胞测序技术的成本较高、且对检测细胞和实验室等级要求较高。③基于肿瘤大数据的发展，通过大样本数据积累，借助 AI 技术、云计算的发展，有望加快肿瘤标志物研究进程。

综上，肿瘤标志物的研发应以指导肿瘤临床实践，帮助临床医生早诊断、早治疗、早评估为目标，制定个体化的精准诊疗方案为抓手，提高肿瘤诊治医疗水平和患者生存期，顺应精准医学时代的需求。

## 五、眼肿瘤的临床转化与进展

生物标志物的研究是临床转化医学的重要内容。转化生物标志物是将实验室主要由动物和细胞研究中取得的结果安全有效地转化于临床的重要标志。生物标志物可以是 DNA 的甲基化、具有单核苷酸多态性（SNPs）的模板、蛋白质或血清代谢物质的改变、mRNA 的改变等，而这些变化均与机体疾病状态的发生休戚相关。生物标记物种类繁多，常见的有转化医学使用的生物标记物、提示疾病程度或预后的疾病生物标记物、药效生物标记物、提示疾病不同阶段的生物标记物等。目前，以治疗靶向为目的的生物标记物备受关注。通过高通量检测方法，包括基因组学、蛋白质组学、代谢组学等组学平台，及纳米技术、生物信息学、芯片技术、筛选技术等，筛选出可供早期诊断或者疾病预测的生物标志物。其发展策略可因不同目的而定。临床医师更关注与疾病诊断、进展、预测、分期、预后、治疗、发病机制等相关的生物标记物。研究者们将找到的所有生物标记物与生物信息学结合在一起，编织成信号注解互联网络，通过某些特定标记物的变化，从而推出其他分子的改变。因而，生物标记物已不再仅以一个点或面的形式存在，而是走向一个立体的应用途径。研究者在筛选生物标记物时，更重视标记物与疾病的相关性研究，要求标记物与疾病的特异性高，从而在临床上具备应用价值。目前生物标志物已广泛应用于冠心病、糖尿病、高血压、肿瘤等病理或疾病状况，通过体液（包括血液、尿液、浆膜腔积液等）检测生物标志物更方便，同时对病人的创伤也最小，因此在大规模早期普查、筛选中的优势很明显。

（一）DNA 甲基化

DNA 甲基化是当前表观遗传学研究领域的重要一部分，它是指在 DNA 甲基化转移酶的作用下，基因组 CpG 二核苷酸的胞嘧啶 5′-C 位端以共价键结合一个甲基基团。启动子区 DNA 甲基化 CpG 岛将与 DNA 甲基化 CpG 结合蛋白等结合或直接影响转录因子的结合使其基因沉默。其研究方法主要包括：①基因组总甲基化检测；②特异位点的 DNA 甲基化检测；③寻找新的 DNA 甲基化位点。伴随表观遗传学研究的不断深入，亦有学者发现，DNA 甲基化在葡萄膜黑色素瘤、视网膜母细胞瘤及眼表肿瘤等常见眼部肿瘤的发生发展中起到重要作用。根据 DNA 甲基化程度及位点的不同为其肿瘤的分型和预后判断提供依据，也可通过 DNA 甲基化芯片技术为高危人群的筛查和诊断提供高通量检测手段，为肿瘤的预防、诊断和治疗提供更广阔的空间。

（二）环状 RNA

环状 RNA（circular RNA，circRNA）是一类内源性非编码 RNA，其分子结构呈闭合环状，与线性转录物相比，circRNA 缺乏 5′末端帽子和 3′末端尾巴，该结构赋予其更高的稳定性及保守性。比线状 RNA 更加稳定，且不易被核酸外切酶降解，广泛存在于各种真核细胞中。参与调控细胞分化、增殖、血管生成与凋亡等多种生物活性过程，已被证明是各种疾病，尤其是肿瘤、神经退行性疾病与心血管疾病的关键调节因子。近来，伴随 RNA 高通量测序技术的迅猛发展，越来越多的研究表明 circRNA 在眼部组织中表达有显著差异，为致盲率和致死率都相当高的眼部肿瘤在临床无创性诊断和肿瘤的转移播散等方面提供了崭新的视角。

1. 结膜黑色素瘤（CM）

这是一种罕见的威胁视力和生命的眼部恶性肿瘤，由结膜上皮基底层的非典型黑素细胞引起。有学者通过 RNA 表达谱研究在 CM 组织和邻近的正常组织中鉴定出 9300 种不同的 circRNA，其中 circMTUSI 在结膜黑色素瘤组织中上调，并证实其在体内外分别促进 CM 细胞增殖和异种移植瘤的生长。circMTUSI 通过与 hsa-mir-622 和 hsa-mir-1208 相互作用对某些与肿瘤密切相关的途径进行调节，从而称为致癌基因。

2. 视网膜母细胞瘤

视网膜母细胞瘤（RB）是一种最常见的小儿恶性肿瘤，占所有儿童期恶性肿瘤的 3%。多项研究表明，circRNA 在 RB 的发育中起重要作用。Wang 等研究发现，RB 组织和细胞表现出更高水平的 circDHDDS（与对照组相比较而言），circDHDDS 的沉默抑制了细胞生长、迁移和侵袭，促进了 RB 细胞中G0/G1 的细胞周期停滞。该研究进一步作证 circDHDDS 可能通过 circDHDDS/miR-361-3p/WNT3A 轴对 RB 的发生发展进行调控。一般而言，circRNA 广泛且稳定的存在于外泌体、血液、泪囊液中，且被证实可以参与 RB 发生中的染色质修饰，为染色质状态改变提供重要线索。有望成为更好的无创性诊断 RB和评估 RB 的方法

（三）原癌基因和抑癌基因

1. 视网膜色素上皮细胞

视网膜色素上皮变性是视网膜病中常见的病变之一，该病变的分子生物

学和生物化学基础目前尚不明确。在原代培养实验中，RPE 细胞的复制较缓慢，而用癌基因转染后则截然不同。研究显示，用不同的癌基因建株的视网膜色素上皮细胞表现不同的生长动力学，原癌基因转染建立的人视网膜色素上皮细胞株，为研究视网膜色素变性及其他视网膜病变提供了极有价值的实验模型。

2. 晶体

有关晶体上皮纤维化机制的研究是近年来眼科领域的研究热点。Zelenk 等（1989）用分子杂交的方法，观察到胚胎 6 天的鸡培养晶体上皮细胞中，原癌基因 c-myc、P53、c-fos 出现转录，而 c-myc、N-ras 和 c-mil 未出现转录水平的改变。还有实验表明，培养液中加入胰岛素、胰岛素样生长因子、小牛血清或鸡玻璃体时，晶体上皮细胞分化为晶体纤维细胞，也可能与 c-myc 蛋白等基因产物参与有关。

3. 视网膜母细胞瘤（RB）

RB 是儿童最常见的眼部恶性肿瘤。原癌基因 c-myc 的扩增涉及多种不同组织类型的恶性肿瘤。Lee 等（1990）研究发现，10 例原发性 RB 细胞中有 N-myc 的高水平表达，RB 基因在正常组织中表达产物为 4.7kb 的 mRNA 分子编码产物是 928 个氨基酸组成的磷蛋白，定位于细胞核内，具有抑制细胞增殖和控制细胞分化等功能，维持细胞正常生长、参与细胞周期调控。RB 抗癌基因是细胞分化过程中的负调节信号，又称为退行性癌基因（recessive oncogenes）或肿瘤抑制基因（tumor suppress genes）。这也是抗癌基因研究的热点，该基因的缺失和突变可导致多种肿瘤的发生。因此认为，体内细胞癌基因互相协调，保持体内正负信号相对稳定的内环境。一旦 RB 基因失活或丢失，细胞失去了细胞分化的负调节信号，将导致细胞过度分化、转化。

（四）反义寡核苷酸

近年来，反义寡核苷酸在治疗人体内蛋白质异常引起的各种疾病中备受关注，相对而言，眼部肿瘤与全身其他部位肿瘤一样具有多样性及复杂性。文献表明，已有一些基因在眼部肿瘤研究上作为反义技术的靶标，体内或体外的实验研究多集中在 RR 葡萄膜黑色素瘤这两种眼部恶性肿瘤上。同时，一些可发生于眼部的全身性肿瘤的反义治疗也取得一定进展，其中有的反义抑制剂型甚至已进入临床实验阶段。

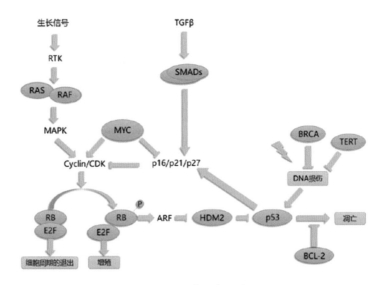

图 5.3 RB-P53 网络调控机制图

1. 葡萄膜黑色素瘤

葡萄膜黑色素瘤是成年人眼内最常见的恶性眼内肿瘤，此瘤的恶性程度高，其致死原因是肿瘤细胞的肝转移。对各种化疗药物均不敏感，目前还没有有效的治疗方案。

国内外研究发现，细胞凋亡抑制基因 Bcl-2 蛋白在葡萄膜黑色素瘤中过高表达，阳性表达率高达 80% 以上，与肿瘤分型及是否侵及眼外无关。有研究学者将反义 Bcl-2 寡核苷酸对体外培养的葡萄膜黑色素瘤细胞进行转染后观察细胞对各种化疗药物敏感性是否增强。结果显示，所测化疗药物对葡萄膜黑色素瘤细胞的半效抑制量显著降低。

2. 端粒酶

端粒酶是一种特殊的逆转录酶，以端粒末端富含鸟嘌呤单链为引物，自身 RNA 组分为模板合成端粒的一种核糖核蛋白复合物。它是真核细胞线形染色体末端的一种特殊结构，与细胞的衰老及恶性肿瘤的发生密切相关，随着细胞的不断分裂，端粒不断缩短而趋向死亡。端粒酶以自身的 RNA 为模板，不断合成新的端粒 DNA 序列，向端粒末端添加（TTAGGG）n 序列，弥补端粒的丢失，保持端粒完整结构，使细胞逃逸程序性死亡，获得无限增生能力而达到永生。它与 Bcl$^{-2}$、原癌基因 c-myc 及细胞生长周期中负调节因子 p53 之间有紧密关系。有学者研究了端粒酶在葡萄膜黑色素瘤中的表达,得出端粒酶在该肿瘤中活性呈现中度增高的论点。该论点逐渐被研究者所证实,同时提出葡萄膜黑色素瘤的生长可能依赖于端粒酶的活性,采用端粒酶反义抑制剂亟待成为新的治疗手段。

综上,转化医学的发展依赖于对肿瘤发生发展过程中生物学特征的了解,而相应高新检测技术的研发和进步有助于绘制肿瘤分子图谱,识别关键致癌驱动突变,并设计专门针对分子靶标的治疗方法,以获得临床效益。但目前肿瘤标志物的研究仍存在诸多挑战:①肿瘤标志物作为反映肿瘤信息和特点的标志,检测灵敏度和准确度有待优化。有研究显示,部分中性粒细胞也可表达与肿瘤有交叉重叠部分的 ctDNA,目前手段针对 ctDNA 的检测尚无法区分突变来自中性粒细胞本身亦或肿瘤。未来或可将中性粒细胞作为对照研究以进一步探索,为识别、诊断肿瘤提供更精准的信息。②肿瘤标志物检测技术及平台有待优化,如不同 NGS 检测平台间结果不一致;单细胞测序技术的成本较高,且对检测细胞和实验室等级要求较高。③基于肿瘤大数据的发展,通过大样本数据积累,借助 AI 技术、云计算的发展,有望加快肿瘤标志物研究进程。④肿瘤标志物的研发应以应用于肿瘤临床实践,帮助临床医生早期诊断、指导治疗、评估疗效与预后为目标,以制定个体化精准诊疗方案,提高肿瘤诊治医疗质量和患者生存质量,充分体现现精准医学时代的要求。

## 六、眼部肿瘤的临床课题设计

转化医学旨在基础与临床研究之间架起一座桥梁,强调以某一具体疾病为基础的科学研究,促进基础研究成果快速为临床医学服务,任何一个以转化医学为目标的科研课题,无论其大小,都与选题及其课题的设计有直接关系,其研究成果的水平和价值取决于是否能实现临床应用。课题设计是整个课题研究中至关重要的一个环节,因此,课题的选题设计也应是转化医学能否实现其临床应用的关键之一。以多中心协作研究,加快临床试验,是大势所趋。

(一) 以转化医学为理念,选择正确的科研题目

选题的首要标准是创新性。研究者应具备创新能力和自主实践能力,能从实践中吸取灵感,并将其凝练成为要解决的科学问题,然后回溯到基础医学的范畴进行机制机理的研究。同时,以临床的实际情况为中心,尤其是顺应当前

国民经济和社会发展的需求出发，选择能真正服务社会的课题。当前，人类仍然面临许多亟待解决的健康问题，如恶性肿瘤、慢性非传染性疾病、感染性疾病、与社会环境和人类行为有关的疾病以及人口问题等。这里有许多课题可做，蕴藏着巨大研究空间。

（二）正确地指导思想是转化医学课题设计的前提

我们首先要确定研究的目标。确定在理论和实践中均有可行性后，就要集中精力聚焦目标，在设计中所做的一切考虑和所采用的所有方法都是为了能更快、更准确地实现目标。这一过程中，必须要遵循从事研究类型本身的规律。近年来，基因组学、蛋白组学的巨大进步已为我们提供了更有利的工具。如在试验研究阶段，关键在于试验设计三要素、四原则和设计类型高质量的安排和落实，而进入临床试验研究，关键在于伦理道德的考虑、受试者的纳入和排除标准的制定，受试者依从性的提高和临床试验实施过程中的规范化流程及质量控制。

（三）课题设计中的对照问题

任何事物间的差异都是通过比较而显示出来的，没有比较就没有鉴别。设置对照就是为了消除非处理因素的干扰和影响，使得实验结果更具有可比性、可靠性和说服力。在设立对照时要求"组间一致性"，对照组和实验组之间的均衡性要合适，两组的一切条件应尽量均衡一致，均衡性越好，则可比性越强，这样的对比才能对实验观察的现象得出最客观的科学结论。

1. 结果测量指标

（1）患病率：指的是疾病所涉及的人群在总人群中所占的比例。通常，患病率描述特定的时间点（时点患病率），但有时也可用于评估某个时间段（如1年患病率或者终身患病率），称为期间患病率。

（2）发病率：患病率是指已经存在的病例，发病率则指的是某一特定人群中新发病例所占的比例。有两种不同的方法衡量发病率：累计发病率（CI）和发病率密度（ID），其中CI是指在某个特定时间里，高危人群新发病例的比例。

（3）死亡率：是指死亡的发生率。死亡率可用于描述所有原因引起的死亡或者是某一特定疾病引起的死亡。例如，黑色素瘤死亡率或视网膜母绝多酸引起的死亡率。病死率指的是患有某种疾病的患者中因该病死亡的比例。因此，病死率可反映这种病的严重性。

生存质量随着存活率提高和因不同治疗方式所引起的严重副作用的增多，患眼部疾病后的结果评价（MOOD）这类生存质量评价方法，在眼科肿瘤学方面已经变得越来越重要。

2. 关联指标

（1）相对危险度（RR）：是指暴露和未暴露群体之间，或者是处理和未处理群体之间的累计发病率的比值。

（2）危害比（HR）：是指未暴露患者与暴露患者群体之间的发生率密度的比值，它的定义与相对危险度（RR）相似。HR 常用于与死亡率相关的描述，因为我们通常不仅对死亡患者的比例感兴趣，而且也对从基线（诊断或开始治疗）到死亡这段时间感兴趣。HR 的一个特殊运用就是观察病例值与期望病例值比值（O/E）。

（3）比值比（OR）：是指暴露组与非暴露组中有关联结果比值的比。

（4）危险度差异（RD）：危险度差异很容易解释和用于计算同标准治疗方法或者安慰剂治疗法相比，防止一件额外不良事件（如死亡）的发生需要治疗的病例数（NNT），NNT 可计算为 RD 的倒数（1/RD）。

（5）均值差异：对间歇期的某些指标，比如生命质量进行评分，所关注的是暴露与未暴露者之间的均值差异。

（6）偏倚：由于偏倚的存在，评估不够精确。有三种主要偏倚：混杂性偏倚、选择性偏倚和信息偏倚。

混杂性偏倚：当暴露与结果的关系受到第三变量的影响，而第三变量同时与暴露和结果都相关，这时就会发生混杂性偏倚。

选择性偏倚：当被研究人群不具备随机入选的机会时，就会发生选择偏倚。例如，晚期癌症患者比早期癌症患者更容易被癌症中心参考选做研究对象，这种选择性偏倚称为参考偏倚。在研究中选了错误的对照组，特别是从医院患者中选对照时，也会产生选择性偏倚。

信息偏倚：当结果或暴露变量没有被精确评价时，信息偏倚就会发生。普遍认知的一类信息偏倚是回忆性偏倚。这种现象是指对疾病相关暴露因素方面的记忆，病例组比对照组更详细一些。

3. 研究方法

根据研究的问题，可采用相应的研究方法，如病例研究系列、随机对照试验和病例对照研究、横断面研究、队列研究等。

（1）病例研究系列：研究者选取一组患者的相关临床资料。这种方法的缺点是没有随机性，没有比较设计，也没有针对"与什么相比有好的反应"诸如此类问题的回答。

（2）随机对照试验：是一种特别的队列研究。参与者被随机地分配到干预组（研究的治疗组）或对照组（没有治疗、使用安慰剂或标准治疗）中。随机性如果成功，可确保混淆因子被分配到干预组和对照组中。

（3）病例对照研究：与列研究相比，病例对照研究的起点不评价暴露状态，而是评价疾病状态。选择患有感兴趣疾病的患者作为病例组，随后选择没有这种疾病的人作为对照组。

（4）横断面研究：横断面研究中，在时间点上对结果（与暴露）进行评价。横断面研究的优点是相对容易计划，只需要一个测量指标，而且研究费用便宜，可迅速执行。但因为暴露与结果同时被测量，故不能确认暴露是否先于结果，而这是因果关系最重要的标准。

（5）队列研究：队列研究可解决上述问题。在基线上，从没有生病、暴露的队列开始研究。在随访过程中或者随访的末段，可以确认暴露组与未暴露组的发病率，同时可以计算出 RR 与 HR。

## 第二节　眼部常见肿瘤实验诊断与转化医学

### 一、眼睑肿瘤

#### （一）概述

眼睑位于眼球外表面，自前至后共分为五层，从外向内是皮肤、皮下疏松结缔组织、肌层、睑板、睑结膜，主要起到保护眼球的屏障作用。眼睑虽小，但其皮肤和皮肤附件（包括毛囊、汗腺和皮脂腺）都可发生良性或恶性病变。眼睑肿瘤是眼科常见病，种类多，易复发，影响外貌，眼睑恶性肿瘤可威胁到眼球及生命，手术切除术后常需要进行放疗或化疗。眼睑肿瘤可根据组织或者细胞来源进行分类，大致可分为上皮性肿瘤（非黑色素性肿瘤、黑色素性肿瘤），附属器瘤（汗腺瘤、毛囊瘤、皮脂腺瘤、囊肿），间质瘤（纤维组织瘤、纤维组织细胞瘤、淋巴瘤、神经瘤、平滑肌瘤、骨骼肌瘤、血管瘤、血管周围瘤、淋巴浆细胞瘤、错构瘤、软骨瘤、骨瘤、迷芽瘤），继发性肿瘤，转移性肿瘤，炎症和感染刺激引起的新生物等。眼睑肿瘤的表现多种多样，大多数的良性病变生长缓慢、边界清晰。但是如果肿块突然快速增长，尤其要注意当有毛细血管扩张区域、破溃、出血、痂皮、睑缘不规则和毛发丧失、色素性肿块、色素播散的现象时，必须引起高度重视，因为这些变化提示可能是恶性肿瘤。

眼睑肿瘤的诊断一般依靠手术切除后病理学检测进行确诊。眼睑肿瘤的诊断在采集病史的时候应注意收集皮肤恶性肿瘤家族史、皮肤类型、雀斑密度、眼球颜色、毛发颜色、吸烟史、放射史、日光照射和皮肤别处相似生长物。因眼睑肿瘤可直接蔓延至泪腺、眼眶或泪道引流器官，所以在体格检查时应注意对眼睑、眼附属器、眼眶、眼球和其他皮肤损害进行综合性检查。眼眶的结构和功能及临近的眼附属器也应进行评估，甚至应仔细检查如面神经和三叉神经看是否有周围神经浸润，以评估眼睑肿瘤沿神经扩散的程度。

眼睑转移癌不常见，女性多为乳腺癌转移，男性多为肺癌转移，其他可为皮肤癌、胃肠道癌症转移而来。有原发癌症病史者，临床诊断较容易，这类转移癌症的诊断约占1/3，其他常被误诊断为囊肿或霰粒肿。

（二）实验室诊断

1. 血脂测定

血脂异常的诊断主要依靠实验室检测，其中最主要测定的是血清（浆）中总胆固醇、甘油三酯的浓度，血浆外观检查还可判断血浆中有无乳糜微粒存在。将血浆放在4℃过夜，如果看到"奶油样"顶层，表面血浆中乳糜微粒含量高。根据电泳结果，可将脂蛋白分为乳糜微粒及α（相当于HDL）、β（相当于LDL）、前β（相当于VLDL）等四类脂蛋白。血脂测定常常成套进行，如TC（胆固醇）、TG（甘油三酯）、HDL（高密度脂蛋白）、LDL（低密度脂蛋白），一般推荐清晨空腹抽血。24h内不饮酒，以免影响甘油三酯水平。注意有些药物如降血脂药、避孕药、噻嗪类利尿剂、免疫抑制剂、降糖药、胰岛素、某些降压药等，可能会影响基本血脂水平。在抽血检测之前，应按照药物代谢特性，停止用药一段时间，否则应记录有关用药情况，以便综合评估血脂情况。

眼睑黄色瘤属于眼睑部位发生的一种纤维组织细胞瘤，在眼科疾病中，眼睑黄色瘤是一种常见的眼睑双侧性黄色皮下病损，可见于血脂正常人群和原发性高血脂（主要是高脂蛋白血症Ⅱ型和高脂蛋白血症Ⅲ型）或继发性高血脂患者。其中高脂蛋白血症Ⅱ型又称家族性高胆固醇血症，为多基因性高胆固醇血症，常伴发睑黄瘤，属常染色体显性遗传性疾病。在临床上，除进行常规血脂检测外，还常加做其他常规实验室检测，如口服葡萄糖耐量试验、肝功、肾功、甲状腺功能测定等测定可辅助诊断继发性血脂谱异常症引起的继发性黄色瘤病。

2. 其他

眼附属器恶性淋巴瘤在霍奇金淋巴瘤中极其罕见，绝大多数是非霍奇金淋巴瘤，但是非霍奇金淋巴瘤在眼附属器的恶性淋巴瘤多发生在眼眶（46%），其次是结膜（29%），眼睑部位较少见，多为播散性或者继发性，常伴发或继发于全身其他部位病变。实验室诊断时血常规常提示三系异常，外周血离心涂片可找异形细胞；乳酸脱氢酶（LDH）增高；免疫球蛋白异常等。

Kaposi 肉瘤是一种恶性血管性肿瘤，主要由人类疱疹病毒 8 型（HHV-8）病毒感染诱发发生，最常见于获得性免疫缺陷综合征（AIDS）。Kaposi 肉瘤在普通人群中发病率较低，但在艾滋病人群中发病率较高，因此对于 Kaposi 肉瘤患者 HHV-8 病毒及 HIV 病毒的筛查是有必要的，这两种病毒的筛查包括血清抗体检测及 DNA 测序等方法。

（三）临床转化与进展

因原发性血脂异常引起的眼睑黄色瘤可进行基因 DNA 突变检测，如 apoB 基因突变分析可确诊家族性载脂蛋白 B100 缺陷症（高脂蛋白血症Ⅱ型），apoE 基因突变分析可确诊家族性异常 β 脂蛋白血症（又称高脂蛋白血症Ⅲ型）；也可通过分析脂蛋白-受体相互作用及脂蛋白酯酶、肝酯酶、胆固醇酯化酶的活性进行原发性血脂异常的病因诊断。

染色体异位检查有助于非霍奇金淋巴瘤分型诊断。淋巴瘤确诊有难度者还可应用 PCR 技术检测 T 细胞受体（TCR）基因重排和 B 细胞 H 链（IgH）的基因重排以及 Bcl-2 基因等为分型提供依据。眼睑皮脂腺癌 shelterin 的 mRNA 表达量降低，但在基底细胞癌中升高；P53 在眼睑皮脂腺癌中突变率更高；Ki-67 和 Bcl-2 表达在基底细胞癌中较低。波形蛋白（vimentin）、穿孔素（perforin）、核因子ⅩⅢa（AC-1A1）、BAG3 等也被发现在眼睑皮脂腺癌鉴别诊断中有重要意义。MGC 睑板腺癌与癌旁组织之间存在差异表达 miRNA，其可能与 MGC 发生和发展有关；其中，差异显著的 miR-3907 可以促进 MGC 增殖和迁移，并主要通过抑制 THBS1 表达发挥作用。

## 二、结膜与角膜肿瘤

### (一) 概述

结膜是一层位于眼睑后表面及眼球前表面、止于角巩膜缘的薄的透明黏膜。根据其覆盖的解剖部位不同，结膜分为睑结膜、穹隆部结膜和球结膜。结膜根据其组织结构又分为上皮层和固有层。结膜上皮含有较为丰富的结缔组织，因此其发生结缔组织相关肿瘤的概率比角膜高，最多见的是上皮性肿瘤，其次是间叶组织肿瘤和黑色素性肿瘤。结膜上皮良性肿瘤有结膜腺瘤、角化棘皮瘤、鳞状细胞乳头状瘤、皮样瘤、结膜包涵性囊肿、结膜畸胎样瘤；结膜上皮发生的恶性肿瘤包括结膜 Bowen 病（原位癌，结膜上皮细胞不典型增生，癌细胞仅限于结膜上皮层内未穿破上皮基底膜，属癌前病变）、鳞状细胞癌（为结膜最常见恶性肿瘤）；结膜间叶组织肿瘤主要有：①淋巴样组织瘤及淋巴管癌，包括淋巴细胞反应性增生、淋巴组织瘤、浆细胞瘤、结膜下淋巴管瘤、恶性淋巴瘤；②血管瘤，包括毛细血管瘤、海绵状血管瘤、毛细血管扩张；③皮样脂肪瘤。其他还有结膜黑色素性病变（包括痣、结膜黑变病），结膜恶性黑色素瘤（常由痣或结膜黑变病发展而来）以及神经纤维瘤。结膜恶性病变发病率较高的前几位分别是原位癌、黑色素瘤、鳞状上皮细胞癌、痣恶变和淋巴瘤。结膜恶性黑色素瘤恶性程度较高，因结膜有丰富的淋巴组织，有时肿瘤虽小也可能发生远处转移，常早期转移至重要器官如肝脏、脊柱或淋巴系统而导致患者死亡。

角膜是一层占眼球纤维膜的前 1/6 的透明组织，无角化层、无血管，由前向后分为五层：上皮层、基质层、后弹力层、内皮细胞层。角膜肿瘤包括角膜皮样瘤和皮样脂肪瘤、上皮内癌（Bowen 病）、鳞状细胞癌、恶性黑色素瘤。角膜肿瘤一般是原发于结膜和角膜缘的肿瘤蔓延而来。

结膜与角膜肿瘤临床表现多为局部的隆起、肿物，部分有周围血管充血、扩张。早期病人有异物感或刺激症状，视力下降，晚期可侵犯眼睑、眼眶或眼内转移。由于结膜和角膜是比较容易直视的组织，这些部位发生肿瘤相关病变可以在相对早期被发现和诊断，外眼检查和裂隙灯检查对肿瘤的诊断有重要帮助，其明确诊断主要依靠组织病理学，对于良性肿瘤主张定期随访，恶性肿瘤则视情况采取手术治疗或放化疗。

（二）实验室诊断

1. 分子生物学检测

眼附属器淋巴瘤大多数为 B 细胞来源的非霍奇金淋巴瘤，用免疫球蛋白 Ig 轻链 κ 或 λ 免疫组化染色，只有一种单克隆增殖，以 B 细胞标记物（CD20 和 CD79a）阳性为主。一般可根据组织形态和免疫表型对淋巴瘤做出诊断，但仍有一部分是介于淋巴瘤和反应性增生之间的非典型增生性病变，难以确诊。正常发育的 B 细胞进行免疫球蛋白重链（IgH）基因重排，细胞之间会有差异，如果是良性淋巴组织增生性病变则为表现为多克隆的重排，而同一起源的恶性淋巴瘤则表现为单克隆重排。聚合酶链式反应（PCR）等分子生物学技术在鉴别单克隆性的淋巴瘤还是多克隆病性反应性增生及明确分型时具有十分重要的诊断意义。结膜恶性淋巴瘤与消化道及呼吸道黏膜受刺激形成的肿瘤相同，为黏膜相关淋巴样组织型淋巴瘤（MALT），分子病理学和荧光原位杂交技术（FISH）可以通过显示染色体 t（11；18）、t（11；14）、t（3；14）的易位对 MALT 淋巴瘤诊断有帮助。

伴全身综合征的结膜肿瘤的基因检测如下表：

表 5.1　　　　　　　　　　　　　　**伴全身综合征的结膜肿瘤**

| 病名 | 结膜特征 | 相关特征 | 基因位点/基因 |
|---|---|---|---|
| Carney 综合征 | 结膜色素沉着 | 斑点、黏膜和皮肤色素沉着、神经鞘瘤、内分泌过度旺盛、睾丸肿瘤 | 17q PRKAR1A 基因 |
| MEN-2B（黏膜神经瘤综合征） | 结膜神经瘤 | 角膜神经增厚、皮肤黏膜神经瘤、内分泌腺肿瘤 | 10q11.2 RET 原癌基因 |

2. 流式细胞术 DNA 定量分析

将标本制备成细胞悬液，经 DNA 特异荧光染色后单细胞依次受激光激发产生信号，进而得出多种分析参数的流式细胞术 DNA 定量分析广泛应用于眼部疾病分析，在鉴别结膜色素性的良恶性病变方面，结膜色素痣是 DNA 二倍体，而结膜恶性黑色素瘤为 DNA 异倍体；流式细胞术 DNA 定量分析对有些交界性肿瘤的良恶性也可提供判断依据，有些病变尽管在光镜下不能诊断为恶性，但其细胞增生活跃，有恶变趋势，细胞中的 DNA 异倍体出现比例明显增高。对于可疑淋巴瘤的患者，将新鲜标本做流式细胞学分析有助于明确诊断。该技术在角膜结膜上皮性肿瘤的诊断和鉴别诊断中也具有十分重要意义。

3. 其他

继发性结膜淋巴组织瘤常继发于骨髓性白细胞病、Banti 病、Hodgkin 病，常有血液、骨髓方面的改变，血液、骨髓检测有助于诊断。

另有报道检测采用 PCR 检测结膜上皮内新生物中 HPV-16 及 HPV-18 的 DNA 及 mRNA 的表达呈阳性，此外，研究者在结膜鳞状细胞乳头状瘤一些病变组织中检测出人类乳头状瘤病毒（HPV）DNA 片段，多见为 HPV6/11 型，证实乳头状瘤与结膜的人乳头状瘤病毒感染相关。

（三）临床转化与进展

结膜恶性黑色素瘤恶性程度高，易转移，常危及生命。免疫治疗是近年来兴起的一种新的生物疗法，其激发或调动机体的免疫系统对抗肿瘤，一般多用于肿瘤患者手术后的辅助治疗，如用白介素 2（IL-2）、淋巴因子激活的杀伤细胞（LAK）细胞等，在患者体内取得一定抗肿瘤作用，但其疗效仍需进一步观察。

细胞因子疗法是肿瘤免疫治疗的研究热点，其中包括白细胞介素、干扰素、肿瘤坏死因子、趋化因子、生长因子、集落刺激因子等。白细胞介素即白介素是由白细胞产生的具有调节细胞间相互作用的一类多肽及糖蛋白的总称。其中，IL-2 是由活化的 T 细胞产生的，具有多种生物学功能，是免疫治疗中常用的一种细胞因子。Rosenberg 首次报道 IL-2 联合 LAK 细胞治疗晚期恶性黑色素瘤和肾癌病人有效率达 44%，开创了利用 IL-2 及其诱生细胞治疗肿瘤的临床应用。IL-2 联合其他生物治疗方式，结合放疗和化疗等，可延长生存，提高黑色素瘤的治疗效果。

## 三、葡萄膜肿瘤

（一）概述

葡萄膜位于巩膜和视网膜之间，含有大量血管、黑色素细胞、疏松结缔组织和支配血管运动的神经纤维，无淋巴管，因此葡萄膜恶性肿瘤主要是血行转移。葡萄膜从前向后分为虹膜、睫状体和脉络膜。虹膜在最前部，中央有瞳孔，虹膜组织分为前界膜层、基质层和色素上皮层，黑色素细胞是基质内的主要成分。睫状体在葡萄膜中部，呈三角形，主要由平滑肌、血管、黑色素细胞、胶原纤维、双层色素上皮组成，深层为色素上皮，表层为无色素上皮细胞，无色素上皮细胞是眼内房水形成的重要部位。脉络膜在葡萄膜后部，是葡萄膜最为宽广的部分，脉络膜基质层主要由丰富的血管、黑色素细胞、神经纤维和疏松的结缔组织组成，脉络膜基质层外层是脉络膜上腔，内层为 Bruch 膜，Bruch 膜在脉络膜毛细血管层和视网膜色素上皮层之间，具有重要的屏障作用，可组织脉络膜肿瘤向视网膜生长和扩散。

葡萄膜肿瘤通常分为黑色素性和非黑色素性的肿瘤两类。黑色素性肿瘤包括葡萄膜基质内黑色素细胞起源的色素痣、黑色素细胞瘤和黑色素瘤，以及虹膜、睫状体或视网膜色素上皮细胞起源的色素上皮腺瘤或腺癌。非黑色素性肿瘤又包括原发性的、继发性及转移性的肿瘤，原发性肿瘤主要是脉络膜血管瘤、脉络膜骨瘤、睫状体平滑肌瘤、睫状体髓上皮瘤，继发性肿瘤主要是视网膜母细胞瘤、角巩膜鳞状细胞癌或眶内恶性肿瘤的直接侵犯，葡萄膜转移性肿瘤则主要是发生于其他组织和器官如呼吸道、呼吸道或乳腺的肿瘤转移到葡萄膜，肉瘤很少转移至眼球内。

葡萄膜黑色素性肿瘤中，一类是良性黑色素性肿瘤，临床上通常称为色素痣或黑色素细胞瘤（又称为大细胞样痣），另一类是恶性黑色素性病变，是由恶性细胞形态的黑色素性瘤细胞组成的肿瘤，称为黑色素瘤。葡萄膜黑色素瘤是成人眼内最常见的恶性肿瘤，其发病率在国内仅次于视网膜母细胞瘤，在白种人中发病率居眼内肿瘤的首位。多发生于中年，很少发生在儿童或老年人。葡萄膜黑色素瘤中，大部分发生于脉络膜，其次是睫状体，虹膜较少见。

根据临床病史和病变特点，裂隙灯、视野检查、超声波检查、眼底荧光血管造影、房角镜和眼镜检查等辅助检查一般可做出临床诊断。CT 和 MRI 检查可准确显示肿物部位和大小。色素痣等良性肿瘤一般比较稳定，可随访观察，预后较好，极少数有恶变倾向。发生于虹膜睫状体或前部脉络膜的黑色素细胞瘤有明显的生长倾向，且容易发生瘤细胞脱落和坏死，应当在早期给予局部切除手术。根据肿瘤部位、大小及生长方式，治疗通常以肿物局部切除术为主、针吸活检可明确病变性质，但要慎重选择和操作，避免瘤细胞散落种植或造成眼内并发症。弥漫性或发生局部扩散时，根据情况可选择局部放疗、光凝法及经瞳孔温热疗法（TTT）等或眼球摘除术。

葡萄膜黑色素瘤主要经血行转移到眼外器官或组织，最常见转移到肝、肺、胃肠道、皮肤、中枢神经系统或骨骼等，尤其多见于肝脏，一旦发生全身转移，预后较差，因此睫状体或脉络膜黑色素瘤治疗前应做全面的检查。脉络膜因含有丰富血管，是转移癌最常见部位，脉络膜转移癌男性多为原发性肺腺癌、支气管腺癌、胃癌或前列腺癌转移，女性多为乳腺癌、肺癌、胃癌等转移，应询问全身病史并做详细的全身检查。在临床诊断和治疗中，注意患者的全身健康状况，有无其他疾病或肿瘤病史及家族史，通过全身检查可初步了解眼内肿瘤是否来自其他器官的转移，或眼内肿瘤是否已发生全身转移。各种辅助检查有助于减少误诊和不必要的眼球摘除。

眼内恶性淋巴瘤非常少见，原发性眼内淋巴瘤通常为大细胞性非霍奇金淋巴瘤，主要累及视网膜、玻璃体和视乳头，继发性眼内淋巴瘤多为 B 细胞性淋巴瘤，主要累及葡萄膜。对有些双眼非特异性葡萄膜炎经激素治疗无明显好转或伴有视网膜下、视网膜色素上皮下浸润的病例，应考虑眼内淋巴瘤的可能性，详细检查有无中枢神经系统和全身淋巴瘤性病变。

（二）实验室诊断

1. 血清肿瘤标志物检测

葡萄膜因其富含血管的特点而容易发生肿瘤的转移，且一旦转移，预后极差，对诊断不明确或可疑为葡萄膜转移癌的患者，有必要了解其体内是否有其他器官或组织的恶性肿瘤，尤其是肺、肝、乳腺和胃肠道系统。癌胚抗原（CEA）水平对眼内转移癌和原发癌鉴别诊断有一定辅助作用，转移癌患者体内 CEA 水平显著升高。

2. IgH-PCR 和流式细胞术 DNA 定量分析

与分子生物学技术应用于其他眼部肿瘤一样，免疫球蛋白重链（IgH）-PCR可以证实脉络膜 MALT B 细胞淋巴瘤为 B 细胞单克隆性的。对于黑色素瘤，通过流式细胞术 DNA 定量分析可帮助判断肿瘤恶性程度，非整倍体细胞越多，恶性程度越高。

3. 其他

由于葡萄膜黑色素瘤最常转移到肝脏，对患者进行肝功能相关检查如ALT、AST、ALP 或胆红素等，结合影像学检查，以明确或排除肿瘤转移。此外，血清骨桥蛋白的增高和肿瘤的肝转移性成正相关性，且此检查具有很高的灵敏度和特异度。血清黑色素瘤活性抑制蛋白的活性与转移性黑色素瘤有一定的相关性。

（三）临床转化与进展

由于脉络膜含有丰富血管且多数经血行转移，有研究者探讨血管内皮生长因子（VEGF）mRNA 及 VEGF 在脉络膜黑色素瘤中的表达，显示血管生成因素有可能成为提示脉络膜黑色素瘤预后的重要指标。新生血管抑制剂、免疫调节剂应用于全身转移者是临床转化的一个重要方向。免疫疗法用于伴有全身转移的患者，主要用干扰素、白介素-2、肿瘤坏死因子等。IFN-α2b 是白细胞产生的细胞因子，体外实验证实 IFN-α2b 在葡萄膜黑色素瘤中高表达，其作为端粒酶抑制剂，可有效降低端粒酶活性，抑制细胞生长，是一种抗增殖的免疫调节剂。

有研究报道脉络膜黑色素瘤与抑癌基因 p53 第 238 和 253 密码子突变有关。p53 基因发生突变，则其抑癌作用失活。但最近的研究显示 p53 的突变在脉络膜黑色素瘤中的作用存在争议，大多数未经放射治疗的脉络膜黑色素瘤患者中不存在 p53 的突变。

细胞增殖核抗原 PCNA 以及 ki67 抗原可用来评估葡萄膜黑色素瘤发展和预后，免疫阳性胞核的细胞比例越高，肿瘤发生转移的风险越大。

## 四、视网膜和视网膜色素上皮肿瘤

（一）概述

视网膜在眼球壁最内层，起于视乳头，延伸后止于锯齿缘，它是一层透明薄膜样组织，在组织上可分为 10 层结构。视网膜由两部分血液供应，视网膜中央血管系统分支供应视网膜的内 5 层，脉络膜血管系统供应视网膜外 5 层。视网膜肿瘤可以是良性，也可以是恶性的，从起源上可以分为先天性（出生前发生）或者是获得性的（出生后发生），可发生在所有年龄人群中，视网膜和视网膜色素上皮可以形成多种不同的肿瘤类型，随着遗传学的发展和分子学检测水平的提高，肿瘤的分类及诊断也不断发生演变。视网膜和视网膜色素上皮肿瘤主要包括：视网膜血管性肿瘤、外层渗出性视网膜病变/Coats 病、视网膜星形细胞瘤、视网膜色素上皮肿瘤、睫状上皮肿瘤、视网膜和中枢神经系统的淋巴瘤、神经-眼-皮肤综合征（斑痣性错构瘤病）等。

原发性中枢系统淋巴瘤（PCNSL）起源于脑实质、脊髓、软脑膜和眼镜，原发性眼内淋巴瘤（PIOL）是原发性中枢系统淋巴瘤 PCNSL 中主要累及眼部的一个变种，由于玻璃体视网膜表现为主要特征，故通用术语称为原发性玻璃体视网膜淋巴瘤（PVRL）。

对于眼内肿瘤的患者，除临床体征可以给出可能性诊断外，辅助检查如眼底检查、超声、光学相干断层扫描（OCT）、眼底荧光血管造影、组织病理学检验、实验室检查也可在诊断中发挥一定的作用。

（二）实验室诊断

1. 脑脊液检测

脑脊液一般主要由临床医生采集，可进行腰椎穿刺进行脑脊液检查，必要的时候可从小脑延髓池或者侧脑室穿刺采集。采集后可分别收集到3个无菌试管中，每管1~2mL，第一管做生化或免疫学检查，第二管可用来做病原微生物检查，第三管可用来做理学和显微镜检查。采集后需立即送检，不超过1h；否则，长时间放置会导致细胞破坏、病原菌破坏或者溶解，影响细胞计数分类和病原菌检测；同时，有病原微生物检测需要的脑脊液标本最好保温（37℃）运送，避免冷藏后导致某些微生物死亡。在眼部穿刺活检前，可进行腰椎穿刺，进行脑脊液检查，看是否可发现恶性淋巴细胞是原发性中枢性神经系统淋巴瘤确诊的依据，该病的脑脊液检测还可发现淋巴细胞增多、蛋白浓度升高、葡萄糖浓度正常或者偏低。

2. 细胞因子检测

细胞因子是由机体内多种细胞产生的具有生物学活性的蛋白质或多肽分子，在免疫应答中起着重要作用，可调节细胞分化增殖，诱导细胞发挥功能。细胞因子可为疾病的诊断、发病机制、治疗及预后提供有价值对待信息。目前可将细胞因子分为白细胞介素、干扰素、肿瘤坏死因子超家族、集落刺激因子、趋化因子、生长因子等。原发性眼内淋巴瘤（PIOL）是一种罕见的起源于眼内组织的肿瘤，是一种可致盲且危及生命的严重疾病，若临床上考虑该病的可能，应尽早完善房水的细胞因子检测，房水 IL10/IL6>1，则高度怀疑眼内淋巴瘤，需行诊断性玻璃体切除术，完成玻璃体标本的相关检测，如流式细胞学检查、基因重排检查、免疫组化、细胞学检查等，能帮助诊断原发性玻璃体视网膜淋巴瘤（PVRL）。

3. 其他

细胞学检查：流式细胞学、细胞离心、改良的巴氏染色、吉姆萨染色或者 HE 染色找到肿瘤细胞；外层渗出性视网膜病变/Coats 病患眼房水和玻璃体中的 VEGE 被证明是升高的，血脂异常可能与视网膜血管增生性肿瘤相关；梅毒感染指标检测可鉴别诊断梅毒性葡萄膜炎；HIV 感染者易患 PVRL。共济失调性毛细血管扩张症/AT 的诊断主要依据临床表现，实验室检测包括基因检测、2 岁后 AFP 升高、CEA 升高以及血清抗体滴度降低。

（三）临床转化与进展

随着精准医学的发展及分子生物学技术的不断进步和更新，遗传性疾病的基因学检查在疾病的早期筛查、病因分析、发病机制讨论、诊断和鉴别诊断发挥着越来越重要的作用。基因学检测主要是利用分子生物学技术对基因的突变或者缺失进行分析与鉴定，从而诊断特定的疾病。它主要依据碱基互补配对原则和分子杂交原理，可通过聚合酶链式反应、异源双链分析、荧光原位杂交（FISH）、蛋白截短检测、高通量测序技术的联合应用，去发现遗传物质的结构或者表达异常。

但是遗传性疾病和染色体病的基因学检查是一项综合性强、技术要求高的工作，从事该检测的工作人员不仅需要严格细致的实验技术操作，还需要有判断分析结果的能力，且由于病因的高度异质性和技术的复杂性，大部分疾病缺乏统一标准的检测程序。相信随着新技术的应用和发展，基因学检查的发展空间会更大。

表 5.2　　　　　　　　视网膜和视网膜色素上皮肿瘤常见基因突变

| 视网膜和视网膜色素上皮肿瘤 | 疾病 | 遗传方式 | 基因位点 | 基因 |
|---|---|---|---|---|
| 外层渗出性视网膜病变/Coats 病 | Coat plus 综合征 | 散发性 | | CTC1 基因突变 NDP 基因及 CRB1 |
| 视网膜星形细胞瘤 | 主要与结节性硬化症 TSC 相关 | | 9q32-34 16p13 | TSC1 TSC2 |
| 视网膜色素上皮肿瘤 | 家族性腺瘤性息肉病 FAP | 常染色体显性遗传 | 5q21-q22 | APC |
| | Ⅱ 型神经纤维瘤病 | 常染色体显性遗传 | 22q12 | NF2 |
| 原发性中枢神经系统和视网膜淋巴瘤 | 大 B 细胞淋巴瘤 | | | IGH 基因重排 |
| | T 细胞来源的淋巴瘤 | | | T 细胞受体基因重排 |

续表

| 视网膜和视网膜<br>色素上皮肿瘤 | 疾病 | 遗传方式 | 基因位点 | 基因 |
|---|---|---|---|---|
| 神经-眼-皮肤综合征（斑痣性错构瘤病） | Ⅰ型神经纤维瘤病 | 常染色体显性遗传 | 17q11 | NF1 |
| | Ⅱ型神经纤维瘤病 | 常染色体显性遗传 | 22q12 | NF2 |
| | 结节性硬化症（Ⅰ） | 常染色体显性遗传 | 9q34 | TSC1 |
| | 结节性硬化症（Ⅱ） | 常染色体显性遗传 | 16p13 | TSC2 |
| | Von Hippel-Lindau 病 | 常染色体显性遗传 | 3q25-26 | VHL |
| | 共济失调性毛细血管扩张症/AT | 常染色体隐性遗传 | 11q22-23 | ATM |

　　视网膜、脉络膜新生血管形成是许多眼科疾病最终共同的病理过程，许多眼科疾病的发生、发展与血管内皮生长因子（VEGF）的调节和表达密切相关，有研究指出外层渗出性视网膜病变/Coats 病患眼房水和玻璃体中的 VEGE 被证明是升高的，许多基础研究显示血管内皮生长因子是最重要的调控因子之一，在细胞试验和动物实验均表明抑制 VEGF 的表达能有效抑制新生血管的形成。贝伐单抗（Bevacizumab）是一种针对 VEGF 的重组的人类单克隆 IgG1 抗体，可与目前所有已知的 VEGF 异构体高亲和力结合，抑制其生物活性，从而阻止血管渗漏和新生血管的形成。经美国食品和药物管理局（FDA）批准上市的此类药物主要有 Avastin 和 Lucentis 两种。目前 Avastin 已广泛应用于眼科临床，并取得较确切的疗效，成为治疗以湿性黄斑变性为代表的脉络膜新生血管性疾病的有效手段。

## 五、视网膜母细胞瘤

### （一）概述

　　视网膜母细胞瘤（RB）是婴幼儿时期最常见的眼部恶性肿瘤，占儿童时期恶性肿瘤第二位，仅次于白血病。近年来发病率有上升趋势。根据肿瘤的发生部位、生长速度和分化程度，视网膜母细胞瘤有不同的临床表现。早期肿瘤可发生在视网膜的任何部位，如发生在周边部，则很长时间没有任何症状体征，直到肿瘤发展到后极部，瞳孔区出现黄白色反光或者视力丧失出现斜视；

如肿瘤发生在后极部，则很早就可能出现瞳孔区异常反光，即猫眼样反光。当肿瘤较小且位于周边部，患者能保留很好的中央视力，当肿瘤生长蔓延或发生视网膜脱离时，则视力会下降或丧失。肿瘤体积不断增大，会引起眼内压增高，继发青光眼。肿瘤穿破巩膜或角膜突出于睑裂，或沿视神经及巩膜向眶内蔓延而时眼球向前突出发展成眼外期。当肿瘤进一步沿视神经侵入颅内，或经淋巴管转移至局部淋巴结，或经血行转移全身，最后导致死亡。

RB 具有一些特殊的生物学特征，例如有遗传性、多变性的分化潜力、可发生第二原发恶性肿瘤以及较高的自发退变率（1%～2%的 RB 病例在发展过程中发生自发消退或者向良性转化，此发生率是其他肿瘤的 1000 倍，其发生原因上尚不清晰，可能与免疫有关）。因而它不仅是眼科疾病研究热点，也是肿瘤学和遗传学、分子生物学研究的良好模型。

RB 有遗传型和非遗传型两大类。大约 40%是遗传型，其中有家族史占 10%左右，为常染色体显性遗传，发病早，2/3 为双眼患病，双眼发生多个独立肿瘤，且易发生第二肿瘤。非遗传型二次基因突变均在体细胞发生，发病晚，多为单眼患病，单个肿瘤病灶，无家族史。

RB 通常因为婴幼儿瞳孔区猫眼样反光引起家长的注意而就诊。眼底检查可见典型的肿瘤团块生长，可以明确诊断。但此时病情已发展，无法保留眼球，甚至危及患儿生命，如早期诊断与及时治疗，则可能保留患儿眼球甚至一定的视力。RB 的诊断首先依赖于病史和家族史调查、症状和体征检查，影像学检查是重要的辅助检查，其中 CT 有较好的密度对比，容易发现钙化，是视网膜母细胞瘤的常规影像检查方法，对所有患者，应首选形眼眶及头颅 CT 检查，扫描时应强调薄层（2mm）及横断、冠状位同时扫描。MRI 对观察视神经转移及颅内侵犯更敏感，可作为 CT 的补充，若怀疑有转移时可行增强扫描。

（二）实验室诊断

1. Rb 基因检测

视网膜母细胞瘤致病基因 RB1 位于染色体 13q14，是人类发现的第一个抑癌基因。RB1 基因二次突变而失活是公认的 RB 发生的重要机制。位于 RB1 基因的染色体 13q14 及 14 号染色体长臂相邻区域的基因的缺失，会导致智力发育迟缓和视网膜母细胞瘤。非遗传型 RB 只有一种表现型，即发生于单眼单个病灶，而 RB1 基因突变的肿瘤表现型超过 10 种。遗传型视网膜母细胞瘤 RB1 癌易感综合征的研究及早产儿视网膜病变和新生儿眼病筛查十分重要。

研究发现大多数的 RB 患者存在 RB1 基因的缺失或点突变及 Rb 蛋白缺如或分子量异常。90% 以上患者中可检测到 RB1 基因突变。RB 基因检测可用于确定 RB 肿瘤的病因，判断 RB 患者是遗传型还是非遗传型，确定是否为表型正常的突变基因携带者，同时也为遗传咨询提供帮助。RB 基因检测分为间接分析法和直接分析法。

（1）间接分析法：利用 Rb 基因位点附近或内部的遗传标记做连锁分析，侧重于患者家庭成员患病风险的估计。应谨慎用连锁分进行产前诊断，避免嵌合体的原因导致出现假阳性结果。

（2）直接分析法：直接检测 RB 患者及家庭成员的肿瘤组织及白细胞 DNA，确定导致 Rb 的致癌性突变。

直接分析法是目前 RB 基因检测最常用的一种方法。黄倩等（1997）介绍其主要流程为：①检测 RB 肿瘤组织 Rb 基因突变及存在状态，首先利用 RB cDNA 探针通过 southern blot 杂交检测 Rb 基因是否存在大的缺失或者重排，再通过单链片段构象多态性（SSCP）分析结合 DNA 测序检测 RB 基因内部是否存在微小缺失、插入或单个碱基置换。②确定 Rb 基因突变的起源。针对已发现的 Bb 基因突变，进一步检测先证者的白细胞 DNA，若白细胞 DNA 和肿瘤组织中存在相同突变，则说明基因突变起源于亲代生殖细胞，属于遗传型 RB 患者。在此基础上再追溯查证先证者的双亲及同胞白细胞 DNA，若突变也存在于亲代一方的白细胞 DNA 中，则表面突变是亲代遗传的；若亲代白细胞 DNA 正常，则表面突变是新发生于其生殖细胞的；若亲代白细胞 DNA 正常，但同胞白细胞 DNA 存在与先证者相同的突变，则提示亲代可能是突变嵌合体；若突变仅存在于先证者的肿瘤组织 DNA 中，其白细胞 DNA 正常，则表面突变发生于体细胞水平，属于非遗传型 RB。③遗传型 RB 家族成员中 RB 基因突变携带者的检测。对于确定属于遗传型 Rb 患者，对其后代及同胞进行外周血白细胞 DNA 检测，判断是否存在相同的 RB 基因突变，可及时发现表型正常的基因突变携带者，在肿瘤形成前甚至产前进行患病风险评估。

表 5.3　　　　　　　　　　　　**RB 基因的检测方法和局限性**

| 检测方法 | | 局限性 |
|---|---|---|
| 细胞基因学分析 | 染色体分析 | 只能检测出 13 号染色体的转位、重组和大的片段缺失，且必须与 FISH 法检测 13q14 联合使用 |
| | FISH 法检测 13q14 | 只能检测出大的 RB1 基因片段缺失，必须与染色体分析联合使用 |
| 直接 DNA 分析 | RB1 基因序列分析 | 只能检测出小的序列改变，包括小的缺失、插入和点突变，无法准确检测出嵌合体或内含子连接部位的改变 |
| | RB 定量多重 PCR | 只能检测出基因缺失和重排 |
| | RB1 等位基因特异性 PCR | 只限于已知的家族性突变而怀疑未嵌合体的病例 |
| | RB1 启动子的甲基化检测 | 只限于非遗传型、散发的单眼病例 |
| 间接 DNA 分析 | 连锁分析 | 只限于多代的家庭，且亲代嵌合现象会导致后代出现假阳性 |

2. 视网膜母细胞瘤的眼外第二恶性肿瘤筛查

视网膜母细胞瘤患者容易发生原发的第二恶性肿瘤，尤其是骨肉瘤和软组织肉瘤。若患儿在成长过程中出现不明原因的包块或疼痛，且 2 周内不能自行消退，可能是骨肉瘤或软组织肉瘤的早期表现。第二肿瘤若是发生于松果体的颅脑神经外胚层肿瘤，即松果体母细胞瘤，患者双眼视网膜母细胞瘤合并独立的颅内肿瘤为三侧性视网膜母细胞瘤（TRB），其预后极差。遗传型 RB 第二肿瘤发病率高，且眼外肿瘤的病死率很高，应对患儿终身进行第二恶性肿瘤的筛查。全血细胞计数和血清乳酸脱氢酶、碱性磷酸酶检查可提供参考意义。

3. 化疗监测

按照儿童视网膜母细胞瘤诊疗规范，对于化疗患者，每个疗程前一般需要检查肝功能以确定是否可以按时化疗：①转氨酶升高：ALT 和（或）AST 达正常高限 10 倍或以上时可延缓化疗，1 周后仍有异常者可以在严密观察下化疗；②胆红素升高：每一个疗程前的直接胆红素 ≥24μmol/L 者（正常值 1.5倍）可以延迟化疗使用 VCR。直接胆红素小于 24μ mol/L 时，VCR 应予 50%

剂量，直接胆红素恢复到<24μmol/L后，应恢复全剂量。

化疗前的血象、肝肾功能要求：疗程已到预定时间且符合以下所有条件：WBC≥1.5～2.0×109/L，ANC≥0.75×109/L，PLT≥75×109/L，TBIL<34μmol/L，DBIL<24μmol/L，ALT<正常高限10倍。疗程已到预定时间血象中WBC或ANC不符合条件，但血小板恢复正常超过1周者可以开始化疗，否则需观察1周，期间符合条件者可开始化疗；连续2疗程化疗延迟1周以上者，下一疗程中，卡铂及足叶乙甙减量25%。贫血：血红蛋白<60g/L时，可通过输注红细胞缓解贫血。血小板减少：血小板计数<20×109/L时，应输注血小板，伴有明显出血症状或感染表现时，输注指征可适当放宽。

此外，化疗后每3个月行Ig系列、CD系列检查至免疫功能正常。

4. 其他

神经元特异性烯醇化酶（NSE）是参与糖酵解的烯醇化酶的一种，存在于神经细胞和神经内分泌细胞中。RB患者血清和房水NSE明显升高，可用于疾病的辅助诊断。乳酸脱氢酶（LDH）广泛分布于人体各种组织和细胞，血清LDH检测常用于身体各种疾病尤其恶性肿瘤的辅助诊断。RB患者房水LDH升高，但Coats病（外层渗出性视网膜病变）晚期视网膜破坏较严重时，房水LDH也会升高，应结合病史及其他临床资料鉴别。

RB患者或有RB基因异常者怀孕可测定羊水中的酯酶D（ESD）活性来估计胎儿有无患RB的可能，正常人羊水ESD活性为60%～100%，如低于40%，则有患病可能。脑脊液及骨髓检查用于判断患者是否出现中枢及全身转移。

（三）临床转化与进展

视网膜母细胞瘤（RB）是婴幼儿时期最严重、危害最大的一种眼部恶性肿瘤。肿瘤的发生往往与基因的变异或表达异常密切相关，人们尝试从基因的水平去纠正这些异常，从而达到治疗的目的。眼球因为其特殊的部位和结构，可方便准确地将目的基因导入靶细胞，作为基因治疗的靶组织具有独特的优势。

RB的基因治疗研究已有长达数十年的历史。RB1基因是抑癌基因，抑制肿瘤细胞的生长并阻滞细胞周期。采用直接导入抑癌基因的方法，通过脂质体Dosper将Rb基因导入裸鼠眼玻璃体腔，可诱导RB移植瘤细胞凋亡。采用腺病毒作为靶基因载体，体外实验观察到单纯疱疹病毒胸苷激酶/丙氧鸟苷

（HSV TK/GCV）系统，可以杀死视网膜母细胞瘤细胞，体内实验采用裸鼠的玻璃体腔内注射制造 RB 模型，经 HSV TK/GCV 系统治疗后，70% 的肿瘤消失。陈大年等（1999）将外源性 Rb 基因导入实验性 RB 肿瘤细胞表达，发现该基因表达至少 7 天，肿瘤生长受抑制，其抑制程度与 Rb 蛋白表达的量有关。

自杀基因疗法又称药物敏感基因疗法，是利用转基因的方法，将前药酶解基因导入肿瘤细胞内，这种基因表达产物能将原本无毒性的药物转化为细胞毒性物质，从而杀死肿瘤细胞，达到抗肿瘤的作用。

抗血管生成治疗以肿瘤新生血管为作用靶点，抑制肿瘤生长转移所依赖的血管生成，切断营养，实现"饿死"肿瘤的目的，该策略成为肿瘤治疗的重要策略之一。血管内皮生长因子（VEGF）是目前发现的最重要的促血管生成因子之一，在肿瘤血管生成过程中发挥重要的调节作用。VEGF 是一种特异作用干血管内皮细胞的有丝分裂素，它一方面可以增加血管通透性，有利于血浆蛋白、纤维蛋白原外渗，促进血管生成和新基质形成；另一方面可以促进血管内皮细胞有丝分裂，刺激血管内皮细胞增殖。研究设计针对 VEGF 的 siRNA 质粒，将其转染入人 Rb 细胞内，可抑制 Rb 细胞 VEGF 的表达，对 RB 瘤体血管的生成和肿瘤的发生均起到抑制作用。临床前研究显示，抗血管内皮生长因子药物贝伐珠单抗中和 VEGF 可通过阻断细胞外信号调节激酶途径抑制 RB 细胞的分化，贝伐珠单抗联合卡铂对晚期 RB 有更强的抗肿瘤作用。

Rb 基因治疗有非常广阔的应用前景，但目前仍存在许多问题有待解决，例如：如何构建高效、安全的表达载体，导入的基因如何长期稳定地表达。随着疾病机制研究的深入和技术的发展，RB 基因治疗、靶向治疗及免疫治疗将为未来 RB 治疗提供源源不断的新希望。

## 六、眼眶肿瘤

### （一）概述

眼眶解剖结构复杂，框内有眼球、视神经、泪腺、眼外肌、动静脉、睫状神经节、脂肪、结缔组织等内容物。眼眶肿瘤可分为原发肿瘤、继发性肿瘤（周围组织浸润而来）和转移肿瘤（身体其他部位的恶性肿瘤转移而来）。

眼眶肿瘤按照临床病理学分类可大致分为 8 类：囊肿，血管瘤，肌源性肿瘤，泪腺肿瘤，泪囊肿瘤，淋巴增生性肿瘤，周围神经肿瘤，视神经、脑膜及其他神经肿瘤。

眼眶转移癌少见，有些转移癌和原发肿瘤之间的潜伏期特别长，所以评估眼眶肿瘤时，全面了解病史和全身的检测是十分重要的。病理检测如确认为转移癌时，需从全身其他部位寻找原发病灶。成年女性最常见的转移癌是乳腺癌；男性最常见的为肺癌。男女均可受累的有肺癌、肾脏、甲状腺、胃肠道及皮肤恶性黑色素瘤。

眼眶肿瘤不仅损害患者容貌，还可能损伤视功能，可致盲，严重时甚至会危及患者生命。眼眶肿瘤是眼科的常见病，多以眼球突出、视力障碍、复视等原因就诊。大部分的眼眶肿瘤看不见、摸不到，临床诊断比较困难。除眼科医生的临床经验，仔细的病史采集，眼科及涉及的全身常规检查外，影像学（眼眶超声波、CT、MRI 扫描）也可辅助准确定位眼眶肿瘤，对确定诊断、明确病变范围、决定手术路径起着十分重要的作用；针刺活检病理诊断有助于病因研究和明确诊断；对于模棱两可的体检发现，实验室相关检测可进一步缩小鉴别诊断。由于眼眶组织结构复杂、神经血管丰富，且与视觉器官联系紧密等原因，该部位肿瘤的治疗较其他部位难度大、风险高。眼眶肿瘤的经典治疗方式包括手术切除、化疗和放疗，无论是良性还是恶性，手术仍然是目前大部分眼眶肿瘤的主要治疗方式。

（二）实验室诊断

1. 血清学检测

眼眶肿瘤的鉴别诊断中血清学检测主要包括激素和相关抗体的检测。其中最常见的是甲状腺相关激素和甲状腺相关功能测定：甲状腺激素测定主要包括三碘甲状腺原氨酸 T3、甲状腺素 T4、游离三碘甲状腺原氨酸 FT3、游离甲状腺素 T4 及促甲状腺激素 TSH。另外甲状腺球蛋白及患者体内存在的自身抗体，如甲状腺球蛋白抗体、抗促甲状腺受体抗体、抗髓过氧化物酶抗体都会影响甲状腺功能的调节，因此在评价甲状腺功能时联合检测具有重要意义。其次，一些免疫自身抗体，如抗核抗体、抗双链 DNA 抗体检测、抗中性粒细胞抗体检测，可以用来辅助诊断其他自身免疫性疾病。抗中性粒细胞脂质抗体 ANCA 是针对中性粒细胞脂质成分为靶抗原的一类自身抗体，与临床多种小血管炎性疾病密切相关，可以辅助其诊断、分类及预后。血清学的甲状腺激素及相关功能测定主要支持眼眶肿物的非肿瘤学病因。甲状腺功能和抗体的测定可用来辅助诊断 Graves 病，抗中性粒细胞脂质抗体浓度可以用来辅助诊断 Wegner 肉芽肿。

2. 血液一般检验及骨髓细胞学检验

血液一般检验主要包括血细胞分析和血细胞形态学检查，通过检查可发现周围血细胞形态和数量的异常，对于各类血液病的诊断、鉴别诊断、疗效观察及预后判断都有重要意义。骨髓细胞学包括传统的骨髓细胞形态学和以细胞学为基础建立起来的如细胞遗传学、细胞分子生物学等现代化的诊断技术，是血液疾病诊断和疗效评估的主要方法。血液一般检验及骨髓细胞学检验对于淋巴瘤白血病等造血系统的病变诊断意义重大，多发性骨髓瘤、眼眶恶性淋巴瘤和一些白血病均可能引起眼部和眼眶病变。如急性粒细胞白血病细胞可直接浸润眼眶骨和软组织，因肿瘤内有髓过氧化物酶，肉眼见肿瘤成淡绿色，故称为绿色瘤，又称为粒细胞肉瘤。

3. 其他

EB 病毒抗体及 EB 病毒 DNA 测定可辅助诊断霍奇金淋巴瘤或者由鼻咽癌转移引起的眼眶恶性肿瘤。HHV-6 型病毒感染也可引起霍奇金淋巴瘤；HHV-8 型病毒感染可引起非霍奇金淋巴瘤。针对免疫球蛋白检测的相关检验如血 M 蛋白测定可为恶性浆细胞疾病的诊断提供证据；血管紧张素转换酶 SACE 升高，血清溶菌酶升高以及肺部 X 光表现可辅助鉴别诊断结节病。有一些眼部的细菌真菌涂片或者培养可鉴别诊断由于细菌真菌感染引起的眼眶肿物。针对一些从身体其他恶性肿瘤转移来的眼眶肿瘤可通过单项、多项肿瘤标志物检测，对恶性肿瘤疾病进行早期诊断，比如 CEA 为广泛性肿瘤标志物，在多种肿瘤中均可出现一定量表达，对结直肠癌有较好的特异性；CA153 表达异常一般多见于肝、胰腺、结肠、子宫颈、乳腺等部位恶性肿瘤，在乳腺癌中可发现显著升高现象，CA125 表达异常一般多见于肺癌、胃癌及妇科肿瘤等疾病中，于卵巢癌检测中水平较为显著，患者经过手术治疗后可显著降低，若复发，则该指标水平会出现升高现象；CA199 表达异常一般可见于肝癌、结肠癌和胃癌，也可在胆管癌、胆囊癌、胰腺癌等疾病中出现升高，尤其在晚期胰腺癌诊断中，指标高出正常水平几万倍；CYFRA211、NSE、Pro-GRP 水平对辅助肺癌的诊断及组织学分型都有一定的价值。

（三）临床转化与进展

肿瘤标志物是指在肿瘤发生和发展的过程中，由肿瘤细胞产生和释放的，或者由机体对肿瘤细胞反应而产生的一类物质，常以酶、抗原、激素等代谢产物的形式存在于肿瘤细胞内或者患者血液、尿液、其他体液、细胞和组织中，根据其生物特性可通过免疫学、生物化学及分子生物学方法进行定性或者定量检测，传统的生物标记物主要包括蛋白质、多肽、激素、病原体核酸等，多由于肿瘤细胞生化性质或者代谢异常，检测结果可出现质或者量上的改变，在肿瘤的辅助诊断、鉴别诊断、治疗监测及疗效评价、预后判断、复发检测及高危人群随访观察等方面都有相应的应用价值。随着精准医疗的发展，通过先进的生物蛋白质和基因组学等现代手段，由于肿瘤伴随着基因和蛋白的变化而生长，一些新的肿瘤标志物，如甲基化、DNA（RNA）点突变、蛋白质、细胞膜过氧化反应的挥发性有机化合物、碳水化合物、细胞因子趋化因子的突变或异常表达、肿瘤相关自身抗体的检测，以及小分子的 RNA 成为目前肿瘤标志物早期诊断的研究热点。同时，根据最新的研究成果显示，一些新兴的循环标记物既能应用与人体内部的生殖系基因突变，同时也可应用与体细胞突变的筛查，许多研究证明，在外周的血液里同时可以检测到极微量的体细胞突变形成的循环生物标记物，如循环核酸、循环肿瘤细胞及外泌体。这些生物标志物的研究是转化医学的重要内容，转化生物标志物起着将实验室主要由细胞或者动物实验研究取得的成果，安全有效地转化到临床中的重要作用。这些生物标记物不仅仅指传统的蛋白或代谢的改变，还可以是 DNA 的甲基化、具有单核苷酸多态性（SNPs）的模板、mRNA 的改变等，这些改变与疾病的状态息息相关。通过高通量的检测方法，如基因组学、蛋白质组学、代谢组学等平台，使用包括纳米技术、抗体芯片、高内涵筛选技术、生物信息学等分析技术筛选出可供早期诊断或疾病预测的生物标记物至关重要。尤其在肿瘤诊断的应用中，通过 DNA、RNA 以及蛋白质的分子水平分析可提供更加详细精确的分型和分子分期等作为 TNM 分期的补充，使得后续患者的个体化定制治疗成为可能。但是，同时需要注意到肿瘤病情的发展迅速及肿瘤之间高度的异质性，仅使用单一标记物进行肿瘤的早期诊断是困难的，理想的肿瘤标记物既要具备高度特异性和敏感性，又要易于测定。所以，联合应用检测一些合适的肿瘤标志物对于肿瘤的早期诊断及后期治疗意义重大。

肿瘤的治疗除了传统的手术治疗、放化疗外，随着肿瘤免疫学理论及现代生物学的发展，肿瘤的生物治疗显示出良好的应用前景，抗癌药物的发展从细胞毒性药物的攻击转向非细胞毒性药物的调节，生物治疗起着非常重要的作用。

肿瘤生物治疗主要包括肿瘤免疫治疗和肿瘤基因治疗。肿瘤免疫治疗包括：细胞因子，如白细胞介素、干扰素、TNF、CSF 等；抗瘤效应细胞，如 LAK、TIL、巨噬细胞、NK、CTL；肿瘤抗原，如肿瘤疫苗；单克隆抗体及其耦联物；非特异性免疫调节剂等。

基因治疗是指将外源性目的基因导入靶细胞中，对异常或者缺失的基因进行修补、干扰或纠正纠正病理生理过程，产生治疗效果。早期的肿瘤基因治疗多是指靶向的 DNA 修复，实质上是针对某些罕见单基因遗传病缺失基因的一种有效的补充治疗手段。随着个体化基因组的飞速发展，基因治疗不仅仅局限在单基因疾病，也发展到了多基因疾病如恶性肿瘤、自身免疫性疾病、心血管代谢类疾病等，目前最受到临床关注的属肿瘤基因治疗，肿瘤的基因治疗是运用基因转导技术，将外源性基因导入体内，直接修复或纠正肿瘤相关基因的结构和功能缺陷，或者通过间接增强宿主防御功能，以达到抑制和杀死肿瘤细胞的目的。根据目的基因的不同，肿瘤基因治疗包括免疫调节基因治疗、肿瘤自杀基因治疗、敏感性药物/耐药基因筛查、抑癌基因治疗、反义核苷酸治疗。其中，肿瘤免疫治疗是基础，肿瘤基因治疗是未来的发展方向，在很多时候，肿瘤免疫治疗和基因治疗相辅相成，肿瘤免疫-基因融合治疗手段是当前肿瘤治疗的研究热点。

目前，虽然肿瘤基因治疗的实验研究取得了许多有意义的结果，但除少数真正进入临床应用外，大部分的肿瘤基因治疗临床试验进展缓慢，主要有以下原因：动物实验与临床应用的结果不一致，临床效果尚难肯定；缺乏高效率的转导基因，或转导基因的细胞在体内不能长期生存；基因治疗的安全性可能存在问题，如插入突变与人内源性逆转录病毒序列的重组，外源性遗传物质的转移等，基因治疗中靶细胞种类的选择，基因表达水平对基因治疗效果以及患者本身的影响，这也是基因治疗中最为重要的一个方面。而且，肿瘤是多种细胞遗传异常可能涉及多个环节所发生的疾病，因此，在基因层面进一步研究肿瘤发生和发展的分子机制，应加强对肿瘤基因变化规律的进一步认识，找出一种更简单而有效的载体基因定位导入，提高转导率和外源基因的表达率，克服基因随机插入可以造成的某些正常功能基因被抑制；扩大基因受体细胞种类的筛选，单一的基因治疗是远远不够的，必须采取综合互补的治疗手段。肿瘤的基因治疗尚有许多理论和技术问题有待于进一步研究。

# 第六章　眼部遗传病的实验诊断与转化医学

## 第一节　概　　述

眼部遗传病已成为当前儿童和青少年的主要致盲性眼病，眼遗传学（ophthalmic genetics）主要研究眼遗传病及有眼部表现的全身性遗传病的遗传方式、发病机制及其可能的防治手段。

### 一、临床遗传学

根据遗传方式和与遗传物质的关系，眼部遗传病也分三大类：单一基因突变的单基因遗传病；涉及多个基因位点，其发病与环境因素密切相关的多基因遗传病，又称多因子遗传病；染色体数目或结构异常的染色体遗传病，又称染色体病或染色体畸变综合征。眼病及有眼部表现的遗传病中属单基因遗传病最多，有常染色体隐性遗传如高度近视、半乳糖血症等，常染色体显性遗传如先天性上睑下垂、Marfan综合征等，以及性连锁遗传如红绿色盲、眼白化病、原发性眼球震颤等，多为X连锁遗传。属于或可能为多基因遗传的眼病有单纯性近视、原发性青光眼、共同性斜视等，常为多发性，患病率高。这类眼遗传病的病因和遗传方式均较复杂，有时不易与后天获得性疾病区分开。染色体数目异常的疾病，常表现为全身综合征如唐氏（Down）综合征伴眼部外形改变，结构异常的疾病，如视网膜母细胞瘤等。

由遗传决定的个体具有易患某种或某类疾病的倾向性，称为遗传易感性（susceptibility），如某些患者易患春季卡他性结膜炎。不同致病基因可有相同的临床表现，如视网膜色素变性可有显性、隐性、性连锁隐性遗传等类型，但临床表现相同或类似，这种特性称为遗传异质性（heterogeneity），其意义在于指导正确判断遗传方式，推算子代或同代的发病概率，即遗传咨询。由环境因

素或非遗传因素造成的变异，表现型上与基因突变的相似，称为表型模拟
（phenocopy），如孕妇感染风疹病毒后致胎儿先天性白内障与遗传性先天性白
内障在临床上难以区别。

　　临床上眼遗传病的研究方法有：①家系调查法，可通过系谱分析来确定是
否属遗传病及以何种方式遗传；②双生子法，有助于遗传与环境效应的比较，
并可进一步计算疾病的遗传指数；③种族间比较，因种族差异有遗传学基础，
在某病的发病率、临床表现、发病年龄和性别等方面有显著差别，应考虑与遗
传有关，如原发性青光眼亚洲人种闭角型多见，而欧美白种人以开角型为主；
④伴随性状研究，如某病常伴随一已确定的遗传性状或疾病同时出现，则表明
该病与遗传有关；⑤疾病组分分析，对较复杂疾病的某个环节（组分）进行
单独的分析研究，来明确是否与遗传有关。此外，还可通过建立人类疾病动物
模型，尤其是自发性疾病动物模型和转基因动物模型，来进行眼遗传病的发病
机制、临床病程和表现、试验性治疗等研究。

## 二、分子遗传学

　　近年来分子生物学的研究进展，尤其是基因组 DNA 文库构建、核酸分子
杂交、DNA 序列分析技术、聚合酶链反应（PCR）、重组 DNA 技术等，带来
医学遗传学领域革命性变化，眼科学也突出表现在根据分子生物学理论和采用
分子生物学技术手段对眼遗传病的发病机制（如基因定位）、诊断（如基因突
变检测）和治疗（如基因转入）等方面进行研究和应用。

　　通过分子生物学技术确认 Leber 遗传性视神经病变是由线粒体 DNA
（mtDNA）基因位点突变所致，原发性青光眼的致病基因在 GLC1、GLC3 等。
分子遗传学证明 70% 视网膜母细胞瘤具有等位基因杂合性丢失，酯酶 D
（EsD）是唯一位于 13q14 的多肽酶，目前应用检测视网膜母细胞瘤的缺陷基
因，或利用 EsD 多态性作为遗传标记用于家系连锁分析，对视网膜母细胞瘤
做产前诊断，有助于遗传咨询。2002 年我国首先在国际上对先天性白内障的
致病基因功能定位研究获得业内认可。2006 年国际上对年龄相关性黄斑变性
疾病的相关基因研究获得突破。遗传性眼病的根本治疗是基因替代（基因矫
正或基因置换）治疗，即通过转入细胞内以正常基因来获得有效的基因产物，
纠正因疾病基因所致的酶或蛋白质缺陷等遗传性疾病状况。已开展遗传性眼病
的基因治疗研究，如转基因鼠视网膜色素变性治疗等，随着分子遗传学和分子
生物学研究的不断深入，遗传性眼病的基因治疗将为临床所应用。

## 第二节　眼部遗传病的实验诊断与转化医学

### 一、先天性白内障

#### （一）概述

先天性白内障（congenital cataract）是指出生时晶状体混浊或不透明的情况。多为出生前后即已存在，或在出生后一年内由于先天遗传或发育障碍逐渐形成。先天性白内障是一种罕见的眼科疾病，发病率为（0.6~9.3）/10000。全世界每年有 20000~40000 名患有先天性白内障或儿童白内障的儿童出生，是全世界儿童视力丧失的主要原因之一，每年估计有 200000 名儿童因双侧白内障失明。但是，先天性白内障导致的失明是可以预防的。根据浑浊的密度和位置，先天性白内障可能需要在儿童还是婴儿时通过白内障手术摘除或者其他干预措施，以实现正常的视力发育，防止弱视甚至失明。研究表明，人类的视觉发育关键期在 12 周以内，这个时期白内障造成的形觉剥夺可严重影响视觉发育，若不及时诊断和干预治疗，会导致不可逆转的剥夺性弱视和永久性严重视力损害或失明。因此，一些专家认为，先天性白内障干预和手术治疗的最佳时间是 6 周至 3 个月。在新生儿中应尽早发现先天性白内障患儿，开展早期的先天性白内障干预及治疗，是避免失明患儿失明的主要措施。

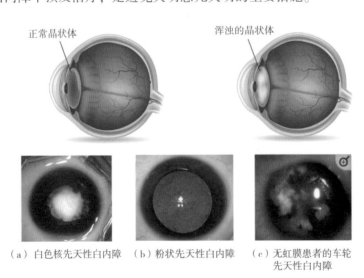

（a）白色核先天性白内障　　（b）粉状先天性白内障　　（c）无虹膜患者的车轮先天性白内障

图 6.1　先天性白内障

（二）发病机制

新生儿发生先天性白内障的原因很多，具体发病机制尚不明确，目前认为可能导致先天性白内障发生的因素包括遗传倾向、感染、代谢问题、糖尿病、创伤、炎症或药物反应等。主要分为遗传因素、环境因素与原因不明三大类。

1. 遗传因素

先天性白内障大约有 1/3 的病例有遗传因素，大多数双侧白内障病例为基因突变所致，最常见的遗传方式是常染色体显性遗传，约 44% 的家庭为该遗传方式，其他还有常染色体隐性遗传和 X 连锁隐性遗传。遗传性先天性白内障多为基因突变引起，少数有染色体一场或线粒体疾病所致。父母或兄弟姐妹患有先天性白内障的儿童也更有可能患有先天性白内障。其他如存在某些遗传性综合征时，也会增加发生白内障的概率，如 21 三体（唐氏综合征）更可能天生患有白内障。

2. 怀孕期间感染

需要考虑的重要环境因素包括先天性感染，如弓形虫、梅毒、水痘带状疱疹、细小病毒 B19、柯萨奇病毒、风疹、巨细胞病毒（CMV）和单纯疱疹病毒 I 和 II（TORCH）。如果孕妇在怀孕期间出现这些感染，婴儿可能会患有白内障。风疹是儿童白内障最重要的病因之一。但是怀孕期间的其他感染，如水痘、巨细胞病毒（CMV）甚至流感，都可能增高先天性白内障的发生风险。

3. 早产与创伤

有研究表明，早产的孩子更容易患白内障。约 40% 的大龄儿童白内障病例中，均有眼部外伤史。

4. 代谢性

如妊娠期低血糖、糖尿病患者（包括妊娠期糖尿病患者），可能会出现低血糖。低血糖会使得儿童发生先天性白内障的风险增加。目前原因尚不明确。

5. 医源性

一些用于治疗孕妇感染的抗生素可能会导致新生儿白内障。例如，用于治疗孕妇感染的四环素抗生素已被证明会导致新生儿白内障。

此外，一些儿童白内障实际上可能是先天性白内障，因为孩子在长大后才进行第一次眼科检查，所以早期无法确定。白内障可能会自行发生，也可能伴有其他眼部疾病，或者作为综合征的一部分，伴有身体其他疾病。

（三）基因变异情况

通过目前的基因检测，约在 90% 的双侧白内障患者中发现基因突变。随着分子生物学和测序技术的发展，先天性白内障的致病基因库有了快速扩充。基因变异导致的白内障比例可能比我们想象的要高，且仍有导致白内障的基因需被探究。

先天性白内障存在显著的遗传和表型异质性，并具有明显的家族内和家族间变异性。如编码晶状体蛋白的基因突变也可以表现出多系统效应。例如，导致 Nance-Horan 综合征的 NHS 基因具有复杂基因调控表达模式，涉及眼部、颅面和神经组织的发育。对于一些白内障相关基因，可能会因相应突变位点不同而产生截然不同的表型。先天性白内障存在多种遗传方式，包括常染色体显性或隐性遗传，X 连锁显性或隐性遗传，其中常染色体显性遗传最为常见。非综合征性先天性白内障常为常染色体显性。还有许多先天性白内障与其他异常同时存在，常为综合征中的一种表型。

1. 非综合征性（或孤立性）先天性白内障

与非综合征性先天性白内障相关的主要基因包括晶状体蛋白基因（CRYAA、CRYAB、CRYBB1、CRYBB2、CRYBB3、CRYBA1/A3、CRYBA2、CRYBA4、CRYGC、CRYGD 和 CRYGS 等）、膜蛋白基因（GJA3、GJA8、MIP、LIM2 等）、转录调节因子基因（HSF4、MAF、PITX3 等）和细胞骨架结构蛋白基因等。

1）晶状体蛋白基因

晶状体蛋白编码基因是在目前已知导致先天性白内障的缺陷基因中最常见的一类。晶状体蛋白是一种在晶状体中含量丰富的可溶解性蛋白，根据结构的不同可分为 α、β 和 γ-晶状体蛋白，是人类晶状体的主要结构折射蛋白，这个基因家族的突变导致晶状体不透明。此外，α-晶体蛋白帮助折叠或展开其他受损或变性蛋白质；β 和 γ-晶体蛋白，可抑制细胞凋亡。这些功能对于保持晶状体的透明度至关重要。约 50% 的非综合征遗传性白内障是由编码晶体蛋白的基因突变引起的，据统计，约有 100 多种突变，多为错义突变，其编码 12 个不同的人类 α、β 和 γ-晶体蛋白基因。而晶状体蛋白基因的突变会影响晶状体蛋白的稳定性，致使蛋白质的组成与结构发生改变，导致不稳定蛋白质的聚集和沉淀，最终导致晶状体发生混浊形成白内障。

2）细胞骨架结构蛋白基因

蛛丝结构蛋白（BFSP）是晶状体中特有的一种蛋白，属于中间丝蛋白家族（IFF）。BFSP1 基因和 BFSP2 基因分别编码晶状体丝蛋白和晶状体蛋白，它们是仅在晶状体中表达的蛋白质，主要功能是提供细胞支架、主导细胞运动和保持细胞形态。细胞骨架蛋白与晶体蛋白之间通过正常的相互作用维持晶体的透明度，被认为在晶状体发育和分化中起着重要作用。BFSP1 及 BFSP2 基因的点突变均已在常染色体显性遗传的白内障家族中被发现。更有趣的是，有研究报道携带这些致病性突变的杂合携带者可能发生年龄相关性白内障和近视的易感性更高。

3）膜蛋白基因

晶状体是一种无血管结构，因此膜蛋白在维持和代谢动态平衡中具有重要作用。约 10 种以上的膜蛋白基因突变导致人类晶状体细胞之间离子、溶质和水的不适当转运。间隙连接通道由 6 个连接蛋白组成的两个连接子构成。连接蛋白在晶状体微循环中起着重要作用，特别是在向晶状体中心供应代谢产物和营养物质，并将不需要的离子和副产物向外排出。它们能够在多种物种中形成功能性半通道。编码人类晶状体连接蛋白的 GJA3、GJA8 基因突变导致半通道活性发生改变，被认为与白内障的形成相关。最常见的是进展不同的带状和核粉状白内障。常为错义突变，GJA8 也与小角膜相关。

编码主要内源性蛋白（MIPs）基因突变占所有遗传性白内障的 5%。晶状体主要内在蛋白（MIPs），也称为 AQP 0（水通道蛋白-0，AQP-0），是水通道蛋白家族的成员，是水和溶质透过细胞膜的通道。水通道蛋白-0 是人类晶状体中表达最多的膜蛋白，其以常染色体显性遗传为主，与多种白内障表型相关。晶状体内膜蛋白-2（LIM2）是一种膜蛋白基因，该膜蛋白具有 4 个跨膜结构域，称为 MP19，有助于晶状体透明度。研究表明，LIM2 的基因突变与常染色体隐性白内障相关。

其他在膜上工作的蛋白质包括 EPHA2 和 DNMBP。EPHA2 编码一种膜结合蛋白酪氨酸激酶，EPHA2 基因的突变最常与常染色体显性遗传的后极性白内障相关。有报道认为，DNMBP 基因的变异会导致常染色体隐性白内障和其他眼部特征，包括瞳孔异常、斜视和眼球震颤。

表 6.1　　　　　　　　非综合征性白内障相关的基因列表

（详细表型数据来源于英国基因组学 PanelApp 和 OMIM 白内障数据库及相关出版物）

| 基因名/位点 | 基因/位点MIM 号 | 遗传特征 | 疾病的MIM 号 | 疾病名称 | 表型 |
|---|---|---|---|---|---|
| AGK | 610345 | AR | 614691 | 常染色体隐性白内障（白内障 38 型），先天性白内障 | 先天性白内障 |
| BFSP1 | 603307 | AD/AR | 611391 | 多样化的白内障（白内障 33 型） | 皮质性、核性、点状板层白内障 |
| BFSP2 | 603212 | AD | 611597 | 多样化的白内障（白内障 12 型） | 板层、皮质、核胚、"散在晶状体混浊" |
| CHMP4B | 610897 | AD | 605387 | 多样化的白内障（白内障 31 型） | 后囊下白内障，进展至影响细胞核和前囊下区域。后极性白内障 |
| CRYAA | 123580 | AD/AR | 604219 | 先天性白内障；多样化的白内障（白内障 9 型） | 核性、带状、中央核性、层状、板层、前极性、后极性、皮质性、胚胎性、前包膜下、扇形、全白内障 |
| CRYAB | 123590 | AD/AR | 613763 | 多样化的白内障（白内障 16 型） | 核性、后极性、板层性白内障 |
| CRYBA1 | 123610 | AD | 600881 | 先天性悬韧带型白内障缝合处混浊（白内障 10 型） | 先天性带状白内障伴缝线混浊，核性，板层性白内障（白内障 10 型） |
| CRYBA2 | 600836 | AD | 115900 | 白内障 42 型 | 多灶性白内障，先天性，青少年，后极性，早期白内障 |
| CRYBA4 | 123631 | AD | 610425 | 白内障 23 型 | 板层性和核性白内障 |
| CRYBB1 | 600929 | AD/AR | 611544 | 先天性核性白内障；多样化的白内障（白内障 17 型） | 先天性核性白内障，粉尘状白内障 |

| 基因名/位点 | 基因/位点MIM 号 | 遗传特征 | 疾病的MIM 号 | 疾病名称 | 表型 |
|---|---|---|---|---|---|
| CRYBB2 | 123620 | AD | 601547 | 多样化的白内障（白内障 3 型） | 核性颗粒状白内障，蓝斑性白内障 |
| CRYBB3 | 123630 | AD/AR | 609741 | 先天性核性白内障（白内障 22 型） | 先天性皮质核性白内障 |
| CRYGB | 123670 | AD | 615188 | 多样化的白内障（白内障 39 型） | 前极板层性白内障 |
| CRYGC | 123680 | AD | 604307 | 常染色体显性遗传核性颗粒状白内障（白内障 2 型） | 带状粉状白内障，核性颗粒状白内障 |
| CRYGD | 123690 | AD | 115700 | 白内障；白内障 4 型，多样化的，先天性蓝斑性白内障 | 针刺状，进行性，先天性蓝斑性白内障 |
| CRYGS | 123730 | AD | 116100 | 多样化的白内障（白内障 20 型） | 进行性多形性皮质性白内障，进行性"乳白色"白内障 |
| CYP51A1 | 601637 | AR | N/A | 甾醇代谢异常引起的常染色体隐性白内障 | 无特殊原因的全白性先天性白内障 |
| DNMBP | 611282 | AR | 618415 | 白内障 48 型 | 婴儿期白内障 |
| EPHA2 | 176946 | AD | 116600 | 年龄相关性皮质性白内障；多种类型的白内障 6 型 | 年龄相关性皮质性白内障持续性胎儿血管系统，骨性极性，后囊下白内障 |
| FOXE3 | 601094 | AD/AR | 612968 | 常染色体显性白内障多样化的白内障 34 型 | 膜性后囊下白内障 |
| FYCO1 | 607182 | AR | 610019 | 白内障 18 型，先天性白内障 | 核性白内障，先天性白内障 |
| GJA3 | 121015 | AD | 601885 | 带状粉状白内障；多样化的白内障 14 型 | 核粉状、带状粉状白内障后极、核珊瑚状、胚胎核、铜斑状白内障 |

续表

| 基因名/<br>位点 | 基因/位点<br>MIM 号 | 遗传特征 | 疾病的<br>MIM 号 | 疾病名称 | 表型 |
|---|---|---|---|---|---|
| GJA8 | 600897 | AD | 116200 | 多样化的白内障 1 型 | 带状粉状，核进行性 |
| HSF4 | 602438 | AD/AR | 116800 | 多样化的白内障 5 型 | 板状、带状星状、前极性白内障 |
| LEMD2 | 616312 | AR | 212500 | 白内障 46 型，青少年发病 | 青少年发病的"Hutterite 型白内障" |
| LIM2 | 154045 | AR | 615277 | 皮质粉状白内障；白内障 19 型 | 皮质粉状白内障，先天性完全性白内障，核性白内障 |
| LSS | 600909 | AR | 616509 | 白内障 44 型 | 完全性白内障 |
| MAF | 177075 | AD | 610202 | 白内障，粉状或蓝绿色，无小角膜；多样化的白内障 21 型 | 白内障，粉状或蓝绿色，无小角膜，白内障 21 型，皮质粉状，核粉状，进展为后囊下白内障。板层性、前极性、核性、前囊下白内障 |
| MIP | 154050 | AD | 615274 | 多样化的白内障 15 型 | 白内障 15 型，前极和后极，皮质性白内障，进行性点状板层白内障，非进行性先天性板层和缝合性白内障，胚胎性核白内障 |
| NHS | 300457 | XD | 302200 | X 连锁的白内障 40 型 | 全核性、缝线性、板层性、带状、核周性、后星状白内障 |
| PITX3 | 602669 | AD，AR | 610623 | 多样化的白内障 11 型 | 白内障 11 型，后极性、全性和皮质性白内障 |
| TDRD7 | 611258 | AR | 613887 | 白内障 36 型 | 先天性白内障 |
| UNC45B | 611220 | AD | 616279 | 白内障 43 型 | 后囊下和中央性白内障 |

续表

| 基因名/位点 | 基因/位点 MIM 号 | 遗传特征 | 疾病的 MIM 号 | 疾病名称 | 表型 |
|---|---|---|---|---|---|
| VIM | 193060 | AD | 116300 | 白内障 30 型，粉状 | 粉状白内障 |
| WFS1 | 606201 | AD/AR | 116400 | 白内障 41 型 | 先天性核性白内障 |

注：AD，常染色体显性遗传；AR，常染色体隐性遗传；XD，X-连锁显性遗传。

4）转录调节因子基因

大多数转录调节因子的突变发生在 DNA 结合区，这可影响其与靶基因的结合，导致晶状体发育过程中蛋白质异常表达，进而使晶状体发育不良，引起晶状体混浊。热休克转录因子 4（HSF4）保护晶状体蛋白质免受细胞应激，并在晶状体纤维细胞的分化中起调节作用。HSF4 基因突变最常引起板层白内障，可在出生时出现或在儿童早期发育，并可以显性或隐性方式遗传。MAF 基因在晶状体纤维细胞发育和分化过程中调节眼晶状体蛋白的表达，与 Ayme-Gripp 综合征（白内障、生长迟缓、感音神经性听力损失、学习障碍、短头畸形和癫痫）相关。FOXE3 基因的突变导致蛋白质缺陷或功能丧失，已被证明影响各种眼部结构，包括角膜、虹膜、晶状体和视网膜。（垂体同源 3（PITX3）基因突变最常导致后极性白内障伴或不伴眼前节发育不良（ASD），可导致其他眼部缺陷，如角膜混浊、小眼症、小角膜、眼球震颤和青光眼。

表 6.2 　　　　与白内障和其他眼部畸形相关的基因突变列表

（详细表型数据来源于英国基因组学 PanelApp 和 OMIM 白内障数据库及相关出版物）

| 基因符号 | 基因/位点 MIM 数 | 遗传方式 | 疾病 MIM 编号 | 疾病名称 | 眼部合并症 |
|---|---|---|---|---|---|
| CRYBA1 | 123610 | AD | 600881 | 多样化的白内障 10 型 | 眼球震颤，内斜视 |
| CRYBA2 | 600836 | AD | 115900 | 白内障 42 型 | 瞳孔偏心、青光眼、近视 |
| CRYBA4 | 123631 | AD/AR | 610425 | 白内障 23 型 | 小角膜，小眼畸形 |
| CRYBB1 | 600929 | AD/AR | 611544 | — | 小角膜、眼球震颤、虹膜和脉络膜缺损 |

续表

| 基因符号 | 基因/位点 MIM 数 | 遗传方式 | 疾病 MIM 编号 | 疾病名称 | 眼部合并症 |
|---|---|---|---|---|---|
| CRYBB2 | 123620 | AD | 601547 | 多样化的白内障 3 型 | 小眼症、小角膜、疣（后段）、青光眼 |
| CRYGC | 123680 | AD | 604307 | 多样化的白内障 2 型；常染色体显性遗传性中央粉末状白内障 | 小角膜 |
| CRYGD | 123690 | AD | 115700 | 多样化的白内障 4 型 | 小角膜 |
| DNMBP | 611282 | AR | 618415 | 白内障 48 型 | 眼球震颤、弱视、外斜视 |
| EPHA2 | 176946 | AD | 116600 | 多样化的白内障 6 型 | 小角膜 |
| FOXE3 | 601094 | AD/AR | 610256 | Peter 异常眼 | ASD、眼发育不全、角膜混浊、彼得斯异常、小眼畸形、小角膜、眼球震颤 |
| GJA3 | 121015 | AD | 601885 | 多样化的白内障 14 型 | 小眼症，小角膜 |
| GJA8 | 600897 | AD | 116200 | 白内障小角膜综合征 | 小角膜、小眼症、青光眼、ASD、结肠瘤、巩膜角膜、全角膜混浊 |
| MAF | 177075 | AD | 610202 | — | 小角膜、虹膜缺损、小角膜、青光眼、小眼症、近视、眼球震颤、彼得斯异常 |
| NHS | 300457 | XD | 302200 | X 连锁的白内障 40 型 | 小眼症，小角膜 |
| OPA3 | 258501 | AD | 258501 | 常染色体显性遗传性视神经萎缩伴白内障（ADOAC） | 视神经萎缩 |

续表

| 基因符号 | 基因/位点<br>MIM 数 | 遗传方式 | 疾病<br>MIM 编号 | 疾病名称 | 眼部合并症 |
|---|---|---|---|---|---|
| P3H2 | 610341 | AR | 614292 | — | 高度近视、晶状体脱位、视网膜脱离、玻璃体视网膜变性 |
| PAX6 | 607108 | AD | 106210 | — | 白内障伴迟发性角膜营养不良 |
| PITX3 | 602669 | AD | 610623 | — | 眼前段发育不全 |
| PXDN | 605158 | AR | 269400 | — | 角膜混浊，发育性青光眼；与其他眼部异常相关的角膜混浊（COPA） |
| VSX2 | 142993 | AR | 610092 | — | 小眼畸形和虹膜异常。伴 3 型疣的小眼症，孤立性 2 型小眼症 |

注：AD，常染色体显性遗传；AR，常染色体隐性遗传；XD，X-连锁显性遗传；ASD，眼前段发育不全。

### 2. 综合征性先天性白内障

先天性白内障普遍以孤立的方式发生，但也可能是综合征的一部分而影响其他系统。主要导致综合征性白内障的基因包括 GLA（Fabry 病）、OCRL（Lowe 综合征）、GALK117q（半乳糖血症）、NHS（白内障-牙综合征）和 PAX6（无虹膜综合征）。此外，儿童白内障也可能是染色体异常、杂合性丢失、线粒体疾病、三联体重复性疾病和更复杂的遗传疾病相关的综合征的一个组成部分，如 WAGRO 综合征、Cockayne 综合征、Prader-Willi 综合征等。

以白内障为特征的染色体异常包括如唐氏综合征（21 三体）和帕托综合征（13 三体）。21 三体儿童出生时具有特征性特征，容易出现各种健康问题，包括眼部异常，如白内障、上睑裂、散光、虹膜异常、斜视、泪道阻塞、眼睑炎、视网膜异常、远视、弱视、眼球震颤和近视。15% 的 21 三体儿童患有白内障。13 三体儿童通常患有白内障、小眼症和眼缺损，且由于颅面部、肌肉骨骼、心脏、腹部和神经系统的多种严重先天性异常，他们的寿命很少超过几天或几周。多种 X 连锁疾病表现为先天性白内障。Lowe 综合征是一种 X 连锁隐性遗传病，它是由 OCRL 基因突变引起的，其特征是三联征，包括致密先天性白内障、智力残疾和近端小管功能障碍。在新生儿期，可以看到肌张力降低和白内障，常常至肾功能不全时才能被诊断。诺瑞病（Norrie disease）是一种 X 连锁隐性疾病，由 NDP 基因突变引起。白内障-牙综合征具有典型的面部畸形特征（长脸、大耳朵、突出的鼻子），以及牙齿和眼部异常，包括白内障和发育迟缓。NHS 基因的功能缺失突变导致综合征性疾病；然而，基因易位如重复可导致非综合征性孤立性白内障。强直性肌营养不良 1 为常染色体显性遗传，由于胞嘧啶-胸腺嘧啶-鸟嘌呤（CTG）重复而发生，与多种眼部症状相关，如白内障、视网膜变性、低眼压、眼睑下垂、溢泪、角膜病变、眼外肌强直和眼动中枢控制异常相关。2 型神经纤维瘤病由 NF2 基因突变引起，为常染色体显性遗传。Zellweger 谱系障碍（ZSD）是一种常染色体隐性遗传的代谢性过氧化物酶体生物发生障碍。它是由编码过氧化物酶体生物发生所需蛋白质的 PEX 基因突变引起。Rothmund-Thompson 综合征是一种罕见的疾病，是 RECOL4 基因突变引起的，同时导致皮肤、结缔组织和骨骼的广泛病变。CYP27A1 基因突变导致胆固醇和胆甾醇在组织中积累，并导致脑腱性黄瘤病（CTX）。发育性白内障通常是这种疾病的早期眼部症状，并伴有全身特征，如婴儿腹泻和肌腱黄瘤。半乳糖血症是一种罕见的遗传性半乳糖代谢紊乱，是由编码半乳糖酶的半乳糖氧化酶（GALK1）和半乳糖-1-磷酸（GALT）基因突变引起的。

表 6.3　　　　　　　　　　与综合征性白内障相关的基因突变列表

（来源于英国基因组学 PanelApp 和 OMIM 白内障数据库及相关出版物的详细表型数据）

| 基因符号 | 基因/位点MIM 号 | 遗传方式 | 疾病MIM 号 | 疾病名称 | 常见相关系统特征 |
|---|---|---|---|---|---|
| ADAMTS10 | 608990 | AR | 277600 | Weill-Marchesani综合征 | 身材矮小，头短，关节僵硬 |
| AGK | 610345 | AR | 212350 | 森格斯综合征 | 肥厚型心肌病、骨骼肌病、运动不耐受 |
| AGPS | 603051 | AR | 600121 | 点状根茎软骨发育不良 3 型 | 身材矮小，鼻梁宽大，内眦赘皮，上腭高弓，外耳发育不良，小颌畸形，先天性挛缩，侏儒症，严重精神残疾伴痉挛 |

续表

| 基因符号 | 基因/位点MIM号 | 遗传方式 | 疾病MIM号 | 疾病名称 | 常见相关系统特征 |
|---|---|---|---|---|---|
| ALDH18A1 | 138250 | AD/AR | 616603 | 常染色体显性/隐性遗传性皮肤松弛症-3（ADCL3/ARCL3） | 精神残疾、关节过度活动、皮肤高弹性、代谢异常：高氨血症/脯氨酸血症/鸟氨酸血症 |
| B3GLCT | 610308 | AR | 261540 | 彼得斯综合征 | 彼得斯异常、生长迟缓、身材矮小、短指、发育迟缓 |
| BCOR | 300166 | XD | 300485 | 眼面部心脏综合征 | 眼睛异常（小眼症、青光眼）、面部异常（长而窄的脸、高鼻梁、尖鼻子、腭裂）、心脏异常（房间隔缺损、二尖瓣松弛）、牙齿异常（犬神经根肥大、牙列延迟、少牙症等） |
| COL2A1 | 120140 | AD | 609508 | Stickler 综合征 I 型非综合征性眼病 | 先天性玻璃体异常（晶状体后间隙残留凝胶），伴有中线裂、面中部平坦、听力损失、轻度脊柱骨骺发育不良、早发性关节炎 |
| COL4A1 | 120130 | AD | 175780 | — | 脑小血管疾病，伴有或不伴有眼部异常；小眼症 |
| COL4A5 | 303630 | XD | 301050 | Alport 综合征 | 进行性肾功能衰竭、听力损失和晶状体眼、角膜糜烂、视网膜斑点 |
| COL11A1 | 120280 | AD | 154780 | Marshall 综合征；Stickler 综合征 | 听力损失、视网膜脱离、面中部发育不良、腭部发育不良 |
| COL18A1 | 120328 | AR | 267750 | Knobloch 综合征 | 高度近视、玻璃体视网膜变性、视网膜脱离 |
| CRYAB | 123590 | AD/AR | 613763 | — | 肌原纤维性肌病、成人发作型心肌病、扩张型心肌病 |

续表

| 基因符号 | 基因/位点<br>MIM 号 | 遗传方式 | 疾病<br>MIM 号 | 疾病名称 | 常见相关系统特征 |
|---|---|---|---|---|---|
| CYP27A1 | 606530 | AR | 213700 | 脑腱性黄瘤病 | 儿童期胆汁淤积症、肌腱黄瘤。成年期的神经并发症，包括神经精神障碍、肌肉张力增加、共济失调、肌张力障碍、癫痫发作 |
| CYP51A1 | 601637 | AR | — | — | 发育迟缓、痉挛性双瘫和隐源性新生儿肝硬化、新生儿胆汁淤积性黄疸 |
| DCR | — | IC | 190685 | 唐氏综合征 | 精神残疾、特征相、心脏异常、胃肠道疾病、白血病、听力损失、早期阿尔茨海默病 |
| DHCR7 | 602858 | AR | 270400 | 斯-李-奥综合征 | 肌张力减退、小头畸形、小颌畸形、颅面畸形、轴后多指畸形、并指畸形、尿道下裂、发育迟缓 |
| DMPK | 605377 | AD | 160900 | 强直性肌营养不良1型 | 强直性肌营养不良、白内障、性腺功能减退、额叶秃顶、心电图改变 |
| EED | 605984 | AD | 617561 | 科恩-吉布森综合征 | 畸形的面部特征、晚期骨龄、骨骼异常、大手、长手指和弯曲畸形、脊柱侧凸和颈椎异常 |
| EIF2B2 | 606454 | AR | 603896 | 白质消融性白质脑病 | 不同的神经特征，包括进行性小脑共济失调、痉挛、与脑成像白质损伤相关的认知障碍 |
| EPHA2 | 176946 | AD | 116600 | — | 小角膜症、白内障、神经发育迟缓、轻度畸形 |

续表

| 基因符号 | 基因/位点MIM 号 | 遗传方式 | 疾病MIM 号 | 疾病名称 | 常见相关系统特征 |
|---|---|---|---|---|---|
| ERCC2 | 126340 | AR | 610756 | 脑颅颌面综合征（COFS2）；毛发硫营养不良症 1（TTD1） | COFS2：小头畸形，鼻子突出，小眼症，眼睑下垂，大耳朵，重叠上唇，长中唇，小颌畸形。<br>TTD1：脆性缺硫头发、皮肤、神经和生长异常 |
| ERCC3 | 133510 | AR | 616390 | 毛发硫营养不良症 2（TTD2） | 脆性缺硫头发、皮肤、神经和生长异常 |
| ERCC6 | 609413 | AR | 133540 | B 型 Cockayne 综合征（CSB）；脑颅颌面骨综合征 1（COFS1） | CSB：类前病变、恶病质性侏儒、发育不良、精神残疾、脂肪组织丧失、关节挛缩、感音神经性听力丧失。<br>COFS1：小头畸形、精神残疾、面部畸形、关节发育不全 |
| ERCC8 | 609412 | AR | 216400 | 科凯恩综合征 | 类前病变、恶病质性侏儒症、精神残疾、脂肪组织丧失、感音神经性听力丧失。 |
| FAM126A | 610531 | AR | 610532 | 白质营养不良和低髓鞘 5 型 | 髓鞘脱失导致精神运动退化、精神残疾、感觉运动性周围神经病变 |
| FBN1 | — | AD | — | 马凡综合征 | 骨骼、眼部和心血管异常。四肢和手指长，腭高弓，主动脉扩张/反流，近视，晶状体半脱位 |
| FOXE3 | 601094 | AD | 612968 | 多样性白内障 34 型 | 玻璃体视网膜发育不良、神经发育迟缓、关节松弛 |
| FTL | 134790 | AD | 600886 | 高铁蛋白血症-白内障综合征 | 高铁蛋白血症、微细胞贫血 |

续表

| 基因符号 | 基因/位点<br>MIM 号 | 遗传方式 | 疾病<br>MIM 号 | 疾病名称 | 常见相关系统特征 |
|---|---|---|---|---|---|
| GALK1 | 604313 | AR | 230200 | 半乳糖激酶缺乏伴白内障 | 血浆半乳糖升高，伴有轻度半乳糖血症 |
| GALT | 606999 | AR | 230400 | 半乳糖血症 | 血浆半乳糖升高，进食不良，体重增加不良，呕吐和腹泻，肝细胞损伤和嗜睡 |
| GCNT2 | 600429 | AR | 116700 | 成人 I 血型伴随白内障 | 成人 I 血型 |
| GEMIN4 | 606969 | AR | 617913 | — | 伴有小头畸形、肾脏异常的神经发育障碍 |
| GNPAT | 602744 | AR | 222765 | 肢近端型点状软骨发育不良 2 型 | 根茎性骨骼发育不良，精神残疾 |
| GTF2H5 | 608780 | AR | 616395 | 毛发硫性营养不良3 型光敏性 | 脆性缺硫头发、皮肤、神经和生长异常 |
| HMX1 | 142992 | AR | 612109 | 眼耳综合征 | 小眼症、小角膜、角膜混浊、缺损、外耳畸形 |
| HTRA2 | 606441 | AR | 617248 | 3-甲基戊二酸尿症，Ⅷ型 | 婴儿期死亡。肌张力减退、运动异常、呼吸功能不全、发育不良伴癫痫发作 |
| INPP5K | 607875 | AR | 617404 | 先天性肌营养不良伴白内障和轻度认知障碍（MDCCAID） | 儿童期进行性肌无力伴轻度认知障碍的肌营养不良 |
| JAM3 | 606871 | AR | 613730 | — | 脑出血性破坏，室管膜下钙化 |
| LONP1 | 605490 | AR | 600373 | CODAS 综合征（脑、眼、牙、耳、骨） | 发育迟缓，颅面畸形，上睑下垂，正中鼻沟，延迟牙齿萌出，牙尖形态异常，畸形螺旋，听力损失，身材矮小，延迟骨骺骨化，干骺和髋关节发育不良，椎体冠状裂 |

续表

| 基因符号 | 基因/位点<br>MIM 号 | 遗传方式 | 疾病<br>MIM 号 | 疾病名称 | 常见相关系统特征 |
|---|---|---|---|---|---|
| LSS | 616509 | AR | 600909 | — | 先天性白内障，多毛症 |
| MAF | 177075 | AD | 610202 | Ayme-Gripp 综合征（AYGRPS） | 感音神经性听力丧失、智力残疾、癫痫发作、短头畸形、明显的扁平面部外观和生长迟缓 |
| MAN2B1 | 609458 | AR | 248500 | α-甘露糖苷贮积症Ⅰ和Ⅱ型 | 进行性精神残疾、免疫缺陷、听力受损和投掷样骨骼变化 |
| MSMO1 | 607545 | AR | 616834 | — | 小头症、银屑病样皮炎 |
| MYH9 | 160775 | AD | 155100 | 爱泼斯坦氏肾变病、Fechtner 综合征 | 肾炎、轻度听力损失、血小板减少 |
| NDP | 300658 | XR | 310600 | 诺里病（早产儿视网膜病变） | 由于神经视网膜的退行性和增殖性变化导致的儿童早期失明，伴有或不伴有进行性精神残疾、精神病和耳聋 |
| NF2 | 607379 | AD | 101000 | 2 型神经纤维瘤病 | 多发性肿瘤综合征。颅神经肿瘤（通常为双侧）、脑膜瘤和神经鞘瘤 |
| NHS | 300457 | XD | 302200 | 南斯-霍兰综合征，掌骨过短-白内障-楔形牙综合征 | 小角膜，牙齿异常，例如，哈钦森门牙，近中牙，畸形特征，例如，大前倾耳廓，精神障碍 |
| OCRL | 300535 | XR | 309000 | Lowe 综合征（眼脑肾综合征） | 水肿、精神残疾、抗维生素 D 佝偻病、氨基酸尿、肾脏产生的氨减少 |
| PEX1 | 602136 | AR | 214100 | 过氧化物酶体生物发生障碍 1A（Zellweger）（ZS）Refsum 病为婴儿期；新生儿肾上腺脑白质营养不良 | 神经系统异常，特征性畸形和肝肿大，婴儿期死亡。<br>症状与 ZS 相似，存活至幼儿期。<br>症状与 ZS 相似，最长生存期为 3~11 岁 |

续表

| 基因符号 | 基因/位点 MIM 号 | 遗传方式 | 疾病 MIM 号 | 疾病名称 | 常见相关系统特征 |
|---|---|---|---|---|---|
| PEX2 | 170993 | AR | 614866 | 过氧化物酶体生物发生障碍 5A（Zellweger） | 神经系统异常、特征性畸形和肝肿大、婴儿期死亡 |
| PEX3 | 603164 | AR | 614882 | 过氧化物酶体生物发生障碍 10A（Zellweger） | 神经系统异常、特征性畸形和肝肿大、婴儿期死亡 |
| PEX5 | 600414 | AR | 214110/ 202370/ 616716 | 过氧化物酶体生物发生障碍 2A 过氧化物酶体生物发生障碍 2B 点状根茎软骨发育不良，5 型 | 神经系统异常，特征性畸形和肝肿大、婴儿期死亡。近侧肢体骨骼发育不良，精神残疾 |
| PEX6 | 601498 | AR | 614862 | 过氧化物酶体生物发生障碍 4A（Zellweger） | 神经系统异常，特征性畸形和肝肿大、婴儿期死亡 |
| PEX7 | 601757 | AR | 215100 | 1 型点状根茎软骨发育不良；Refsum 病；过氧化物酶体生物发生障碍 | 根状茎骨骼发育不良，精神残疾。症状与 ZS 相似，存活至幼儿期。神经系统异常、特征性畸形和肝肿大、婴儿期死亡 |
| PEX10 | 602859 | AR | 614870 | 过氧化物酶体生物发生缺陷病 6A 型；新生儿肾上腺脑白质营养不良 | 神经系统异常，特征性畸形和肝肿大、婴儿期死亡。症状与 ZS 相似，最长生存期为 3~11 岁 |
| PEX11B | 603867 | AR | 614920 | 过氧化物酶体生物发生缺陷病 | 神经系统异常、特征性畸形和肝肿大、婴儿期死亡 |
| PEX12 | 614859 | AR | 614859 | 过氧化物酶体生物发生缺陷病 3A 型；过氧化物酶体生物发生障碍与补体第 3 组 | 神经系统异常、特征性畸形和肝肿大、婴儿期死亡 |

续表

| 基因符号 | 基因/位点 MIM 号 | 遗传方式 | 疾病 MIM 号 | 疾病名称 | 常见相关系统特征 |
|---|---|---|---|---|---|
| PEX13 | 601789 | AR | 614883 | 过氧化物酶体生物发生缺陷病 11A 型（Zellweger）；新生儿肾上腺脑白质营养不良 | 神经系统异常，特征性畸形和肝肿大，婴儿期死亡。症状与 ZS 相似，最长生存期为 3~11 岁 |
| PEX14 | 601791 | AR | 614887 | 过氧化物酶体生物发生缺陷病 13A 型 | 神经系统异常、特征性畸形和肝肿大、婴儿期死亡 |
| PEX16 | 603360 | AR | 614876 | 过氧化物酶体生物发生缺陷病 8A 型 | 神经系统异常、特征性畸形和肝肿大、婴儿期死亡 |
| PEX19 | 600279 | AR | 614886 | 过氧化物酶体生物发生缺陷病 12A 型 | 神经系统异常、特征性畸形和肝肿大、婴儿期死亡 |
| PEX26 | 608666 | AR | 614872 | 过氧化物酶体生物发生缺陷病 7A 型；Refsum 病为婴儿期；新生儿肾上腺脑白质营养不良 | 神经系统异常、特征性畸形和肝肿大、婴儿期死亡 症状与 ZS 相似，存活至幼儿期。症状与 ZS 相似，最长生存期为 3~11 岁 |
| PITX3 | 602669 | AD, AR | 610623 | — | 精神残疾、舞蹈动作、肌肉张力增加、下肢深部肌腱反射 |
| POMT1 | 607423 | AR | 236670 | Warburg Micro 综合征 | 鹅卵石（II 型）无脑畸形、小脑畸形、视网膜畸形 |
| RAB18 | 602207 | AR | 614222 | Warburg Micro 综合征 3 型 | 先天性小头畸形、皮质发育不良、小角膜、视神经萎缩、严重精神残疾、低张性双瘫、性腺发育不良 |
| RAB3GAP1 | 602536 | AR | 600118 | Warburg Micro 综合征 1 型 | 先天性小头畸形、皮质发育不良、小角膜、视神经萎缩、严重精神残疾、低张性双瘫、性腺发育不良 |

续表

| 基因符号 | 基因/位点 MIM 号 | 遗传方式 | 疾病 MIM 号 | 疾病名称 | 常见相关系统特征 |
|---|---|---|---|---|---|
| RAB3GAP2 | 609275 | AR | 212720 | Warburg Micro 综合征 2 型；马尔慈奥夫综合征 | 先天性小头畸形、皮质发育不良、小角膜、视神经萎缩、严重精神残疾、低张性双瘫、性腺发育不良。WMS2 的较温和表型。小眼症、出生后小头畸形、发育迟缓 |
| RECQL4 | 603780 | AR | 268400 | Rothmund-Thomson 综合征 2 型（RTS） | 多角皮病、先天性骨缺损、儿童期骨肉瘤风险增加、成年期皮肤癌 |
| SC5D | 602286 | AR | 607330 | 内源性胆固醇缺乏 | 面部畸形、严重小头畸形、小颌畸形、新生儿黄疸、精神残疾、六指畸形、并指畸形、肝病 |
| SEC23A | 610511 | AR | 607812 | 颅豆状缝发育不良 | 面部形态异常、晚期闭合性囟门、骨骼缺损 |
| SIL1 | 608005 | AR | 248800 | 马-斯综合征 | 小脑共济失调，进行性肌病 |
| SLC2A1 | 138140 | AD | 608885 | 气孔素缺乏性冷冻水细胞增多症伴神经功能缺损 | 精神运动发育延迟、癫痫发作、假性高钾血症 |
| SLC33A1 | 603690 | AR | 614482 | — | 先天性白内障、听力损失和神经变性 |
| SRD5A3 | 611715 | AR | 612713 | Kahrizi 综合征 | 精神残疾、缺损、脊柱后凸 |
| TFAP2A | 107580 | AD | 113620 | 鳃-眼-面综合征（Branchiooculo-facial syndrome，BOFS） | 上腭高弓，中突突出，耳道狭窄，耳廓异常，眶周和头皮囊肿 |
| WRN | 604611 | AR | 277700 | Werner 综合征；成人早老症 | 加速衰老现象和与衰老相关的疾病，包括糖尿病、骨质疏松症、过早动脉粥样硬化、良性和恶性肿瘤 |

续表

| 基因符号 | 基因/位点<br>MIM 号 | 遗传方式 | 疾病<br>MIM 号 | 疾病名称 | 常见相关系统特征 |
|---|---|---|---|---|---|
| XYLT2 | 608125 | AR | 605822 | 脊椎关节综合征 | 骨脆性、听力缺陷、视网膜病变 |

注：AD，常染色体显性遗传；AR，常染色体隐性遗传；XD，X-连锁显性遗传。

（四）实验诊断学

随着人口的流动和变化，必须先考虑对孕母或新生儿的病原感染情况进行筛查，因为如孕期感染风疹病毒，可能存在传染给胎儿的风险。对于双侧白内障病例，应考虑通过眼科遗传专家或临床遗传学家分析，进一步进行基因检测。例如，2014 年匹兹堡大学医学中心（UPMC）的儿童医院绘制了儿童先天性白内障诊断路径，以方便医护更好地管理和诊断疾病，可见分子遗传学的检测在先天性白内障诊断种的重要性及必要性。

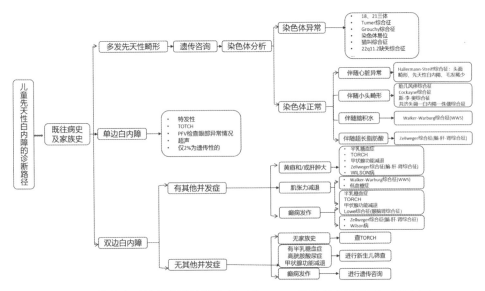

图 6.2　儿童先天性白内障诊断路径（© UPMC 匹兹堡儿童医院，2014 年）

基因检测对所有白内障儿童来说都很重要，因为它可以提供关于病因、遗传和对未来儿童风险的有效信息，若存在多系统症状时应组织多学科护理团队。近期研究表明，双侧白内障的分子诊断率为 50%~90%。有研究表明，使用下一代测序技术对已知白内障相关基因的靶向基因组合进行检测，阳性覆盖率可达 90%。全基因组测序（筛选所有编码和非编码基因间和基因内区域）预计可将诊断率进一步提高 40%。

各种技术可用于评估先天性白内障患者：

（1）当存在发育迟缓/智力障碍、其他畸形、生长迟缓时，表明白内障可能是综合征性先天性白内障的其中一种临床表现，这种情况下可首选常规细胞遗传学方法，尤其是金标准核型分析，检测染色体水平的结构或数量异常（大缺失、重复、易位）。

（2）如果认为白内障表现出与涉及微缺失/微重复相关特定表型的遗传模式，则可采用荧光原位杂交等分子细胞遗传学方法进行检测。

（3）如果怀疑白内障是由于某一基因更特异和更小区域的拷贝数变异导致时，则可以使用多重连接依赖性探针扩增（MLPA）分析的方法进行检测。

（4）如果白内障被认为是与染色体层面拷贝数变化相关的遗传病因的其中一种临床表现，但不具有临床可识别性（如精神残疾谱），则优选微阵列比较基因组杂交（aCGH）等方法进行检测。

（5）如果白内障的病因具有遗传异质性，且与难以区分的临床表现特异性相关，则可选择全外显子组测序（WES）或全基因组测序（WGS）检测后，再进行 Sanger 测序验证。

（6）如果对白内障的表现型存在较强的特异性，且该遗传表现存在已知对应的基因，则可能首选对特定基因进行一代测序。

因此，关键的一步是全面了解病程病史和充分描述表型，详细评估相关系统异常/疾病，并确定初步临床诊断。

（五）临床意义与评价

先天性白内障是全世界失明的主要原因，尽早手术治疗、术后长期弱视训练及视觉重建是目前治疗该病的主要手段，因此早期明确诊断显得尤为重要。在精准医学时代，随着 PCR 技术、Sanger 测序、高通量测序、基因编辑等技术的应用，越来越多与先天性白内障相关的致病基因被发现，白内障的发病机制也日渐明确，这也为基因水平上治疗先天性白内障提供了重要依据。基因检测可以加快诊断速度，帮助更好地管理白内障儿童。如果怀疑特定的遗传病因，可以进行特定的基因检测，如果怀疑存在半乳糖血症以外的代谢疾病，也可以进行特殊的有机酸分析。例如，脑腱性黄瘤病是 CYP27A1 基因突变的结果，该基因突变导致胆固醇代谢紊乱。它会导致青少年白内障、黄瘤和认知/神经障碍。如果早期诊断，开始口服鹅去氧胆酸治疗，可以预防疾病的进一步发展。又如半乳糖血症，通过早期诊断和特殊饮食，有可能在一定程度上减缓白内障的进展。遗传咨询可帮助白内障病史家庭了解疾病特征，因为对于视力障碍儿童必须优化视力，家长在早期需要指导，以了解如何提高儿童的视力，从而最大限度地提高学习能力，同时也为有生育计划的患儿父母提供遗传咨询建议。为提升视力，儿童白内障的早期手术尤为重要。由于儿童的大脑处于发育阶段，正常的视觉发育需要一条通畅的通道。任何障碍物（如白内障）如果不进行治疗，即使后期进行手术移除，也可能导致永久性视力障碍或失明。对于有先天性白内障家族史的家系，应进行基因的产前筛查，及早进行治疗，提高我国人口出生质量。

（六）现存问题与进展

先天性白内障是一种广泛的表型异质性疾病，需要考虑遗传和环境因素的共同影响。手术治疗是白内障本身的主要治疗方法，明确病因是临床管理的关键。许多接受医疗服务的患有白内障的儿童，无论有无全身特征，都没有得到明确诊断。分子生物学的发展提供了新发白内障致病基因突变的发现路径，与白内障相关的疾病也在不断被发现。更好地认识先天性白内障的不同临床表现和潜在病因，有助于开发新的方法，以减少先天性白内障引起的儿童失明，并促进系统相关综合征的早期发现。通过有效筛查进行早期诊断、使用针对儿童的手持式创新成像，以及 DNA 测序技术和遗传咨询，均可显著提高对先天性白内障潜在病因和儿童视力结果的进一步认识。NGS 和超高通量测序是分析遗传性白内障的有效工具，精准医学为先天性白内障的治疗及管理提供了临床依据，提高了人们对白内障疾病突变的转归的认识，为未来创新的治疗选择提供了可能性。

到目前为止，我们仍然没有明确的关于先天性白内障分子机制的全面研究，绝大多数分子机制研究都是通过基于表型的方法进行的，包括白内障的表型特征，然后对一个或多个可疑的已知白内障相关基因进行单个外显子和外显子 Sanger 测序。这种测序方法无法识别基因中所有潜在的分子缺陷，例如拷贝数变异（CNV）。目前尚不清楚白内障中观察到的表型变异是否由一个以上已知白内障基因或未知基因座突变的复杂遗传引起，这些基因座可能相互作用，通过改变表型的严重程度、范围或其他眼部异常的发生来影响遗传性白内障特征。至少还有十余个尚未鉴定出致病突变的染色体区域与先天性白内障相关，包括 1p32、1pter、2p12、2p24-pter、6p24、8q13.3、15q21-22、15q22.3-q23.1、17p12-13、17q24、20p12-q12 等。在这些染色体区段可能鉴定出新的致病基因与先天性白内障发生相关。近几年关于晶状体蛋白基因突变所导致的先天性白内障家系被不断报道，而晶状体上皮细胞膜受体蛋白基因突变却鲜有研究，填补这一空白有利于丰富先天性白内障的致病基因数据库，为临床早期诊断早期治疗提供有力帮助，故拥有很好的研究前景。

## 二、原发性先天性青光眼

### （一）概述

青光眼（glaucoma）是一组视网膜神经节细胞及其轴突变性的进行性视神经病，是全球最常见的不可逆致盲眼病，视网膜神经节细胞的进行性丧失是其主要的病理改变，其典型临床特征为视乳头凹陷性萎缩和特征性视野缺损，遗传因素在其发病过程中起着重要作用。依据前房角形态、病因学及发病年龄等因素，通常将青光眼分为以下三种主要类型：①原发性先天性青光眼（PCG）；②原发性青光眼，包括原发性开角型青光眼（POAG）和原发性闭角型青光眼（PACG）；③继发性青光眼（secondary glaucoma）。遗传因素在青光眼的发病中扮演重要的角色，尤其是 POAG 和 PCG 可能为单基因变异所致。

原发性先天性青光眼是儿童期最常见的青光眼类型，见于 4 岁以下儿童，占青光眼总体的 1%~5%。遗传因素在原发性先天性青光眼的发病中扮演重要的角色，主要表现为具有可变外显率的常染色体隐性遗传。原发性先天性青光眼是一种罕见的疾病，是基因变异引起的小梁网和前房角异常进而导致眼压升高，没有其他眼部或系统发育异常。婴儿期出现的原发性先天性青光眼和其他儿童期青光眼可表现为一种或多种典型的溢泪、畏光和眼睑痉挛三联征；但如果也存在先天性或后天性其他眼部或全身异常，则可以排除原发性先天性青光眼，需要考虑儿童继发性青光眼（即 Axenfeld-Rieger 综合征、无虹膜、Peters 异常、持续性胎儿血管系统、眼皮肤黑素细胞增多症、后多形性营养不良、小眼、小角膜、晶状体异位、Sturge-Weber 综合征、Lowe 综合征、神经纤维瘤、创伤、感染、类固醇诱导、肿瘤、早产儿视网膜病变、白内障手术后青光眼）。2013 年《儿童青光眼国际分类系统》将儿童期青光眼定义为对整个眼睛的不可逆或可逆损害。因此，除了眼压升高和视乳头凹陷扩大外，原发性先天性青光眼的其他重要临床症状还有角膜增大和混浊、角膜损害（Haab 纹）和眼球增大（牛眼征）。

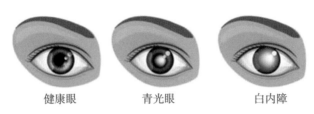

健康眼　　　　青光眼　　　　白内障

图 6.3　青光眼与白内障对比示意图

患有原发性先天性青光眼的儿童的预后差异很大，一些人视力良好，而另一些人则可能失明。虽然原发性先天性青光眼在所有眼病患者中所占比例不到 0.01%，但它被认为是全世界 5% 儿童失明的罪魁祸首。视力丧失是继发于角膜瘢痕或视神经损伤的，在不对称或单侧病例中通常是弱视。手术治疗是主要的治疗方式。如果眼压得到控制，视力较好的眼睛最终可以达到（IQR）20/60 或者 0.4 的视力或更好。

（二）发病机制

原发性先天性青光眼的致病因素主要有环境和遗传两个方面。环境因素包括病毒（如风疹病毒）、寄生虫（如弓形虫）、药物等对胎儿的影响，遗传因素引起的原发性先天性青光眼患者更多地来自同系家族和近亲结婚家系，主要表现为具有可变外显率的常染色体隐性遗传，其余多为散发病例。

原发性先天性青光眼的发病机制仍尚清楚，目前被描述为发育缺陷，患儿早期即可出视野缺损、视力减退等临床表现，所引起的视功能损伤常常难以逆转，尚无有效的根治方法（尤其是晚期患者），手术治疗风险较大。为使患者终生保持有用的视功能，早发现、早诊断和早治疗尤为重要。因而，对原发性先天性青光眼的致病机理进行研究，以期从源头上对其进行防治具有重要的意义。近年来，研究者应用连锁分析、外显子测序、全外显子测序、比较基因组杂交等遗传学研究技术，发现了部分与原发性先天性青光眼发病相关的基因，如 CYPlBl、MYOC、LTBP2 及 FOXCl 等，本书对原发性先天性青光眼的研究技术及相关基因的筛查进行综述。

（三）基因变异情况

为了确定疾病相关基因座，人类基因组组织在 2011 年为青光眼相关基因座制定了一个专门的命名法 "GLC" 是青光眼基因位点的通用术语。数字 "1" "2" 和 "3" 表示原发性青光眼的类型（分别为开角型、闭角型和先天性/婴儿型青光眼）。"A" "B" "C" 和 "D" 表示已定位基因的时间顺序。

大多数原发性先天性青光眼病例为散发性（无家族史），但 10%～40% 为家族性，常染色体隐性遗传模式，外显率为 40%～100%。常染色体显性遗传也有报道。通过连锁分析确定了 5 个基因座：GLC3A（位于绒毛膜小体 2p22-p21 上）、GLC3B（1p36.2-p36.1）、GLC3C（14q24.3）、GLC3D（14q24.2-q24.3，与 GLC3C 不重叠）和 GLC3E（9p21）。

到目前为止，已经在这 5 个基因座中的 3 个基因被认为与 PCG 相关。详情如下：

大多数先天性青光眼病例定位于 2 号染色体（2p21）上的 GLC3A 位点。与这些基因座相关的家族表现出具有常染色体隐性遗传模式的严重表型。GLC3A 基因座包含细胞色素 P4501B1（CYP1B1）基因，这是第一个被报道与原发性先天性青光眼相关的基因。CYP1B1 基因由 3 个外显子和两个内含子组成，编码 543 个氨基酸组成的膜结合蛋白，是细胞色素 P450 1 家族 B 亚族的唯一成员。CYP1B1 基因编码的细胞色素 P450 酶 1B1，在激素的分解、产生和其他代谢发育中发挥作用，代谢对眼睛发育至关重要的化合物，并在胎儿和成人神经上皮和睫状体中表达。CYP1B1 可能在 TM（小梁网组织）的功能和发育中起重要作用，研究数据表明，CYP1B1 突变可能会改变 TM 的功能、视神经损伤，并导致 IOP 的调节失调，最终导致原发性先天性青光眼。已知与原发性先天性青光眼有关的 CYP1B1 基因突变超过 150 个最常见的 11 个突变包括 3987G＞A（G61E）、7940G＞A/T（R368H/L）、8006G＞A（R390H）、7996G＞A（E387K）、8242C＞T（R469W）、8037dupl0、4340delG、7901dell3、4490G＞A、8005C＞T/A（R390C/S）、4339delG，且存在显著的遗传异质性。据报道，87% 的家族性和 27% 的散发性病例是由该基因突变引起的。

GLC3D 基因座包含潜在的转化生长因子 β 结合蛋白 2（LTBP2）基因。LTBP2 基因（latent TGF-p-binding protein-2）位于染色体 14q24.3，在离 GLC3C 大约 1.3mb 的近端。LTBP2 是一种细胞外基质分泌蛋白，属于潜在转化生长因子—8 纤维蛋白家族，拥有独特的区域，作为复杂的潜在转化生长因子 B 的一部分，它具有多种功能。LTBP2 在小梁网和睫状突中表达，但其在眼睛中的作用尚不清楚。在非眼组织中，它参与组织修复和细胞黏附。LTBP2 突变变异的纯合性与预后差相关，即使在积极配合手术干预的情况下也无法达到较好的预期后果。

GLC3E 基因座包含内膜内皮细胞激酶（TEK，也称为 TIE2）基因。血管生成素/TEK（ANGPT/TEK）信号通路是 Schlemm 管发育所必需的，包括 3 个配体（ANGPT1、ANGPT2 和 ANGPT4）和 2 个受体（TEK 和 TIE）。此外，在少数没有其他已知原发性先天性青光眼致病基因的原发性先天性青光眼患者中发现了 ANGPT1 突变。

此外，一些具有常染色体显性遗传模式的青少年青光眼被定位到染色体 1q23-q25（TIGR/MYOC 基因）。MYOC 基因：MYOC 位于染色体 1q24.3-q25.2 的 GLC1A 基因座上，包含 3 个外显子。MYOC 编码心肌蛋白：由 504 个氨基酸组成。MYOC 在多种不同类型的眼部组织中表达，包括 TM、巩膜、睫状体和视网膜。该基因的大部分突变位于第三外显子，MYOC 基因突变可以改变小梁网和睫状体构架，妨碍房水的流出，并增加眼压。有学者通过测序技术发现 CYP1B1 基因和（或）与原发性先天性青光眼相关的基因可能对 MYOC 基因在原发性先天性青光眼发病中有协同作用，两者通过共同的途径相互作用致病。而另有学者表明即使无 CYP1B1 基因的参与，MYOC 基因亦能独立参与原发性先天性青光眼的发病。虽然 MYOC 突变的检出率低于 CYP1B1 突变，但仍可解释部分原发性先天性青光眼病例的致病原因。原发性先天性青光眼患者可能由于一个或多个基因变异导致，可能存在基因中相互调节或相互作用。CYP1B1 可能作为 MYOC 表达的修饰基因发挥作用，CYP1B1 和 MYOC 以及 CYP1B1 和 TEK 的双基因遗传模式也被证实与原发性先天性青光眼发生有关。

除了 CYP1B1 基因之外，P-A 基因近年来也受到眼科学者的广泛关注。国内部分学者致力于对 P-A 基因的研究，应用全外显子测序法并且经过 Sanger 测序验证，证实了 P-A 基因的表达对于小梁网生长发育阶段的重要影响，为 P-A 基因突变可能为原发性先天性青光眼的致病因素提供有力佐证。

此外，在原发性先天性青光眼患者中检出的基因还有 FOXC1、MYOC、PITX2、COL1A1 基因与 ANGPT1/TEK 等。目前还未有研究表明原发性先天性青光眼的致病基因正在不断被发现，尽管这些基因的突变在原发性先天性青光眼患者中被检出，但致病机制尚不清楚。

（四）实验诊断学

原发性先天性青光眼的诊断主要基于临床标准，包括：1 岁前儿童 IOP 升高，眼球增大，角膜直径增大，角膜浑浊，破膜（Haab 纹）断裂和前房异常深。如果临床特征不能明确诊断，眼科则需与遗传实验室联合在可行的情况下进行基因检测，在 CYP1B1 或 LTBP2 中鉴定双等位致病变异或在 TEK 中鉴定杂合子致病变异可确认诊断。

表 6.4　　　与原发性先天性青光眼发病机制相关的基因位点和基因

| 基因座 | 染色体区域 | 基因名称 | 基 因 功 能 | 与 PCG 有关的通路 |
|---|---|---|---|---|
| GLC3A | 2p21-22 | CYP1B1 | 内源性类固醇代谢 | 维甲酸独立通路 |
| GLC3B | 1p36.2-36.1 | 未知 | 未知 | 未知 |
| GLC3C | 14q24.3 | 未知 | 未知 | 未知 |
| GLC3D | 14q24.2-q24.3 与 GLC3C 不重叠 | LTBP2 | 细胞外基质的组织和形成 | BMP/TGF-β 通路 |
| GLC1A | lq24.3-q25.2 | MYOC | 小梁网诱导糖皮质激素反应蛋白；CYP1B1 的复合变异 | IL-1/NF-κB 与炎症应激反应 |
| 未定位 | 17q21.33 | COL1A1 | 眼组织中细胞外基质的核心成分，如 TM 小梁网组织和 SC 巩膜静脉窦 | 未知 |
| 未定位 | 6p25.3 | FOXC1 | 眼前段发育 | 未知 |
| 未定位 | 8q23.1 | ANGTP1 | 激活 TEK 对促血管生成和血管稳定的影响 | ANGTP/TEK 信号通路 |
| GLC3E | 9p21.2 | TEK | 巩膜静脉窦的形成和稳态 | 未知 |

分子检测方法可以包括连续单基因测序、多基因 panel 高通量测序和更全面的基因组测序。

（1）单基因测试：首先对 CYP1B1 基因进行一代测序，如果只发现一种或没有发现致病性变异，则进行缺失/重复分析。如果没有发现 CYP1B1 致病性变异，则应考虑对 LTBP2 基因进行测序分析。如果已经发现一种或没有致病性，则可以考虑下一步对 TEK 进行测序分析和基因靶向电泳/重复分析。

（2）包括 CYP1B1、LTBP2、TEK 和其他相关基因的多基因 panel 高通量测序：panel 中包含的基因以及用于每个基因的位点的诊断敏感性因实验室而异，并且可能会随着时间的推移而变化；一些多基因 panel 可能包括与新的基因因，因此，临床医生需要确定哪个多基因 panel 最有可能确定疾病的遗传原因，同时限制对不确定意义的变异和不能解释潜在表型的基因中致病性变异的识别。

（3）全基因组高通量测序：包括外显子组测序和基因组测序。此类检测可能提供或建议以前未考虑的诊断（如导致类似临床表现的不同基因突变）。

（4）比较基因组杂交（CGH）：通过将患者的 DNA 与正常对照的 DNA 在同一套正常的染色体上作对比杂交，进而检测出患者 DNA 在染色体发生的缺失。有学者采用 CGH 发现了罕见的基因拷贝数变异，该拷贝数变异不涉及已知的原发性先天性青光眼候选位点，也不含与原发性先天性青光眼前段发育不良的相关靶基因，因此提示该拷贝数变异可能与原发性先天性青光眼发病有关。此方法不仅适用于外周血培养细胞和新鲜组织样本的检测，还可用于对存档组织以及因 DNA 量较少经 PCR 扩增样本的检测，由于该技术能检测到的最小 DNA 扩增或丢失为 3~5 Mb，因而对极低水平的 DNA 扩增和小片段的丢失可能会漏检。

在 CYP1B1 基因突变数据库（http：//databases. lovd. nl/shared/genes/CYP1B1）中，约 17% 的变异为大片段缺失，6% 为大片段重复。部分患者可能携带 TEK 基因重复突变，可采用 qPCR 或 MLPA 检测大片段重复/缺失突变。

（五）临床意义与评价

儿童原发性先天性青光眼患者可能怀疑存在基因异常，并可能建议排除其他遗传综合征的存在，如阿森菲尔德-里格尔综合征。原发性先天性青光眼的发病机制和治疗是有关原发性先天性青光眼疾病研究的重点。通过探索新的致病基因、识别突变和理解这些基因和突变的功能相关性，可能有助于阐明原发性先天性青光眼的发病机制。"第三代高通量 NGS 技术"或单分子实时测序具有能够分析短读长度的优势。随着测序技术的发展，可能有可能在原发性先天性青光眼患者的整个转录组水平上对全长基因进行定量分析。研究已知的原发性先天性青光眼相关基因，包括 CYP1B1、LTBP2、FOXC1 和 MYOC 以及 ANGPT/TEK 通路，可能为潜在的基因治疗奠定基础。CYP1B1、LTBP2、FOXC1 和 MYOC 与 ANGPT/TEK 通路之间的关系值得阐明。目前报道的基因并不能完全解释原发性先天性青光眼的发病机制，因此，其他基因也可能与原发性先天性青光眼的发生有关。需要进一步的研究来充分了解原发性先天性青光眼患者的基因型和表型之间的复杂关联。

**1. CYP1B1 基因检测**

当对患者双眼进行评估时，具有 CYP1B1 基因致病性变异的个体需要比未知原因的先天性青光眼个体更多的手术来控制眼压。

在眼压控制效果方面，有 CYP1B1 基因致病变异的个体往往比没有发现 CYP1B1 基因致病变异的个体具有更高的手术成功率。CYP1B1 基因是否存在致病性变异和术前角膜混浊评分可以部分预测原发性先天性青光眼手术的结果。与 CYP1B1 中无致病性变异的个体相比，具有 CYP1B1 致病性变异的个体在术后角膜上皮下雾状混浊（haze）和抗青光眼药物需求方面的最后就诊指数更高。

**2. LTBP2 基因检测**

LTBP2 相关 PCG 患者的临床特征在 CYP1B1 或 TEK 致病性变异患者中未见，这些特征包括晶状体异位、高拱形腭和轻度至中度骨质减少。

**3. TEK 基因检测**

TEK 相关先天性青光眼患者表现出一种临床表型，其严重程度和发病年龄各不相同。

**（六）现存问题与进展**

原发性先天性青光眼是一种复杂的遗传性眼部疾病，存在较强的临床和遗传异质性。针对相关基因的研究有助于进一步了解原发性先天性青光眼的致病机制。通过基因检测和青光眼基因库可以筛选高危人群，为青光眼的早期诊断提供可能。虽然可能发生散发的原发性先天性青光眼病例，但相关的临床数据和遗传学研究表明原发性先天性青光眼常以常染色体隐性遗传模式表现。此外，原发性先天性青光眼也可能为其他罕见遗传性疾病的伴随表现，包括胼胝体发育不全。若儿童原发性先天性青光眼患者怀疑存在基因异常，需排除其他遗传综合征的存在，如阿森菲尔德-里格尔综合征。原发性先天性青光眼的发病机制和治疗是有关原发性先天性青光眼疾病研究的重点。迄今为止，遗传学研究已经确定了几个与原发性先天性青光眼相关的基因，并扩大了原发性先天性青光眼的基因图谱。然而，与原发性先天性青光眼发展相关的基因和机制仍有待探究。已发展的技术，包括分子遗传学技术、全外显子组测序和下一代测序（NGS）的应用，对于原发性先天性青光眼病例的研究，特别是在家族中具有独特的价值。通过探索新的致病基因、识别突变和理解这些基因和突变的功能相关性，可能有助于阐明原发性先天性青光眼的发病机制。"第三代高通量NGS技术"或单分子实时测序具有能够分析短读长度的优势。随着测序技术的发展，有可能在原发性先天性青光眼患者的整个转录组水平上对全长基因进行定量分析。

基因治疗指针对某些致病基因，以腺病毒和慢病毒为载体，进行基因编辑、扩增、沉默，从而达到治疗目的。研究已知的原发性先天性青光眼相关基因，包括 CYP1B1、LTBP2、FOXC1 和 MYOC 以及 ANGPT/TEK 通路，可能为潜在的基因治疗奠定基础。CYP1B1、LTBP2、FOXC1 和 MYOC 与 ANGPT/TEK 通路之间的关系值得阐明。目前报道的基因并不能完全解释原发性先天性青光眼的发病机制，因此，其他基因也可能与原发性先天性青光眼的发生有关。需要进一步的研究来充分了解原发性先天性青光眼患者的基因型和表型之间的复杂关联。使用转基因和基因敲除动物模型可能对研究原发性先天性青光眼相关基因和突变的功能是必要的阐明原发性先天性青光眼发展的分子机制。与传统的治疗方法相比，基因治疗作为一种新的治疗方法，已逐渐应用于医学领域，为原发性先天性青光眼的预防和治疗提供了广阔的前景。然而，它在用于治疗原发性先天性青光眼的基因靶点方面存在局限性。潜在的基因目标用于原发性先天性青光眼治疗必须满足以下条件：①基因与原发性先天性青光眼相关的突变；②基因表达改变在原发性先天性青光眼；③基因已知参与通路认为有影响眼压或房水流出。原发性先天性青光眼的基因治疗是很有前途的，但仍处于眼科领域实验的初始阶段。生物信息学数据库和功能基因组学可能有助于改善原发性先天性青光眼患者的咨询和治疗策略。

此外，原发性先天性青光眼发病早，患者就诊时往往已有严重的视神经损害，治疗效果较差。由于本病在胎儿期缺乏明显的结构异常，无法借助超声或磁共振成像等进行筛查和诊断，建议借助产前诊断与环胎植入前诊断进行干预。推荐确诊为原发性先天性青光眼的患者及其直系亲属寻求遗传咨询，讨论疾病的遗传方式、家系成员的患病风险、相应的检查及基因检查的作用、适应证、结果解读及可能造成的影响、计划生育，以及产前/症状前诊断。基于目前的突变数据，CYP1B1 基因相关的原发性先天性青光眼可通过胚胎植入前或产前基因诊断预防，LTBP2 和 TEK 基因变异相关的原发性先天性青光眼临床处置尚需积累更多的数据。

### 三、视网膜色素变性

(一)概述

视网膜色素变性(RP)属于一类异质群体,是一种遗传性、退行性、致盲性疾病。它是一组遗传性外层视网膜退化性疾病,包括视网膜感光细胞的破坏和损失也就是光感受器的渐进破坏和逐渐损失(即受影响的是视杆细胞外围和夜视以及视锥细胞中部的彩色视觉)。最新研究进展表明锥体退化存在五个机制假说,包括氧化应激、营养因子、代谢应激、光损伤和炎症激活。RP早期阶段发生的变化为,由于光感受器发生了渐进性破坏和损伤,视杆细胞同时会出现变性,从而使视杆细胞外围看到的影像变的昏暗。视杆细胞出现变性之后,紧接着是影响其相邻的视网膜色素上皮(RPE)以及视锥细胞发生病变,随后由于视杆细胞外围视野逐步衰退,从而导致进行性视网膜变性和最终失明。

最初的视网膜退行性视网膜色素变性的症状特点是夜视降低(夜盲症)和中央视野的损失。视杆细胞负责面向昏暗视觉,在视网膜周边视网膜过程影响首先在非综合征形式的这种疾病。视觉下降迅速扩展到相对遥远的边缘领域,随着周围视野增加,最终扩展到中央视野。由于视力和颜色视觉出现衰退,同时感光细胞异常,外周视野和中央视野也随之出现衰退。RP已经被确认的遗传方式有以下几种:常染色体显性遗传、常染色体隐性、X连锁显隐性遗传和线粒体遗传。视紫红质基因编码一个光感受器外段的主要蛋白质。这个基因的突变通常表现为错义突变或视紫红质蛋白的错误折叠等。不同遗传方式、不同病因、不同年龄的RP患者其临床表现差异巨大。部分患者在疾病早期缺乏经典的眼底表现而易与其他眼病混淆。RP病变晚期及部分类型RP的早期病变还会合并黄斑病变;有些基因型改变的患者还存在特殊的眼底改变;对于伴RP的相关综合征患者,当其他器官病变特征或相关特征缺乏、不典型或未留意时,在临床上也可能诊断为单纯性RP。典型的RP患者借助于患者的主诉并结合眼底改变即可确诊。重要的辅助检查包括视网膜电图(ERG)、视野和基因检测。荧光素眼底血管造影(FFA)、眼底自发荧光、光相干断层扫描(OCT)及其他针对性检查有助于各种类型RP的鉴别。

(二)发病机制

根据遗传方式的不同,RP可以分为三种。一是常染色体显性遗传视网膜

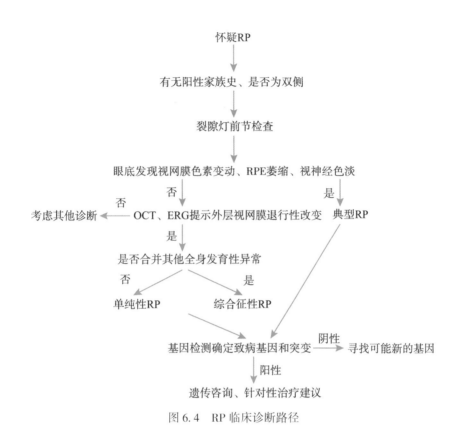

图 6.4　RP 临床诊断路径

色素变性代表 15%~20% 的 RP 情况下。通常最严重形式的 RP 之后又开始倾向于保持良好的视力。第二种是常染色体隐性遗传视网膜色素变性（ARRP）。ARRP 是最常见的遗传性疾病形式，占 20%~25% 的 RP 病例。几个常见的 ARRP 包括基因突变 ABCA4、RPE65、PDE6A、PDE6B、USH2A，其中许多也可以引起其他常染色体隐性视网膜疾病。三是 X 染色体突变（XLRP）：X 连锁色素性视网膜炎占 10%~15% 的色素性视网膜炎，往往是最严重的疾病的形式，且最早出现和发展速度最快。男性常常展现夜盲症的症状在 20 岁之前，4~10 年发展到明显的视觉缺陷。

　　RP 本身具有高度异质性，已知 50 多个基因的突变会导致非综合征 RP，并且在这些基因中报告了近 3100 个突变。RP 的综合征形式同样异质：12 个基因的突变导致 Usher 综合征，17 个基因与 Bardet-Biedl 综合征有关；到目前为止，这两种疾病约发现了 1200 个致病突变。除了遗传和突变的异质性外，

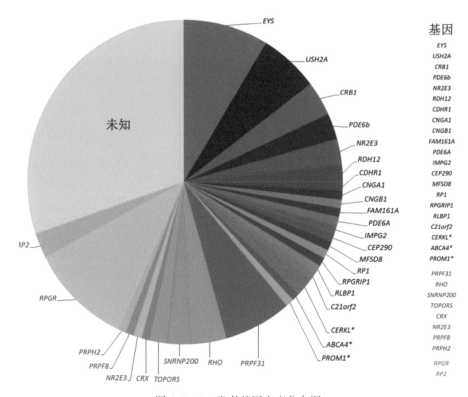

图 6.5　RP 患者基因突变分布图

RP 本身具有高度异质性，不同的疾病可能由同一基因的突变引起，不同疾病的症状可能重叠，即使在同一基因中具有相同突变的个体之间，临床表现也存在广泛差异。

（三）基因变异情况

1. USH2A 基因变异与非综合征 RP

USH2A 基因定位于染色体 1q41，DNA 长度为 800kb。该基因有长短 2 个剪切转录本。1998 年 Eudy 等首先发现了短剪切转录本 USH2A 异形体 a，该转录本含 21 个外显子，编码 1546 个氨基酸。Van 等（2004）在其 3′ 端发现了另外的 51 个外显子，即长转录本 USH2A 异形体 b，共含 72 个外显子，编码 5202 个氨基酸。USH2A 异形体 a 编码的蛋白为细胞外基质蛋白，包含 IV 型层黏连蛋白结构域、层粘连蛋白表皮生长因子样结构域和 III 型纤维连接蛋白结构域三个重要的功能结构域，在人类胎儿的耳蜗、脑、眼、肾脏组织中表达，参与蛋白间或蛋白与细胞外基质间的相互作用。USH2A 异形体 b 则是一种跨膜蛋白，动物实验表明其在小鼠内耳毛细胞中是已经分化的静纤毛膝样连接的主要成分，在哺乳动物的视网膜光感受器细胞中是构成内外盘层连接处的主要成分，参与光感受器细胞内层物质向外层的运输。

大约 70% 的 USH2A 综合征及 8% 的非综合征病例可检测到 USH2A 基因突变。目前已发现了百余种基因突变，这些突变较为均匀地分布于各个外显子，突变形式多样，非综合征 ARRP 患者通常携带错义突变或复合杂合错义突变。国内目前鲜有非综合征 RP 患者 USH2A 基因突变分析的结果。

2. ABCA4 基因与 ARRP

ABCA4 基因定位于 1p22.1，DNA 长 128kb，含有 50 个外显子，编码 2272 个氨基酸的蛋白质，该蛋白是 ABC 转运蛋白超家族成员之一，广泛在光感受器细胞高水平表达。其主要功能为对进出光感受器细胞必需分子的运输，进而参与视黄醛在光感受器细胞和细胞之间的代谢循环。

目前发现的 ABCA4 突变达 500 余种，绝大多数为错义突变或无义突变。ABCA4 突变占 ARRP 的 5%~6%，它不仅可引起 ARRP，而且可导致 Stargardt 病、年龄相关性黄斑变性和锥杆细胞营养不良等遗传性眼病。

3. PDE6A 和 PDE6B 基因与 ARRP

目前已知哺乳动物磷酸二酯酶（PDE）家族中至少有 10 种基因亚系，人类细胞中约有 30 种以上不同的 PDE 蛋白表达，而仅有 PDE6 表达于视网膜杆体细胞和椎体细胞感受器外层，是光传导通路中起关键作用的酶之一，由 α、β 和 γ 三个亚基组成，α 和 β 亚基的分子量均为 90kDa 左右，分别有 PDE6A 基因和 PDE6B 基因所编码，α 和 β 亚基相互结合使该酶具有催化活性，而 γ 亚基具有抑制作用，当 α、β 和两个 γ 亚基结合形成四聚体时科可使该酶失去活性。在光信号转导级联反应中，当配体与 GTP 结合，γ 亚单位即解离，恢复 α 与 β 亚基的酶活性，导致 cGMP 分解。细胞内 cGMP-PDE 酶对 cGMP 的水平在光传导级联途径中起着重要作用。PDE6A 基因与 PDE6B 基因突变可导致 PDE 的酶活性降低甚至完全丧失，进而导致光感受器外节浓度持续升高，最终引发光感受器细胞死亡。

PDE6A 基因位于 5q31.2-q34，DNA 长度为 84kb，由 22 个外显子组成，编码含 860 个氨基酸的蛋白。PDE6B 基因位于 4p16.3，由 22 个外显子组成，DNA 长度为 453kb，编码 855 个氨基酸的蛋白。目前 PDE6A 及 PDE6B 基因分别已发现 13 种和 27 种突变形式，这些突变造成了上述基因编码蛋白质氨基酸的替换或翻译的提前终止，从而引起α或β亚单位蛋白结构及功能的异常。PDE6A 和 PDE6B 基因突变致病占 ARRP 的 7%~9%。

4. RPE65 基因与 ARRP

RPE65 基因定位于1p31，DNA 长 211kb，含 14 个外显子，编码 533 个氨基酸的 RPE65 蛋白，其分子量为 65kDa，是一种视网膜色素上皮特异蛋白，在 RPE 表面广泛表达，而在其他组织中未见表达。其功能为催化全反式视黄醋转变成 11-顺视黄醇的异构酶之一，后者再经一系列代谢过程转变为视紫红质，进而参与光信号的传导。动物实验证明 RPE65 基因敲除小鼠呈现缺乏视紫红质、RPE 细胞内全反式视黄酸醋堆积而 11-顺视黄酸醋和全反式视黄酸缺乏不能形成脂褐素以及视杆细胞功能不能记录等，RPE65 在视循环中对于顺视黄醇的再异构起了重要作用。

目前已发现了 100 种 RPE65 基因突变，其在 ARRP 的致病基因中所占比例为 2%左右。除了引起 ARRP、RPE65 基因还是 Leber 先天黑蒙的致病基因。

5. CRB1 基因与 ARRP

CRB1 基因定位于 1q31.3，DNA 长度为 277kb，含 11 个外显子，编码含 1376 个氨基酸的蛋白，该蛋白与果蝇的 Crumbs 蛋白同源。小鼠 CRB1 位于视锥、视杆细胞内节，黏着小带附近，是保持视网膜外界膜完整性和感光细胞形成所必需的。在人类，CRB1 主要在脑和视网膜表达，其功能可能与视网膜神经细胞的发育、排列和极性定向有关。该基因突变的患者症状较重，主要表现为夜盲发生较早、进行性视野缺损，患者常在 20 岁前即失明。

目前已发现 100 余种 CRB1 基因突变，该基因的无义突变和移码突变会导致多种视网膜退行性疾病，如 ARRP，Leber 先天黑蒙等视网膜疾病等。CDRB1 基因突变可解释 1%左右的 ARRP。除外，基因突变还可引起先天黑蒙的发病。

6. MERTK 基因与 ARRP

MERTK 基因定位于 2q14.1，DNA 长度为 131kb，含有 19 个外显子，编码一种含有 984 个氨基酸的受体酪氨酸激酶蛋白质，该蛋白为 Axl / Mer /Tyro3 受体酪氨酸激酶家族的一员，是一种在 RPE 细胞中表达的跨膜蛋白，含有 2 个纤连蛋白 III 结构域、2 个 Ig 样 C2 结构域以及 1 个酪氨酸激酶结构域，在视网膜色素上皮吞噬过程中起到关键作用。该蛋白与鸡的反转录病毒原癌基因 v-ryk 高度同源，在许多 B 细胞和 T 细胞淋巴瘤细胞系中表达。研究显示，在大鼠中发现该基因有一个小的缺失突变，使得 RPE 细胞失去吞噬凋亡的光感受器细胞和脱落的外节片段。研究发现 RPE 细胞吞噬视网膜外节膜盘（ROS）的过程是受体介导的特异性过程，MERTK 作为上游调控信号启动下游细胞内 Ca 信号来维持 RPE 细胞对 ROS 摄入过程。该基因的突变与视网膜色素上皮吞噬通路的破坏相关，欧美人群中由 ERTK 基因突变所导致的 ARRP 占到 1% 左右，已报道 11 种突变。研究表明，在日本人群中该基因突变所致的 ARRP 较为罕见，而我国有报道其突变为 1.6%。

7. RP1 基因与 ARRP

RP1 基因定位于 8q11-13，DNA 长度为 240kb，含有 4 个外显子，编码由 2156 个氨基酸组成的蛋白质。RP1 基因在光感受器细胞内表达，表达水平受到视网膜内氧含量的调控。RP1 蛋白含有 1 个亮氨酸拉链，1 个跨膜区和 3 个核定位信号位点，提示其可能作为一个转录因子参与了感光细胞的分化过程。该蛋白部分氨基酸序列同人类 DCX 基因相似，并与果蝇 melanogaster 蛋白 BIF 具有同源性，BIF 蛋白与肌动蛋白联合并参与了感光细胞的形态发育，提示其在视网膜神经上皮或光感受器细胞的发育、代谢及纤毛结构维持方面起重要作用。在所有的 RP 病例中，西方国家 RP1 的突变约占 7%，在 ADRP 中占到 5.55%，而在 ARRP 中其突变率不足 1%。

表 6.5　　　　　　　　　　非综合征型 RP 的遗传亚型和特定特征

| 基因 | RP 型 | 遗传方式 | 发病时间（年） | 眼科特征 | 关联综合征 | 其他表型 |
|---|---|---|---|---|---|---|
| ABCA4 | 19 | 常染色体隐性 | 1 | 骨针样色素沉着可能延伸到黄斑区，严重的脉络膜视网膜萎缩 | — | CRD，STGD |
| AGBL5 | 75 | 常染色体隐性 | 1~2 | 黄斑受累：黄斑萎缩、CME、PSC | 智力低下 | — |
| AHI1 | 不适用 | 常染色体隐性 | 3~4 | 黄斑受累，PSC | JS 3 型 | — |
| AHGEF18 | 78 | 常染色体隐性 | 3~4 | 色素团块，CME。玻璃体混浊（1 名患者） | — | — |

续表

| 基因 | RP型 | 遗传方式 | 发病时间（年） | 眼 科 特 征 | 关联综合征 | 其他表型 |
|---|---|---|---|---|---|---|
| ARL2BP | 66 | 常染色体隐性 | 3 | 显著的黄斑萎缩，PSC，ERM | 内翻、中耳炎、原发性纤毛运动障碍 | — |
| ARL6 | 55 | 常染色体隐性 | 不适用 | 无视网膜表型的信息 | BBS 3 型 | — |
| BBS1 | 不适用 | 常染色体隐性 | 1~2 | 眼球震颤，可能的黄斑萎缩，白内障（PSC 和皮质） | BBS 1 型 | — |
| BBS2 | 74 | 常染色体隐性 | 1~2 | 黄斑萎缩、牛眼黄斑病变、PSC、ERM | BBS 2 型 | — |
| BBS9 | 不适用 | 常染色体隐性 | 不适用 | 无视网膜表型的信息 | BBS 9 型 | — |
| BEST1 | 50 | 常染色体显性或隐性 | 1~2 | 中周眼底有黄色斑点，远周有色素沉着，CME，ERM。黄斑相对幸免，除非浆液性黄斑脱离 | — | BVMD、AVMD、ARB、ADVIRC |
| C2orf71 | 54 | 常染色体隐性 | 1~2 | 中心凹萎缩。早发与严重的脉络膜视网膜萎缩有关 | 听力损失、共济失调和小脑萎缩 | — |
| C8orf37 | 64 | 常染色体隐性 | 1~2 | 高度近视，白内障，黄斑萎缩 | BBS 21 型 | CRD |
| CA4 | 17 | 常染色体显性 | 2~3 | 已经描述了 RPE 水平的色素聚集（1 名患者） | — | — |
| CDHR1 | 65 | 常染色体隐性 | 2 | 早期：稀疏的骨针色素迁移。后期黄斑部也出现密集的色素迁移和（斑片状）萎缩 | — | CRD |
| CERKL | 26 | 常染色体隐性 | 2~3 | 早期黄斑受累，有时伴有色素沉着过度 | — | — |

续表

| 基因 | RP型 | 遗传方式 | 发病时间（年） | 眼 科 特 征 | 关联综合征 | 其他表型 |
|---|---|---|---|---|---|---|
| CLN3 | 不适用 | 常染色体隐性 | 1~5 | 稀疏骨针状色素沉着、黄斑萎缩、CME | JNCL | CRD |
| CLRN1 | 61 | 常染色体隐性 | 不适用 | 典型的 RP 特征 | USH 3 型 | — |
| CNGA1 | 49 | 常染色体隐性 | 1 | 有时黄斑萎缩,中央周围 RP(曾描述过) | — | — |
| CNGB1 | 45 | 常染色体隐性 | 1~2 | 黄斑萎缩，中央周围 RP | — | — |
| CRB1 | 12 | 常染色体隐性 | 1~5 | 眼球震颤（±40%）、远视、CME（50%）、PPRPE、Coats 样血管病变、视盘玻璃疣、视网膜血管鞘、小行星玻璃样变性、视网膜增厚、牛眼黄斑病变和后极部黄色圆形沉积物。偶有浓密的色素沉着 | 纳米眼 | LCA、PPRCA |
| CWC27 | 不适用 | 常染色体隐性 | 1 | 没有关于视网膜表型的信息 | 短指、颅面异常、身材矮小、神经系统缺陷 | 生命周期评估 |
| DHDDS | 59 | 常染色体隐性 | 2~3 | RPE 的中央凹旁萎缩和色素沉着的中心周围定位 | — | — |
| EYS | 25 | 常染色体隐性 | 2~3 | 不同程度的骨针色素沉着和黄斑萎缩、PSC | — | — |
| FAM161A | 28 | 常染色体隐性 | 2~3 | 骨针数量有限、黄斑萎缩、PSC | 听力问题,嗅觉减退 | |

续表

| 基因 | RP型 | 遗传方式 | 发病时间（年） | 眼 科 特 征 | 关联综合征 | 其他表型 |
|---|---|---|---|---|---|---|
| FSCN2 | 30 | 常染色体显性 | 1 | 早期血管衰减，偶见黄斑萎缩 | — | |
| GNAT1 | 不适用 | 常染色体隐性 | 2 | 圆形色素团块和典型的骨针；风险管理 | — | CSNB |
| GUCA1B | 48 | 常染色体显性 | 不适用 | （日本）患者的高度可变的视网膜表达：正常的眼底、黄斑受累的扇形 RP，仅黄斑萎缩或弥漫性 RP | — | — |
| HGSNAT | 73 | 常染色体隐性 | 1~2 5~6 | CME、ERM、骨针数量有限、中心周围 RP | MPS IIIC 型 | — |
| HK1 | 79 | 常染色体隐性 | 1~4 | 牛眼黄斑病变，中央 RP | HMSN，非球形溶血性贫血 | |
| IDH3A | 不适用 | 常染色体隐性 | 1~2 | 黄斑假缺损，CME | — | |
| IDH3B | 46 | 常染色体隐性 | 不适用 | 典型的 RP 特征，PSC | — | |
| IFT140 | 不适用 | 常染色体隐性 | 1~4 | 黄斑萎缩、CME、ERM、早期白内障或白点、浓密色素沉着 | SRTD 9 型 | 生命周期评估 |
| IFT172 | 71 | 常染色体隐性 | 1~2 | 可变黄斑受累：黄斑萎缩、CME、ERM | SRTD 10 型，BBS 20 型 | — |
| IMPDH1 | 10 | 常染色体隐性或显性 | 1~3 | AD 病：CME、显着玻璃体紊乱、PSC | — | 生命周期评估 |
| IMPG2 | 56 | 常染色体隐性 | 1~2 | 黄斑萎缩和牛眼黄斑病变 | — | — |

| 基因 | RP型 | 遗传方式 | 发病时间（年） | 眼科特征 | 关联综合征 | 其他表型 |
|------|------|---------|-------------|---------|----------|---------|
| KIZ | 69 | 常染色体隐性 | 2 | 黄斑变薄（1名患者） | 肥胖，听力问题 | — |
| KLHL7 | 42 | 常染色体显性 | 3 | 眼底外观可以正常到第4年，后期：CME和中心凹旁萎缩 | — | — |
| LRAT | 不适用 | 常染色体隐性 | 1 | 高度远视、眼球震颤、瞳孔反应差。骨针稀疏或缺失（9岁），RPA；减少FAF信号 | — | 生命周期评估 |
| MAK | 62 | 常染色体隐性 | 2~5 | 黄斑通常不受影响，但有时会出现CME（1名患者）或黄斑萎缩 | — | — |
| MERTK | 38 | 常染色体隐性 | 1~2 | 眼球震颤，牛眼黄斑病变，黄斑萎缩，视盘苍白可能不存在 | — | 生命周期评估 |
| MVK | 不适用 | 常染色体隐性 | 3 | 动脉迂曲、PSC、ERM、OCT、CME上的神经纤维层增厚（曾描述过） | MKD（MEVA或HIDS） | — |
| NEK2 | 67 | 常染色体隐性 | 不适用 | 没有关于视网膜表型的信息 | — | — |
| NR2E3 | 37 | 常染色体显性 | 1~3 | AD病：钱币状和针状色素沉着。早发性白内障。FAF：可以看到2或3个超荧光环。中枢RP | — | ESCS |

续表

| 基因 | RP 型 | 遗传方式 | 发病时间（年） | 眼科特征 | 关联综合征 | 其他表型 |
|------|-------|----------|----------------|----------|------------|----------|
| NRL | 27 | 常染色体显性 | 1 | AD 病：眼球，第 2 年有轻微或无色素沉着过度。圆形颜料团块。脉络膜视网膜萎缩，黄斑萎缩，牛眼黄斑病变，PSC。外周视网膜毛细血管扩张（可能导致浆液性视网膜脱离） | — | — |
| NRL | 27 | 常染色体隐性 | 1 | AR 病：外周色素团块。视网膜特征类似于 NR2E3 相关的增强型 S 锥综合征 | — | — |
| OFD1 | 23 | X 连锁 | 1 | RPE 水平的灰色斑点，黄斑 RPE 的粒度 | JS、OFDS 1型、SGBS 2 型 | — |
| PANK2 | 不适用 | 常染色体隐性 | 5 | 没有关于视网膜表型的信息 | HARP 综合征，NBIA1（HSS） | |
| PDE6A | 43 | 常染色体隐性 | 1 | CME、PSC 和浓密的色素沉着 | — | |
| PDE6B | 40 | 常染色体隐性 | 1 | CME、PSC、高龄（80 岁）致密色素沉着，Pericentral RP（描述过一次） | — | CSNB |
| PDE6G | 57 | 常染色体隐性 | 1 | 年轻患者有正常血管和视盘，所有患者（1 个家庭）的 CME | — | — |
| POMGNT1 | 76 | 常染色体隐性 | 1~2（3~4） | 黄斑受累，CME | MEB | — |

续表

| 基因 | RP型 | 遗传方式 | 发病时间（年） | 眼科特征 | 关联综合征 | 其他表型 |
|------|------|---------|--------------|---------|-----------|---------|
| PRCD | 36 | 常染色体隐性 | 1~3 | 各种黄斑受累：牛眼黄斑病变、黄斑萎缩、CME、ERM、PSC。相当正常颜色的视盘 | — | — |
| PROM1 | 41 | 常染色体隐性 | 1 | 较大的家族间和家族内变异性：孤立（牛眼）黄斑病变、中央周围RP、严重RCD、眼球震颤 | 多指 | — |
| PRPF3 | 18 | 常染色体显性 | 1（4）个 | 经典RP表型 | — | — |
| PRPF4 | 70 | 常染色体显性 | 2~3 | 不同程度的黄斑萎缩 | — | — |
| PRPF6 | 60 | 常染色体显性 | 2~4 | 后期黄斑萎缩，视神经乳头最初可能是正常的，PSC | — | — |
| PRPF8 | 13 | 常染色体显性 | 1~2 | 密集的视网膜内色素迁移（1名患者） | — | — |
| PRPF31 | 11 | 常染色体显性 NP≤10% | 1~2 | 黄斑萎缩，CME，PSC，可能表现为小动脉旁无色素沉着，Pericentral RP（描述过一次），在缺乏外显率的患者中未观察到异常 | — | — |
| PRPH2（RDS） | 7 | 常染色体显性 | 2~6 | 可变黄斑受累、CME、RPA、中央周围RP（曾描述过） | — | MD、PD、CRD、LCA |

续表

| 基因 | RP型 | 遗传方式 | 发病时间（年） | 眼科特征 | 关联综合征 | 其他表型 |
|------|------|----------|----------------|----------|------------|----------|
| RBP3 | 66 | 常染色体隐性 | 1 | 早发性疾病：（高度）近视，PSC | — | — |
| | | | 4~6 | 迟发性疾病：PSC，（高度）近视。ERG：可能会出现锥杆模式 | — | — |
| RDH12 | 53 | 常染色体显性 | AD：2~5 | AD病：典型的RP特征 | — | 生命周期评估 |
| RDH12 | 53 | 常染色体隐性 | AR：1~3 | AR病：眼球震颤、黄斑萎缩、致密的色素沉着并保留小动脉旁，可能到达黄斑区域。保留视乳头周围RPE | — | 生命周期评估 |
| REEP6 | 77 | 常染色体隐性 | 1~2 | CME、PSC、血管鞘 | 嗅觉丧失 | — |
| RGR | 44 | 常染色体隐性 | 不适用 | 严重影响VA患者的黄斑萎缩 | — | — |
| RHO | 4 | 常染色体显性或隐性 | 1~2（4） | 较小程度的中枢RP | — | CSNB |
| RLBP1 | 不适用 | 增常染色体隐性 | 2 | 骨针极少或缺失，RPA | — | BRD、FA、NFRCD |
| ROM1 | 不适用 | 双基因 | 不适用 | 没有关于视网膜表型的信息 | — | — |
| RP1 | 1 | 常染色体显性 | AD：2~3 | AD病：PSC，RP正弦色素 | — | — |
| RP1 | 1 | 常染色体隐性 | AR：1 | AR病：黄斑萎缩、CME、近视 | — | — |

续表

| 基因 | RP 型 | 遗传方式 | 发病时间（年） | 眼 科 特 征 | 关联综合征 | 其他表型 |
| --- | --- | --- | --- | --- | --- | --- |
| RP1L1 | 不适用 | 增常染色体隐性 | 4~5 | 典型的 RP 特征 | 听力损失、共济失调、小脑萎缩 | OMD |
| RP2 | 2 | X 连锁 | 1 | 近视，牛眼黄斑病变、黄斑萎缩，有时出现脉络膜样变性，绒毡层样反射（报告一次） | — | — |
| RP9 | 9 | 染色体显性 | 1~2 | PSC、CME、黄斑萎缩。早期阶段：视杆和视锥细胞功能的区域性（或"片状"）丧失 | — | — |
| RPE65 | 20 | 染色体显性或隐性 | AD：1 | AD 病：（sparce）钱币状和针状色素沉着，广泛的脉络膜视网膜萎缩，黄斑萎缩，PSC | — | 生命周期评估 |
| RPE65 | 20 | 染色体隐性 | AR：1 | AR 病：眼球震颤，黄斑萎缩，骨针色素沉着通常是稀疏 | — | 生命周期评估 |
| RPGR | 3 | X 连锁 | 1~2 | 可变黄斑受累：从无异常到萎缩性病变。大衣样血管病变（1 名患者）。OCT：椭球区宽度收缩±175μm/年；ONL 减薄±2，50μm/年女性携带者：可能有绒毡层样反射 | 听力损失、呼吸道感染 | CRD、CD、MD |

续表

| 基因 | RP型 | 遗传方式 | 发病时间（年） | 眼科特征 | 关联综合征 | 其他表型 |
|---|---|---|---|---|---|---|
| RPGRIP1 | 不适用 | 染色体隐性 | 1~2 | 眼球震颤、黄斑萎缩、色素变化可能稀疏或不存在 | — | LCA、CRD |
| SAG | 47 | 染色体显性 | 2 | AD病：典型的RP特征，OCT：高反射灶 | — | 大口病 |
| SAG | 47 | 染色体隐性 | 2 | AR病：黄斑萎缩，CME。金黄色眼底反射伴Mizuo-Nakamura现象 | — | 大口病 |
| SAMD11 | 不适用 | 染色体隐性 | 3~4 | 中心凹萎缩，ERM，PSC。偶尔：CME，角膜牙胶 | — | — |
| SEMA4A | 35 | 染色体显性 | 不适用 | 没有关于视网膜表型的信息 | — | CRD |
| SLC7A14 | 68 | 染色体隐性 | 1~2 | 广泛的脉络膜视网膜萎缩，包括黄斑萎缩 | — | — |
| SNRNP200 | 33 | 染色体显性 | 1~4 | 黄斑萎缩，CME。可能出现严重的色素结块，PSC(患者>45岁) | — | — |
| SPATA7 | 不适用 | 染色体隐性 | 1 | 眼球震颤，黄斑病变，PSC。ERG：早期疾病中可能存在杆锥模式 | 具有生育或听觉功能障碍的LCA | 生命周期评估 |
| TOPORS | 31 | 染色体显性 | 2~5 | 年轻患者中枢周围RPE萎缩，进展为伴有脉络膜硬化的弥漫性色素性视网膜病变 | — | — |
| TTC8 | 51 | 染色体隐性 | 1~2 | 可能包括黄斑萎缩、稀疏骨针色素沉着 | BBS 8型 | — |

续表

| 基因 | RP 型 | 遗传方式 | 发病时间（年） | 眼科特征 | 关联综合征 | 其他表型 |
|---|---|---|---|---|---|---|
| TULP1 | 14 | 染色体隐性 | 1 | 眼球震颤、远视、PSC、黄斑萎缩；黄色的中央凹环 | — | 生命周期评估 |
| USH2A | 39 | 染色体隐性 | 3 | 可以观察到 CME FAF：独特的弥漫性和均匀的外周低自发荧光模式 | USH 2A 型 | — |
| ZNF408 | 72 | 染色体隐性 | 2~4 | 高度近视。玻璃体凝结、PSC、ERM、CME（1 名患者） | — | FEVR |
| ZNF513 | 58 | 染色体隐性 | 1 | 黄斑：萎缩，有时伴有色素沉着过度 | — | — |

注：AD：常染色体显性遗传；ADVIRC：常染色体显性遗传性玻璃体视网膜脉络膜病变；ARB：常染色体隐性遗传性 bestrophinopathy；AVMD：成人发病的卵黄样黄斑营养不良；AR：常染色体隐性遗传；BBS：Bardet-Biedl 综合征；BRD：Bothnia 视网膜营养不良；BVMD：最佳卵黄样黄斑营养不良；CACD：中央乳晕脉络膜营养不良；CD：视锥细胞营养不良；CGD：慢性肉芽肿病；CISS：冷性出汗综合征；CF：数指；CRD：视锥细胞营养不良；CSNB：先天性静止性夜盲症；DG：双基因；ERM：视网膜前膜；ESCS：增强型 S 锥综合征；FA：白点眼底；FAF：眼底自发荧光；HARP：低前 β 脂蛋白血症，棘红细胞增多症，RP 和苍白球变性；HIDS：高免疫球蛋白 D 和周期性发热综合征；HM：手部运动；HMSN：遗传性运动和感觉神经病；HSS：Hallervorden-Spatz 综合征；IP：遗传模式；IRD：遗传性视网膜营养不良；JNCL：幼年神经元蜡样脂褐质沉积症；JS：Joubert 综合征；LCA：Leber 先天性黑蒙；LP：光感；MD：黄斑营养不良；MEB：肌-眼-脑病；MEVA：甲羟戊酸尿症；MODY：青少年成人型糖尿病；MPS：黏多糖贮积症；MR：中度减少；MRCS：小角膜、视杆锥细胞营养不良、白内障、后葡萄肿；MVK：甲羟戊酸激酶缺乏症；NA：不可用；NB：夜盲症；NBIA1：伴有脑铁积累的神经变性 1；NFRCD：纽芬兰视杆锥细胞营养不良；NLP：无光感；NP：非外显率；NR：不可记录；OCT：光学相干断层扫描；OFDS：口颌面指综合征；OMD：隐匿性黄斑营养不良；PD：模式营养不良；PPRPE：保留的小动脉旁视网膜色素上皮；PSC：后囊下白内障；RPA：白点视网膜炎；RPE：视网膜色素上皮；SGBS：Simpson-Golabi-Behmel 综合征；SIFD：铁粒幼细胞性贫血，B 细胞免疫缺陷，反复发热和发育迟缓；SR：严重减少；SRTD：胸短肋发育不良；STGD：Stargardt 病；USH：Usher 综合征；VA：视力；VF：视野；VMD：黄斑黄斑营养不良。

（四）实验诊断学

1. 标本采集

采集先证者及家系外周血 2~3mL。

2. 检测方法学

DNA 序列水平检测突变的方法包括 Sanger 测序，仍称为测序的金标准，基于阵列的特定突变检测（例如 APEX，"阵列引物延伸"），高通量测序等。其中，近年来发现 RP 基因的主要进展是应用高通量测序，通常称为下一代测序（NGS），主要检测方法学如下：

（1）RFLP-PCR：限制性片段长度多态性（RFLP）分析技术是分子生物学的重要分析方法之一，用于检测 DNA 序列多态性。PCR-RFLP 是将 PCR 技术、RFLP 分析与电泳方法联合应用，先将待测的靶 DNA 片段进行复制扩增，然后应用 DNA 限制性内切酶对扩增产物进行酶切，最后经电泳分析靶 DNA 片段是否被切割而分型。

（2）ARMS：等位基因特异性 PCR 结合 Taqman 探针检测用于检测 DNA 基因突变。

（3）dHPLC：变性高效液相色谱可对单链和双链核酸进行快速、准确、自动化的分离、分析和定量，可用于单碱基替换，小片段缺失或插入等多种已知和未知基因突变检测；DNA/RNA 片段大小判定。

（4）基因测序：采用毛细管电泳技术取代传统的聚丙烯酰胺平板电泳，应用四色荧光染料标记的 ddNTP（标记终止物法），对基因片段进行测序，用于检测已知或未知的基因突变，缺失或插入。

（5）高通量测序：传统的 Sanger 测序通常使用半自动化的多通道毛细管电泳完成（其本身是对早期方法的重大改进）。相比之下，NGS 在微米大小的珠子或类似的微孔中并行进行数百万次测序，每次运行可完成多达 10 亿个碱基对读数。也就是说，NGS 测序比传统测序快至少 1000 倍，而且每个序列的成本要低得多。目前有三种 NGS 策略：全外显子组 NGS、全基因组 NGS 和靶向捕获 NGS。全外显子组 NGS 涉及捕获所有蛋白质编码区，即所有外显子，约占人类基因组的 1.5%，其次是 NGS。根据定义，这种技术仅限于发现编码区的突变，但它仍然导致了几个 RP 基因和新突变的鉴定。全基因组 NGS 几乎涵盖了所有人类基因组（约 98%），并避免了外显子捕获引入的潜在伪影，但尚未常规用于基因发现。主要限制是测序成本，以及由此产生的海量数据集的管理和分析。然而，全基因组测序很可能在不久的将来成为常规，特别是随着"第三代"技术的发展。

（6）微阵列芯片技术：一些突变不容易通过常规测序或 NGS 检测到，特别是大的缺失和重排。SNP 阵列可以检测到一些缺失，Affymetrix 6.0 SNP/CNV 阵列包括用于检测缺失的拷贝数探针（CNV）。基于 PCR 扩增的方法，例如 MLPA 或 qPCR，可以检测到更小的缺失。因为近 3% 的常染色体显性 RP 病例是由测序无法检测到的 PRPF31 缺失引起的。

（五）临床意义与评价

RP 是复杂的分子遗传学，分子诊断可辅助诊断色素性视网膜炎。RP 与越来越多的新发现的基因突变相关，可散发，也可以以家族遗传性方式发病。与 RP 相关的基因编码的蛋白质在光转换发挥重要的作用，参与视觉转导级联，感光转录和翻译。此外，尽管许多不同的基因可能会导致类似的疾病表型，但也有相同的表型呈现不同的基因突变。RP 与多种遗传模式和多基因突变相关。有 20%～25% 的病例呈现常染色体隐性，15%～20% 的病例呈现常染色体显性遗传，10%～15% 的病例则为 X 连锁遗传。其他散发病例占 40%～50%。目前，已知 17 个常染色体显性遗传，24 个常染色体隐性遗传，6 个 X 连锁 RP 基因位点与 RP 发病相关。

（六）转化医学

1. RP 的治疗

RP 的六种当前治疗策略，主要包括以下几个方面：

（1）神经保护剂主要包括神经营养因子、抗凋亡剂和抗氧化剂。它们通常用于疾病的早期阶段，也可以作为其他阶段的辅助治疗。

（2）基因治疗通过病毒介导将治疗性基因工具在体外注射到视网膜中，以取代致病基因而发挥作用。

（3）将光敏性视蛋白引入退化的视网膜，在受损细胞膜中异位表达，恢复视锥细胞功能，赋予残留视网膜细胞光敏能力，如双极细胞或神经节细胞。

（4）将体外培养的神经干细胞注射到视网膜损伤部位，诱导分化为受损细胞类型并替换受损细胞，剩余的视网膜神经元形成突触连接。

（5）在视网膜损伤部位植入视网膜假体。人工视网膜的植入部位从视网膜下、视网膜前膜到巩膜内不等。

（6）将表达离子通道蛋白的基因注入残留的非光感受器细胞，并将"光开关"（暴露于光时会改变形状的化学分子）连接到离子通道蛋白上。

2. RP 的预后

不同类型 RP，其病程发展不同，病变进展快慢不一样，最终的视力预后也不相同，这与基因突变密切相关，因此，基因检测可以判断患者疾病的发展过程和预后。

3. 研究进展

RHO 基因定位于 3q21-q24，编码含 348 个氨基酸的视紫红质蛋白，视紫红质在视杆细胞中表达，激发光级联反应，将光信号转化为神经冲动。该基因是第一个在 RP 中发现的致病基因，在 ADRP 和 ARRP 患者中 RHO 均有突变，尤其是在 ADRP 患者中，已检测出近百个 RHO 基因突变位点。但在 ARRP 家系中 RHO 基因突变并不常见。Rosefeld 对 126 例 ARRP 患者的 RHO 基因进行研究，发现有 1 例来自近亲婚配家系的 ARRP 患者在第 4 号外显子的无义突变，这是在 ARRP 中首次发现的 RHO 基因突变。国内刘晶等亦分别在 ARRP 及 SRP 中发现了 RHO 基因的突变，但突变率较低。

最新研究表明 RHO 基因是第二个做了全外显子测序的基因，共发现了 3 例患者存在同一种单一杂合突变，即 310G/A，p. Val104Ile，为错义突变，该突变国内外尚无报道，但在同一位置已发现另一错义突变：310G/T，p. Val104Phe。对 3 例患者进行 RHO 基因其他外显子筛查无阳性发现，考虑可能第二个突变位于内含子区。综合国内外研究，对于 ARRP/SRP 患者 RHO 基因的筛查结果，表明与 ADRP 一样，ARRP 中 RHO 基因同样具有多个突变位点，相同的位点可有不同的突变，进一步显示了 RP 分子水平的遗传异质性。RHO 基因突变在 ARRP 患者中所占的比例较低，其确切突变谱有待于今后扩大样本量的进一步研究。

4. 展望

目前已发现的 ADRP 候选基因多达 32 个，由于时间所限，本书仅涉及其中的 7 个，因此还需要对患者进行其他候选基因的筛查。对于候选基因筛查阴性，且父母为近亲婚配的患者，进行全基因组研究，从中筛选可能的致病基因；对大的家系使用连锁分析 Lod 值，对小的家系分析杂合丢失区，进而对候选基因进行 PCR 扩增及直接测序。同时，继续收集 ARRP/SRP 患者，扩大样本量，寻找敏感而可靠的指标进行临床表型的分类、总结。通过上述手段，明确我国 ARRP/SRP 患者的基因突变谱，进而建立基因型表型的相关性。对于遗传性视网膜疾病，基因治疗是最有前景的发展方向，也是我们进行分子遗传学研究的最终目标。迄今，针对 leber 先天黑蒙 RPE65 的基因治疗已在国外开展，显示出良好的有效性及安全性。基因治疗的研究进展有赖于对于疾病突变谱、致病机制的深入研究，我国具有丰富的遗传学资源，应充分利用，这将是我们努力的方向。

### 四、常染色体显性遗传性视神经萎缩

#### （一）概述

常染色体显性遗传性视神经萎缩（ADOA）是遗传性视神经萎缩最常见的类型之一，国外报道患病率介于 1∶12000～1∶50000。典型的 ADOA 患者表现为自幼双眼对称性无痛性视力逐渐下降，最终大多稳定于 0.1 左右。患者的视盘表现为颞侧苍白或广泛苍白，同时可有不同程度的色觉异常及以中心/旁中心暗点为主的视野缺损。此外，20%～30%的 ADOA 患者合并眼外表现，比如神经感音性耳聋，进行性眼外肌麻痹，肌病，多发性硬化及共济失调等。ADOA 的色觉障碍主要为蓝黄色觉异常，视野缺损，通常表现为中心盲点性暗点。

#### （二）ADOA 的发病机制

ADOA 是常染色体显性遗传性视神经疾病中最常见的一种，外显率为40%～90%，可表现为一种独立的疾病，也可伴不同程度的听力下降、白内障、眼外肌麻痹、上睑下垂等。常染色体显性遗传性视神经萎缩（ADOA）是儿童和青少年不可逆视力障碍的重要原因。60%～90%的 ADOA 是由 OPA1 基因的致病变异引起的。基因检查显示突变候选位点包括 OPA1（3q28-29）、OPA3（19q13.2-13.3）、OPA4（18q12.2-12.3）和 OPA5（22q12.1-13.1）等，其中 OPA1 与 OPA3 位点均已克隆出相应的同名基因。ADOA 家系或者散发病例多以 OPA1 基因突变为主。临床上疑似 ADOA 时诊断的第一步可选择一代测序筛查 OPA1，未检测到突变时应先排除假阴性结果，然后进行 WES 或WGS 测序。OPA1 有 31 个外显子，即外显子 1～29、外显子 4b、外显子 5b。其中，外显子 29 是非蛋白质编码的。外显子 4、外显子 4b 和外显子 5b 中的交替剪接模式产生 8 种转录亚型（图 9.6）。二代测序对于临床表型不典型的视神经萎缩的诊断具有高效、准确的优势。目前已发现有 8 个基因或位点与核遗传性视神经萎缩相关，其中仅有 OPA1 和 OPA3 为已被克隆出的可导致 DOA

的核基因。

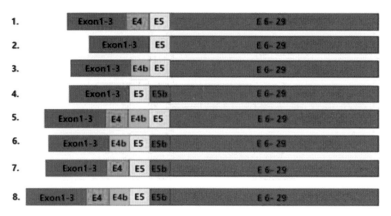

图 6.6　OPA1 的转录变体示意图

转录亚型 1（NM_015560.2）是原始的和最常用的，而转录亚型 8（NM_130837.2）是最长和最完整的，与转录变体相比，它包含 31 个外显子和 2 个额外的 4b 和 5b 外显子。

1. 基因变异情况

1）OPA1 基因与 ADOA

57%~89%的 ADOA 患者存在 OPA1 基因突变。OPA1 位于 3q28，包含 30 个外显子，跨度 100kb。外显子 4，4b 及 5b 选择性剪切可产生至少 7 种 mRNA 异构体。该基因编码一种与动力有关的鸟苷三磷酸酶定位于线粒体内膜。OPA1 是第一个相关的动力相关蛋白 17 基因产物，在视网膜神经纤维层（RNFL）的细胞高度表达；同时也大量存在于肌肉和神经系统中。目前已报道了超过 340 种 OPA1 突变，大多为剪切突变，错义/无义突变及缺失突变。其中位于 27 号外显子的小片段缺失突变 c.2708_2711del 为热点突变，占 10.8%~27.2%。欧洲人群相关研究发现，一代测序筛查 OPA1 阴性的 DOA 家系中 OPA1 大片段缺失/插入改变约占 25%。有研究表明，中国 ADOA 家系中 OPA1 大片段改变的现象也是普遍存在的，可能一代测序为阴性的 ADOA 家系的 12%以上。因此，对于一代测序为阴性的 ADOA 患者，应常规采用多重连接依赖探针扩增（MLPA）等手段检测筛查是否存在基因大片段改变。

OPA1 基因编码位于线粒体内膜的一种动力相关 GTP 蛋白酶，由 4 个功能性结构域构成：基础结构域（外显子 1~3），GTP 倒结构域（外显子 10-17），动力蛋白相关中央结构域（外显子 18~26）及 GTP 酶效应区（外显子 29~30）。近年来研究表明，OPA1 蛋白的功能主要有：①参与线粒体膜融合，与位于线粒体外膜的融合蛋白 MFN1 和 MFN2，以及分裂蛋白 Drp1 和 Fis-1 等共同维持线粒体分裂及融合间的动态平衡。通过小干扰 RNA 技术降低鼠视神经节细胞及皮肤成纤维细胞中 OPA1 基因的表达，均可观察到线粒体出现碎片化（融合困难），线粒体形态异常等现象，同时伴有细胞色素 C 超量释放，导致线粒体提前凋亡。②维持线粒体氧化磷酸化功能。不少研究已证实在携带 OPA1 突变的成纤维细胞中线粒体膜电位及 ATP 合成显著下降，且与维持呼吸链复合体 I，II，III 各亚单位的稳定密切相关。③调节线粒体内 Ca 离子平衡及信号传导。OPA1 表达下调将降低线粒体细胞质内的 Ca 离子水平，从而使视神经节细胞应激状态自我恢复能力下降。

2）OPA3 基因与 ADOA

仅不到 2% 的 ADOA 患者存在 OPA3 基因突变，OPA3 基因位于 19q13，含 2 个外显子，跨度 7860bp。与 OPA1 蛋白类似，OPA3 蛋白位于线粒体内膜，具体功能尚不明确，可能参与了线粒体塑形。OPA3 突变既可导致常染色体隐性视神经萎缩亦可导致常染色体显性视神经萎缩。隐性遗传模式下，OPA3 突变与 Costeff 综合征相关。该综合征的临床特点为双眼自幼视神经萎缩，锥体外系症状，共济失调，认知障碍，尿甲基戊烯二酸水平及血浆甲基戊二酸水平升高。显性遗传模式下，OPA3 突变与常染色体显性视神经萎缩合并先天性白内障相关。

2. 实验诊断学

1）Sanger 测序

Sanger 测序结果采用 Lasergene 软件中的 Sepman 程序进行读取，再通过 UCSC 中的 Blast 程序与 Genbank 中 CTP4F2 基因参考序列进行比对。发现碱基的改变后，与 dbSNP 数据库进行比对，以确定该位点是否为已确定的正常多态性位点。查询 HGMD（www.hgmd.org）数据库及最新文献，以确定发现的改变是否为已报道的突变位点。若为新的错义改变，则应用 Polyphen2、SIFT 及 MutationTaster 进行突变的致病性预测。

2）二代高通量测序

遗传病 NGS 检测实验室所开展的检测项目临床预期用途通常应为先证者

确认诊断，怀疑患有遗传病的患者的辅助诊断，宫内胎儿表型提示遗传病但染色体核型分析未发现异常的产前诊断，或育龄夫妇的孕前遗传病携带者筛查（一般限于早发的严重致残致死的人群携带率较高的隐性遗传病）等，实验室应根据预设的上述临床预期用途选择合适的 NGS 检测方法，如靶向测序、WES 和 WGS 等。开展遗传病高通量测序检测实验室人员资质除需满足《医疗机构临床基因扩增检验实验室管理办法》和《遗传病二代测序临床检测全流程规范化共识》外，还需要有能研发建立"湿实验"方法和搭建及确认遗传变异生物信息学分析流程（亦称"干实验"）的人员；具有建立项目检测标准操作流程和随研究进展及时更新变异解读的工作人员；此外，还应有与检测项目相匹配的遗传咨询人员等。

3. 临床意义与评价

ADOA 以常染色体显性方式遗传，因此携带 OPA1 突变的个体的每个孩子都有 50% 遗传突变等位基因的风险。但是，基于不同家族，外显率不完全相同。此外，除综合征型 ADOA 外，基因型表型相关性非常罕见。因此，OPA1突变携带者视觉可能受累程度几乎不可能进行准确的评估。

4. 转化医学

通过对临床表型与人类疾病非常相似的 OPA1 小鼠模型的研究，在分子、细胞和组织水平上对 ADOA 的本身有了深入的了解。第一个 OPA1 小鼠模型在 OPA1 基因中携带剪接位点突变（c.1065+5G>A），这种情况导致外显子 10 出现跳跃突变，从而导致 GTPase 结构域中 27 个氨基酸的缺失。第二个 OPA1 小鼠模型携带无义 OPA1 突变（c.869G>T；p.Q285X），紧接在 GTPase 结构域之前出现蛋白质截断。两种纯合小鼠突变体在早期胚胎阶段都是致命的，而可行的杂合突变小鼠表达类似于 ADOA 的年龄依赖性疾病，具有降低的视觉功能、视神经纤维变性和 RGC 层的形态学改变。这些小鼠模型将决定新治疗策略的发展。

最近的另一项发展涉及眼睛特异性纯合 OPA1 果蝇突变体，该突变体也在成蝇中表达，与异常细胞死亡和高 ROS 水平相关的眼睛表型相关。有趣的是，抗氧化处理部分逆转了果蝇的眼睛表型，这表明 ROS 可能在视神经萎缩的发病机制中起决定性作用。基因治疗似乎是一种有吸引力的策略，因为眼睛特别适合这种方法，而且单倍体不足是孤立的 ADOA 的主要发病机制。

然而，总体而言，这些策略还为线粒体疾病的治疗提供了有趣的视角，因为多酚（例如白藜芦醇）能够通过作用于调节线粒体生物发生和功能的主要分子途径来增强能量代谢。此外，某些分子（如环孢菌素）的抗凋亡特性具有越来越多的潜在临床应用，开辟了新的治疗前景，未来可以在视神经病变的细胞和动物模型上进行测试。

5. 现有问题与进展

LCA 是一组具有复杂表型的高度异质性遗传疾病。由于疾病的异质性，LCA 的诊断非常具有挑战性。临床和遗传技术的进步极大地提高了我们目前对该疾病的认识。临床表型仍然是 LCA 诊断的垫脚石，基因检测可用作补充工具。在众多可用的分子方法中，基于面板的 NGS 检测为 LCA 的基因检测提供了一个很好的选择。迄今为止，在已知导致 LCA 的基因中缺乏突变的患者中仍有待发现其他基因。致病基因和遗传变异的鉴定极大地促进了这些疾病的诊断和 LCA 病例中不同眼表型的鉴别，增加了我们对 LCA 中基因型-表型相关性的理解。这可以促进早期干预和更好的患者管理。LCA 无法治愈。与这些疾病有关的基因多样性使治疗策略进一步复杂化，从而影响疾病的严重程度和进展。目前，RPE65 突变（LCA2）患者的基因治疗选择是可用的。GUY2D 取得了可喜的成果，药物遗传学疗法将很快面世。

细胞疗法：干细胞衍生的 RPE 和光感受器在人类视网膜变性疾病的临床前模型中恢复了视力。因此，干细胞移植可能是治疗 RPE 疾病的有效方法。用于视网膜细胞治疗的细胞来源包括胚胎干细胞（ESCs）、成体干细胞和多能诱导干细胞（iPSCs）等干细胞。目前，ESCs 和 iPSCs 主要用于分化为 RPE，但这些细胞类型仍然存在一些局限性，包括同种异体排斥和携带供体致病基因。干细胞移植治疗视网膜上皮病变是可行的。事实上，视网膜下同种异体胎儿视网膜-RPE 移植物在 RP 和晚期 AMD 患者中并未被排斥。然而，RPE 的免疫特权不是绝对的，在另一项研究中，接受 CNV 切除术的 AMD 患者接受视网膜下异体 RPE 移植，停止免疫抑制治疗后出现免疫排斥反应。细胞治疗视网膜退行性疾病的临床应用面临一些重要挑战，包括细胞制备、递送、存活和生理行为，免疫反应，以及和癌症发展的风险。

基因和药物治疗：经过多年对视网膜疾病的研究，许多基因和信号转导途径已被确定为基因治疗或其他治疗方法的潜在靶点。例如，ITH12674 是一种褪黑素和萝卜硫素的混合药物，诱导转录因子 Nrf2 的表达，可以缓解视网膜变性导致的失明。脂质分子 ELV 可阻断 CB1 受体和 PLD2，以延缓视网膜退行性和炎性病变的发展。Emixustat 是一种非视网膜小分子盐酸盐，靶向视觉循环异构酶，是一种高效、选择性的视觉循环调节剂。在 AMD 动物模型中，emixustat 可降低 A2E 水平，保护视网膜免受光介导的损伤，并减少早产儿视网膜病变模型中的新生血管。人蛋白（HNG）是一种 2.7kDa 的 24 氨基酸多肽，从家族性阿尔茨海默病患者的大脑中提取的 cDNA 文库中发现。HNG 保护原代 RPE 细胞免受氧化损伤。AMD 患者视网膜细胞线粒体严重受损，HNG 是保护 ARPE-19RPE 细胞系线粒体的重要细胞生存因子，使其成为 AMD 令人兴奋的靶点。此外，作为第一个批准的眼科治疗靶点，重组腺相关病毒（AAV）已被用于将 RPE65 基因传递到 RPE65 突变或缺失的 RPE 细胞中，以预防和治疗遗传性视网膜疾病，如 LCA2 和遗传性视网膜疾病。

2004 年，美国眼科及视觉研究（ARVO）大会上首次公布了早期 AAV5-RPE65 基因疗法，可以在自然产生的具有 RPE65 缺失的 rd12 小鼠中完全恢复其生理功能、视功能和视行为。也就是在这个时期，视锥细胞只占不到 5% 的小鼠模型基本上成为研究人类视网膜遗传病的常规动物模型。有公司已经将每个基因都做了相关敲除和胚胎冷藏，一般半年多时间就可以通过恢复冷藏胚胎的方法得到相关的基因敲除小鼠种群。在这种情况下，能够加快研发速度、更接近人类 LCA1 的 GC1 基因敲除小鼠模型就面世了。

目前，虽然我们对视网膜疾病的细胞生物学和分子遗传学的深入了解可能为预防和治疗提供新的途径，但目前还没有有效可行的治疗视网膜退行性疾病的方法。考虑到 RPE 在正常视网膜功能中的重要性，这种细胞类型为视网膜病治疗的发展提供了一个极好的焦点。在这方面，干细胞移植和基因治疗是目前的研究热点。虽然引导干细胞分化为 RPE 细胞以恢复功能是一个令人兴奋和有前途的研究方向，但应用在人体中可能会受到疗效差或免疫反应的阻碍，所以需要进一步研究。令人鼓舞的是，随着对参与视网膜病变发展及其信号通路的基因研究的增加，各种针对致病基因和突变的抑制剂正在出现，特别是针对 RP 的治疗。然而，这些靶点是否适用于人类，以及这些信号通路的调制是否具有可能导致不良反应的脱靶效应，仍有待确定。

基因治疗在 LCA 患者中已取得突破性进展，近年来 LCA 的基因研究成为眼科学与遗传学的热点。针对 RPE65 的基因治疗已经进入临床试验阶段，在安全性和有效性方面均取得满意结果。另外，针对 LRAT、GUCY2D 等基因的治疗也在动物实验中取得了显著效果。明确致病基因及发病的分子生物学机制是实现基因治疗的前提，因此该病的分子遗传学诊断尤为迫切和重要。目前，约 30% 的 LCA 患者致病基因尚未明确，需要进一步研究。随着新致病基因的不断发现，这些基因导致 LCA 的分子机制有待进一步阐明。研究 LCA 的最终目标是提供准确、经济的分子学诊断方法，制定安全、有效的治疗方案。另外，临床上还要重视基因型与相应临床表型之间的联系，总结并制定切实有效的 LCA 基因型一表型分类系统，从而有助于早期明确患者致病基因，并减少基因诊断费用，为患者进一步的基因治疗奠定基础。

## 五、Leber 遗传性视神经病变疾病

### （一）概述

Leber 遗传性视神经病变（LHON，MIM 535000）是一种罕见的遗传性视神经退行性疾病，是一种由于线粒体 DNA（mitochondrial DNA，mtDNA）突变引起的母系遗传性视神经疾病，是目前世界上最常见的青少年致盲疾病之一，发病率在 1/31000 至 1/526000 之间，存在种族差异。该病男性患者居多，男女比例约为 5∶1，发病年龄通常在 15～35 岁。临床主要表现为双眼同时或先后急性或亚急性无痛性视力减退，可伴有中心视野缺失及色觉障碍。视力损害严重程度差异较大，可由完全正常、轻度、中度到重度。

LHON 的主要症状为双眼先后发生的无痛性视力突然急剧下降，双眼发作间隔一般为数周到数月。眼底检查在疾病早期表现为视盘充血水肿、视盘旁毛细血管迂曲扩张，疾病后期视盘水肿和毛细血管扩张消退，最终视盘颞侧或全部呈萎缩性改变。多数 LHON 病人只存在眼部表现，少数可合并全身其他系统症状，如智力障碍、癫痫、听力障碍、肌张力障碍等。

根据 2017 年 LHON 专家共识的建议，临床上可将 LHON 分为无症状期（突变携带者）、亚急性期（发病后<6 个月）、动态期（6～12 个月）和慢性期（>12 个月）。无症状期患者（突变携带者）眼科检查可无异常，亦可出现眼底改变（视盘充血、毛细血管扩张）及 OCT 改变（下方和颞侧神经纤维层增厚）。临床症状出现 6 个月以内为亚急性期，此期患者视力迅速下降，至 4～6 个月时视力开始稳定，视野检查可见中心暗点且进展扩大，患者常于此期就

诊。自出现临床症状 6 个月到 1 年内为动态期，此期视力可无明显变化，但视野和 OCT 检查显示损害进展，通常在症状出现 1 年左右停止进展，到达疾病平台期。自出现临床症状 1 年后称为慢性期。除上述典型的临床分期外，还存在着缓慢进展型、儿童起病型、晚发型等疾病亚型。

（二）发病机制

1. 病理生理学机制

线粒体 DNA 突变是导致 LHON 的原因，呈现母系遗传。视网膜神经节细胞（RGC）受损或凋亡是 LHON 的主要病理生理机制。作为生命体的能量提供中心，mtDNA 通过电子传递及氧化磷酸化（OXPHOS）系统（即呼吸链）持续供给 ATP 并维持细胞的基本代谢。

人类 mtDNA 全长 16569 个碱基对，为非常紧凑的环状双链 DNA，外环为重链（H 链），内环为轻链（L 链），除 1 个与 DNA 复制起始有关的 87bp D 环（D-loop）外其他基因均无内含子。人类 mtDNA 共编码 37 个基因，其中 13 个基因编码线粒体呼吸链复合物亚基。mtDNA 突变导致线粒体呼吸链复合物 I（NADH 氧化酶）活性降低，使线粒体产能下降，导致高能量需求组织（骨骼肌、神经组织和视神经）因产能不足而受损。至今，已有 250 多种 mtDNA 点突变和不计其数的 mtDNA 重组突变被报道与人类疾病相关（https：//www. mitomap. org/MITOMAP）。

线粒体遗体学特征可以概括为 4 个方面，分别是母系遗传、异质性和突变负荷、阈值效应和遗传"瓶颈"和随机分配。

1）母系遗传

mtDNA 存在于细胞质，遗传方式为细胞质遗传。受精过程中精子线粒体会被卵子中泛素水解酶特异性识别并降解，因此父源性 mtDNA 不能传播给后代，mtDNA 按母系遗传方式进行传递。母系遗传是指只有母亲能将其 mtDNA 分子传递给下一代，然后通过女儿传播给后代。近年来研究发现父系 mtDNA 在少数情况下也可遗传给后代，呈现 mtDNA 的双亲遗传现象，但这一学说却被多位学者质疑，认为双亲 mtDNA 遗传模式可能归因于核内线粒体 DNA 片段（Numts）的扩增。因此，在对 mtDNA 突变及相关疾病进行诊断及遗传学咨询时，仍视母系遗传为线粒体遗传的基本法则。

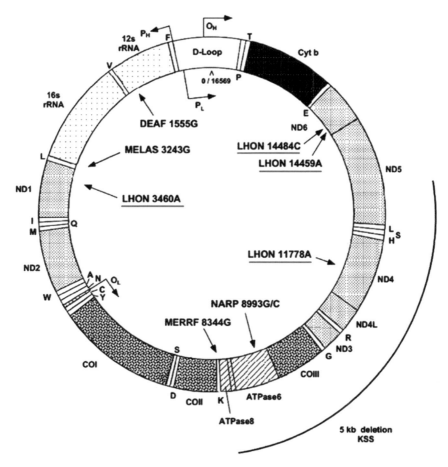

图 6.7　人类 mtDNA 基因组的病态图谱①

2）质性和突变负荷

核基因突变发生在等位基因上，所产生的突变分为纯合子（homozygote，等位基因双双发生突变，突变含量为 100%）和杂合子（heterozygote，等位基因之一发生突变，突变含量为 50%）。与核基因不同，线粒体基因突变可以发生在成千上万个 mtDNA 分子上，由此产生突变含量介于 0 到 100% 之间的 mtDNA 突变体。人们将细胞或组织同时拥有突变型和野生型 mtDNA 的状态称

① 参考线粒体数据库 https：//www.mitomap.org/MITOMAP

为异质性（heteroplasmy）；将细胞或组织只拥有一种 mtDNA（全部是突变型 mtDNA，或野生型 mtDNA）的状态称为均质性（homoplasmy）。

突变负荷（mutation load）是指发生突变的 mtDNA 占全体 mtDNA 的百分比，它是衡量 mtDNA 突变体异质性程度的重要指标。mtDNA 疾病的发生及其临床表型往往取决于突变体突变负荷的高低。例如，当人肌肉中 m.3243A>G 点突变的突变负荷达到 50% 时，就足以造成骨骼肌细胞的氧化损伤和肌肉组织形态学的异常。此外，m.3243A>G 突变负荷高低与疾病严重程度呈一定的正相关。

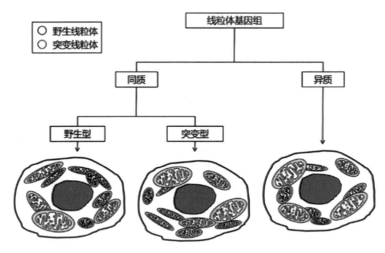

图 6.8　线粒体基因组异质性

注：大多数 LHON 患者和家庭中，病理性 mtDNA 突变是同质的，只有 14% 为异质性。

3）阈值效应

当异质性 mtDNA 突变体的突变负荷较低时，与突变型 mtDNA 共存的野生型 mtDNA 会发挥足够的补偿作用，以维持线粒体呼吸链的功能。然而，当突变负荷超过一定范围，野生型 mtDNA 数量不足以维持呼吸链的功能时，组织或器官就会出现异常，这种现象被称为阈值效应（threshold effect）。人体不同组织、器官对 mtDNA 突变的易感性存在差异，能量需求高的部位（如骨骼肌、脑、心、肾小管和内分泌腺）容易受突变影响，较低的突变负荷就能引起临床症状；能量需求低的部位（如肺、皮肤和韧带）对突变不敏感，较高的突

变负荷才能引发异常情况

4）"瓶颈"和随机分配

线粒体的遗传"瓶颈"是指卵细胞形成过程中 mtDNA 数量急剧减少（约由 100000mtDNA 分子减少到少于 100 个），使得少量 mtDNA 进入成熟卵细胞中传给子代，形成了异质性水平相差较大的卵母细胞群，造成子代的异质性差异。如果通过遗传瓶颈保留了携带 mtDNA 突变体的分子，则个体就会占有一定比例的 mtDNA 突变体分子。异质性 mtDNA 突变体的突变负荷高低在不同的世代交替间变化显著，这种效应即为线粒体的遗传"瓶颈"。

有丝分裂时（包括卵子发生），mtDNA 被随机分配到子代细胞中，体细胞每经历一次有丝分裂，mtDNA 就会随着线粒体一起被随机分配到子代细胞中，由此，组织中 mtDNA 的突变负荷会随组织细胞分裂而变化，进一步，同一患者的疾病表型也能随时间推移而表现出变异性。因此，同一母系家族成员间的疾病表型和同一患者组织间的突变负荷时常会迥然不同。

2. 致病基因

LHON 的致病基因突变导致呼吸链传递功能改变导致 ATP 生成不足和（ROS）生成增加，损伤线粒体本身和细胞内蛋白质、脂类、核酸以及能量供给障碍，RGCs 内轴浆运输阻滞，视网膜神经纤维层肿胀、变性，使 RGCs 的变性和凋亡，导致 RGCs 功能损害而导致视力下降，视神经萎缩。

95%以上的 LHON 是由 mtDNA3 个原发性突变 m. 3460G>A、m. 11778G>A 和 m. 14484T>C 引起，最常见的致病变异是 m. 11778G>A，占 3 个常见原发性突变的 90%。3 个原发性突变涉及致病基因 MT-ND1、MT-ND4 和 MT-ND6，3 个致病基因均位于电子呼吸链复合体 I 编码亚基，原发性突变导致线粒体 ATP 合成减少及 ROS 产生增多。

目前已知 LHON 的致病基因包含 MT-ATP6、MT-CO1、MT-CO3、MT-CYB、MT-ND1、MT-ND2、MT-ND4、MT-ND4L、MT-ND5 和 MT-ND6。除线粒体 DNA 突变外，其他遗传学因素（如继发性 mtDNA 突变、核调节基因）和环境因素亦可能在 LHON 的病理生理学进程中发挥关键作用，造成携带相同原发性突变位点的不同家系可表现出不同的外显率、发病年龄、严重程度以及视力丧失过程。

表6.6 **Leber 遗传性视神经病变相关的致病性 mtDNA 突变**

| 疾病 | 疾病的 OMIM# | 变体 | dbSNP | 患病率 | 外显率 | 视觉恢复率 | 相关基因 | OMIM# 相关基因 |
|---|---|---|---|---|---|---|---|---|
| 莱伯遗传性视神经病变（LHON） | 535000 | m. 11778G>A [a] | rs199476112 | 69% | 82% | 4%~25% | MTND4[b] | 516003 |
| | | m. 11696G>A | rs200873900 | | | | | |
| | | m. 11253T>C | rs200145866 | | | | | |
| | | m. 14484T>C [a] | rs199476104 | 14% | 82% | 37%~64% | MTND6[b] | 516006 |
| | | m. 14279G>A | rs869025187 | | | | | |
| | | m. 14325T>C | rs397515505 | | | | | |
| | | m. 14568C>T | rs397515506 | | | | | |
| | | m. 14459G>A[c] | rs199476105 | | | | | |
| | | m. 14729G>A | rs869025187 | | | | | |
| | | m. 14482C>G[c] | rs199476108 | | | | | |
| | | m. 14482C>A[c] | rs199476108 | | | | | |
| | | m. 14495A>G[c] | rs199476106 | | | | | |
| | | m. 14498C>T | rs869025186 | | | | | |
| | | m. 14568C>T[c] | rs397515506 | | | | | |
| | | m. 14596A>T | rs387906424 | | | | | |
| | | m. 3460G>A [a] | rs199476118 | 13% | 69% | 15%~25% | MTND6[b] | 516006 |
| | | m. 3376G>A | rs397515612 | | | | | |
| | | m. 3635G>A[c] | rs397515507 | | | | | |
| | | m. 3697G>A | rs199476122 | | | | | |
| | | m. 3700G>A[c] | rs397515508 | | | | | |
| | | m. 3733G>A[c] | rs199476125 | | | | | |
| | | m. 4025C>T | rs397515509 | | | | | |
| | | m. 4160T>C[c] | rs199476119 | | | | | |
| | | m. 4640C>A | rs387906426 | | | | MTND2 | 516001 |
| | | m. 5244G>A | rs199476115 | | | | | |
| | | m. 10237T>C | rs1556423787 | | | | MTND3 | 516002 |
| | | m. 10663T>C[c] | rs1556423844 | | | | MTND4L | 516004 |

续表

| 疾病 | 疾病的OMIM# | 变体 | dbSNP | 患病率 | 外显率 | 视觉恢复率 | 相关基因 | OMIM#相关基因 |
|---|---|---|---|---|---|---|---|---|
| 莱伯遗传性视神经病变（LHON） | 535000 | m. 12811T>C | rs199974018 | | | | MTND5 | 516005 |
| | | m. 12848C>T | rs267606899 | | | | | |
| | | m. 13637A>G | rs200855215 | | | | | |
| | | m. 13730G>A | rs387906425 | | | | | |
| | | m. 9101T>C | rs199476134 | | | | MTND6 | 516060 |
| | | m. 9804G>A | rs200613617 | | | | MTCO3 | 516050 |
| | | m. 14831G>A | rs199795644 | | | | MTCYB | 516020 |

注：根据人类线粒体基因组参考序列 NC_012920.1 进行注释。

a：mtDNA 三个原发性突变 m. 3460G>A、m. 11778G>A 和 m. 14484T>C 占 LHON 致病变异的 95% 以上，最常见的是 m. 11778G>A，占 3 个常见原发性突变的 90%。

b：核心基因。

c：这些 mtDNA 变体影响功能。它们已在 2 个以上独立的 LHON 谱系中被鉴定出来，并显示出与受影响的疾病状态分离。

除上述原发位点，有些 mtDNA 突变虽不是致病性的，但却可以调控致病性 mtDNA 突变起协同作用，这些突变被称为 LHON 继发突变，至今已发现 50 多个位点，如 m. 3866T>C、m. 4216T>C、m. 4917A>G、m. 7444G>A、m. 9804G>A、m. 9438G>A、m. 10680G>A、m. 13708G>A、m. 15257G>A、m. 15812G>A 等，这些继发突变与疾病的外显率、病情严重程度等相关。

3. 基因型与表型的对应关系

不完全外显（incomplete penetrance）和性别偏好（gender bias）是 LHON 的两大特性，LHON 女性患者或突变携带者的后代均遗传了致病性突变，但并非所有后代都会发病（临床称为不完全外显），而且男性突变携带者的发病率高于女性（即性别偏好）。

3 个原发性致病突变在 LHON 患者中的分布存在差异。一项对我国 1300 多例患者的分析提示，m. 11778G>A 约占 85%，m. 14484T>C 约占 12%，m. 3460G>A 约占 3%，与日本、韩国大致相同。患者的平均发病年龄为 21 岁，平均外显率为 20%，其中 m. 11778G>A 的外显率为 10%~90%，m. 14484T>C 为 5%~60%，m. 3460G>A 为 4%~22%。外显率（携带者失去视力的机会）

最高的是 mt. 3460G>A，最小的是 mt. 14484T>C。

携带 3 个原发性致病突变的 LHON 患者临床表现及预后也存在差异。携带 m. 14484T>C 变异的患者临床表现较轻，预后最好，50%患者尚存在视力恢复的情况；其次是 m. 3460G>A 变异，约 22%患者视力可由不同程度的恢复；m. 11778G>A 变异携带者视力伤害最严重，可完全丧失至光感。约 50%男性、10%女性致病性 mtDNA 携带者会发展成 LHON。

亚洲人中 LHON 有家族史者占 40%~50%，即存在较多的散发病例，在诊断时需考虑这一因素。

不同 LHON 家系的外显率表现出较大差异，从低于 10%到 100%不等。影响这种外显率的因素很多，其中其他已知致病突变协同作用、mtDNA 单倍型类群、X 连锁核修饰基因突变等因素对原发突变的协同作用是不可忽视的重要因素。

（三）实验诊断学

LHON 尚无明确的临床诊断标准。需详细询问患者家族史、发病年龄及病程进展特征。若患者为青年男性，符合母系遗传方式，急性起病，有双眼序贯发病的特点，结合眼底表现、OCT 及视野检查可得到初步临床诊断。

1. 临床表型诊断

LHON 的诊断基于眼科检查结果，包括专门的视觉测试，包括扩张眼底检查，以确定急性期视盘的特征性变化和血管变化、视野、电生理研究和成像，特别是 OCT。

LHON 相关辅助检查特点：

（1）视觉诱发电位（VEP），LHON 患者早期视觉诱发电位无明显改变，后期可有潜伏期延迟及振幅下降。

（2）眼底荧光血管造影（FFA），急性期视盘强荧光，视盘旁毛细血管迂曲扩张，但无渗漏。

（3）光学相干断层扫描（OCT），OCT 检查能显示 LHON 各期患者的视网膜神经纤维层（RNFL）厚度。有研究显示，未发病 LHON 患者 RNFL 厚度较对照组薄。早期 LHON 患者 RNFL 厚度增厚，而晚期 LHON 患者 RNFL 厚度明显变薄，颞侧神经纤维最先受累且受累程度最重，部分鼻侧纤维即使在疾病晚期也似乎未受影响，男性视神经纤维弥漫性损伤较女性明显。在晚期有视力恢复患者中，RNFL 厚度可能部分保留。

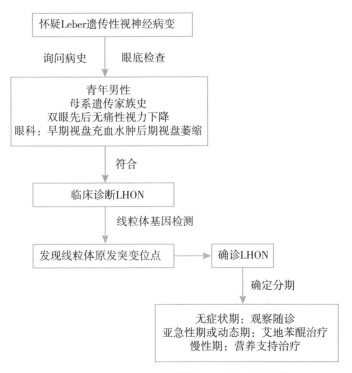

图 6.9 Leber 遗传性视神经病变诊疗流程①

（4）视野（VF），LHON 患者视野检查通常表现为中心暗点或旁中心暗点，随病情进展，视野缺损扩展至周边。

LHON 的临床诊断标准为：双眼同时或先后急性或亚急性无痛性视力减退，同时可伴有中心视野缺失及色觉障碍；急性期视乳头充血，周围毛细血管扩张、迂曲，神经纤维层肿胀；晚期视神经萎缩，以颞侧尤为显著；常见的视野缺损类型为中心或旁中心暗点；视觉诱发电位振幅和峰潜时异常；母系家族成员有发病或携带者家族史，线粒体 DNA 检测确定有突变存在；OCT 或 MRI 检查排除颅内肿物以及中枢神经系统其他疾病。

根据症状、眼底检查、视野、FFA、光学相干断层扫描、视觉电生理等检查，临床尚需考虑是否合并 Best 病、Stargardt 病、青光眼等引起视功能和黄斑

① 参考 Leber 遗传性视神经病变的临床实践指南。

部受损的其他眼病，并应与急性视乳头炎、急性前部缺血性视神经病变、视盘血管炎等鉴别，还需排除中毒性、压迫性及营养代谢性视神经病变及非器质性视觉障碍。

2. 分子诊断

LHON 相关的线粒体基因的分子遗传学检测可用于 LHON 确诊。对患者进行外周血线粒体 DNA 检测，90%的患者可检测到 3 个常见原发位点突变之一，10%的患者可能携带罕见原发突变或携带 2 个原发位点突变。

LHON 的诊断建立在先证者中，该先证者具有在拟诊中列出的眼部表现和/或通过在分子遗传学检测上鉴定三种常见的 mtDNA 致病变体之一。分子遗传学检测可以包括 PCR 分析，基因芯片，sanger 测序，多基因包靶向检测或 mtDNA 全基因组测序。

1）PCR 分析

针对三种常见的 mtDNA 致病变体进行分析，方法学如下：

（1）限制性片段长度多态性（RFLP）：由 DNA 的多态性，致使 DNA 分子的限制酶切位点及数目发生改变，用限制酶切割基因组时，所产生的片段数目和每个片段的长度就不同，即所谓的限制性片段长度多态性，导致限制片段长度发生改变的酶切位点，又称为多态性位点。

（2）单链构象多态性（SSCP）：是一种基于单链 DNA 构象差别的点突变检测方法。相同长度的单链 DNA 如果顺序不同，甚至单个碱基不同，就会形成不同的构象。在电泳时泳动的速度不同。将 PCR 产物经变性后，进行单链 DNA 凝胶电泳时，靶 DNA 中若发生单个碱基替换等改变时，就会出现泳动变位（mobility shift），多用于鉴定是否存在突变及诊断未知突变。

（3）PCR-ASO 探针法：即等位基因特异性寡核苷酸探针法。在 PCR 扩增 DNA 片段后，直接与相应的寡核苷酸探杂交，即可明确诊断是否有突变及突变是纯合子还是杂合子。其原理是：用 PCR 扩增后，产物进行斑点杂交或狭缝杂交，针对每种突变分别合成一对寡核苷酸片段作为探针，其中一个具有正常序列，另一个则具有突变碱基。

突变碱基及对应的正常碱基均位于寡核苷酸片段的中央，严格控制杂交及洗脱条件，使只有与探针序列完全互补的等位基因片段才显示杂交信号，而与探针中央碱基不同的等位基因片段则不显示杂交信号，如果正常和突变探针都可杂交，说明突变基因是杂合子，如只有突变探针可以杂交，说明突变基因为纯合子，若不能与含有突变序列的寡核苷探针杂交，但能与相应的正常的寡核苷探针杂交，则表示受检者不存在这种突变基因。若与已知的突变基因的寡核苷探针均不能杂交，则提示可能为一种新的突变类型。

（4）PCR-SSO 法：SSO 技术即是顺序特异寡核苷酸法（SSO）。原理是 PCR 基因片段扩增后利用序列特异性寡核苷酸探针，通过杂交的方法进行扩增片段的分析鉴定。探针与 PCR 产物在一定条件下杂交具有高度的特异性，严格遵循碱基互补的原则。探针可用放射性同位素标记，通过放射自显影的方法检测，也可以用非放射性标记如地高辛、生物素、过氧化物酶等进行相应的标记物检测。

（5）PCR-SSP 法：序列特异性引物分析即根据各等位基因的核苷酸序列，设计出一套针对每一等位基因特异性的（allele-specific），或组特异性（group-specific）的引物，此即为序列特异性引物（SSP）。SSP 只能与某一等位基因特异性片段的碱基序列互补性结合，通过 PCR 特异性地扩增该基因片段，从而达到分析基因多态性的目的。

（6）PCR-荧光法：用荧光标记 PCR 引物的 5' 端，荧光染料 FAM 和 JOE 呈绿色荧光，TAMRA 呈红色荧光，COUM 呈蓝色荧光，不同荧光标记的多种引物同时参加反应，PCR 扩增待检测的 DNA，合成的产物分别带有引物 5' 端的染料，很容易发现目的基因存在与否。

2）基因芯片

基因芯片又称为 DNA 微探针阵列（micro array），它是集成了大量的密集排列的大量已知的序列探针，通过与被标记的若干靶核酸序列互补匹配，与芯片特定位点上的探针杂交，利用基因芯片杂交图像，确定杂交探针的位置，便可根据碱基互补匹配的原理确定靶基因的序列。基因芯片具有省时、费用低廉和操作简便等优点，可一次扩增多个已知突变位点。

3）PCR-DNA 测序

这是诊断 LHON 最直接的方法，对临床可疑 LHON 患者可以首先进行 3 个原发变体进行检测，得到序列后与标准序列比较。这种方法由于通量低价格也相对较低，故适用于线粒体遗传病的筛查。

对于同质 mtDNA 变体，Sanger 测序的分析灵敏度接近 100%。异质性存在于 10%~15% 的 LHON 携带者中，不会影响 LHON 分子遗传学检测的灵敏度，因为受影响的个体通常在白细胞中具有大于 70% 的突变 mtDNA，较易检测到。

常规 Sanger 测序未发现 mtDNA 致病性突变位点时，可通过线粒体基因组全长序列测序进一步明确是否存在原发或继发突变位点。

4）多基因包靶向检测

采用高通量测序的方法可以对原发性突变以外的致病因素（如罕见突变和继发性突变）进行筛查，以进一步阐明 mtDNA 突变与 LHON 的关系，为诊断和治疗提供指导。包括编码 NADH 脱氢酶的线粒体基因，MT-ND1，MT-ND2，MT-ND4，MT-ND4L，MT-ND5，MT-ND6，这些已知导致 LHON 的基因和其他感兴趣的基因均可以考虑。

高通量测序灵敏度高，非常适合检测线粒体的异质性、多态性，识别导致线粒体疾病的点突变、缺失突变、插入突变、倒位突变、重复突变等基因结构的改变。

5）mtDNA 全基因组测序

如果使用靶向检测和/或表型靶向检测未发现致病性变异，临床仍高度怀疑，并且没有父系遗传的证据，则可以考虑 mtDNA 全基因组测序。

mtDNA 全基因组测序技术是目前 LHON 最可靠的基因诊断方法，但该方法工作量大、费用昂贵，难以在常规临床诊断实验室普及运用。

3. 检测结果的解释

线粒体基因突变携带者可能不发病，约有 50% 的男性和 90% 的女性存在一个主要的引起 LHON 的 mtDNA 致病性变异，然而并没有发展为失明。必须强调的是，在同一家族的不同分支以及具有相同导致 LHON mtDNA 致病性变异的家族之间，外显率可能存在显著差异，这使个体的遗传咨询变得复杂。

有 10%~15% LHON 患者存在异质性，研究发现，白细胞中 m.11778G>A 致病性变异丰度大于 60% 的男性发生视神经病变的频率增加。但是，进行症状前检测而对异质性水平进行量化是有局限的，大多数具有 LHON 的 mtDNA 致病性变异的个体都是线粒体 DNA 同质的。

4. 临床意义

1）发病风险遗传咨询

LHON 通过母系遗传传播。先证者的父亲没有携带 mtDNA 致病性变异的风险。先证者的母亲通常具有 mtDNA 致病性变异，多数情况下，母亲的 mtDNA 异常比例远低于先证者，并且可能无症状或仅出现轻微症状。偶尔母亲有相当大比例的异常 mtDNA 并在成年期出现严重症状。

先证者的同胞的风险取决于母亲的遗传学状况，如果母亲携带 mtDNA 致病突变，先证者的所有同胞将遗传该突变，但临床上可能有也可能无症状。男性先证者（有症状或无症状）不会将突变遗传给下一代，而女性先证者（有症状或无症状）则会将突变传给全部后代。女性先证者后代出现症状的风险取决于组织分布和异常 mtDNA 的比例。mtDNA 致病突变的存在无法预测视力丧失发生的年龄、严重程度和进展速度。对于 18 岁以下的无症状个体不建议进行检测，以避免这种信息可能引起的焦虑以及受歧视的风险，从而对其健康产生不利的影响。

LHON 的遗传咨询因性别和年龄依赖性外显率而变得复杂。引起 LHON 的主要 mtDNA 致病性变异的数量和外显率在同一家族的不同分支中以及在具有相同 LHON 致病性变异的家族之间可能存在显著差异。

2）预后咨询

大多数 LHON 患者会出现严重的视力损害。然而部分 LHON 患者可出现自发性视力提高，其与突变类型相关，11778 位点突变患者视力预后最差，仅有 4% 出现自发性视力提高，14484 位点突变患者视力预后最好，37%～65% 出现自发性视力提高，且 14484 位点突变患者的最终视力显著优于 11778 和 3460 位点突变患者。

3）产前诊断

由于该病预后不良且目前治疗方法有限，因此遗传咨询和产前诊断尤为重要。女性患者及女性致病突变携带者是否应该进行产前检测和植入前基因检测，目前存在争议，有专家认为女性患者及女性致病突变携带者无需通过羊水或胎盘绒毛样本进行基因检测，首先，多数母亲携带 mtDNA 突变为同质性，即使存在异质性突变，羊膜细胞和胎盘绒毛中的 mtDNA 突变程度无法对应于胎儿或成人组织中 mtDNA 异质程度；其次，引起 LHON 的 mtDNA 突变无法预测视力丧失发生的年龄、严重程度和进展速度。因此，根据分子遗传学检测结果无法可靠地预测长期结果。

4）靶向治疗

针对 LHON 的基因治疗临床试验已开展。目前导入靶基因的途径主要有两种，一是利用线粒体基因的异位表达原理，将野生型线粒体 DNA 序列装载在腺病毒载体中并导入到细胞核，转录并翻译成具有特定靶向序列的线粒体呼吸链相关蛋白质亚基，该亚基进入线粒体，从而恢复线粒体氧化磷酸化功能。二是将携带靶基因并且连接着线粒体靶向序列的腺病毒载体注入 LHON 胞质杂交细胞系中，腺病毒载体能够直接进入线粒体，转录并翻译为正常的呼吸链相关蛋白质亚基，恢复线粒体功能。

目前，尽管许多声称的治疗方法正在试验中，但还没有证实 LHON 的治疗方法（14，15）。然而，由于 LHON 的罕见性和严重性，2015 年 6 月，欧洲药监局（EMA）在特殊情况下批准了 idebenone（Raxone，Santhera Pharmaceuticals，Liestal，Switzerland）用于临床，EMA 承认在治疗的患者亚组中有足够的临床证据证明其安全性和部分疗效。

5. 现有问题与进展

虽然 LHON 病因相对明确，但在临床诊疗的过程中，由于医生认识上的不足和基因检测技术开展的局限性，LHON 仍易被误诊为视神经炎等其他类型视神经疾病，从而发生误治。此外，口服大剂量的艾地苯醌与基因治疗在为患者复明带来曙光的同时，其治疗方法的安全性和费用也为 LHON 治疗带来了巨大挑战。因此，构建正确的 LHON 诊疗思维，提高 LHON 患者对最新治疗方法效价比的认识十分重要。

基因治疗 LHON 的短期安全性目前已得到证实，但其有效性以及治疗剂量等指标还需进一步探索。

## 六、Leber 先天性黑蒙

（一）概述

Leber 先天性黑蒙（LCA，MIM204000）也称莱伯氏先天性黑蒙，是一种严重致盲的遗传性视网膜病变，患病率为1∶81000～1∶31000，约占所有遗传性视网膜变性疾病的 5%，占学龄前儿童致盲原因的 20%。

LCA 的临床表现呈多样性，可导致婴幼儿先天性失明，即出生时或出生后不久出现严重的视觉丧失，LCA 患者特征性的表现为早期发生的严重视力下降、眼球震颤、瞳孔反射迟钝或消失、畏光、指压征（oculodigital sign），眼底早期可无明显异常，随病程进展眼底周围可出现椒盐样的色素沉积，视网膜血管狭窄，引起脉络膜和视网膜色素上皮细胞的萎缩，视网膜电图

（ERG）呈熄灭或近熄灭型。除此之外，患者常伴有神经系统功能异常、肥胖、代谢系统疾病等严重的并发症，还可能出现圆锥角膜、白内障等异常表现。

（二）发病机制

1. 病理生理学机制

LCA 是高度遗传异质性疾病，多属常染色体隐性遗传，少数呈现常染色体显性遗传。NGS 技术能够快速发现 LCA 中的新基因和突变。根据公开领域 RetNet 网①中已发表的文献和信息，目前有 26 个基因与该病的发病机制有关。这 26 个基因约占患病人群的 70%，另外还有 20%～30% 患者的致病基因尚不清楚。

表 6.7　　　　　　　　　**RetNet 网站收录 LCA 相关基因**

| 疾病类别 | RetNet 网站收录基因 |
| --- | --- |
| 常染色体显性遗传 LCA<br>（3 个基因） | CRX，IMPDH1，OTX2 |
| 常染色体隐性遗传 LCA<br>（23 个基因） | AIPL1，CABP4，CCT2，CEP290，CLUAP1，CRB1，CRX，DTHD1，GDF6，GUCY2D，IFT140，IQCB1，KCNJ13，LCA5，LRAT，NMNAT1，PRPH2，RD3，RDH12，RPE65，RPGRIP1，SPATA7，TULP1 |

根据 LCA 的发病机制，可分为三种类型：①发育不良，光感受器细胞发育形成异常；②变性，光感受器细胞凋亡加速；③功能障碍，视网膜解剖结构大致正常，但重要的生物化学信号丢失。

2. 致病基因

LCA 的致病基因被认为在视网膜发育和视网膜生理功能中发挥着关键作用。与 LCA 相关的上述基因的突变可导致视网膜发育或视网膜生理功能破坏，导致早期视力丧失，例如光感受器形态发生（CRB1、CRX、GDF6）、视网膜分化（OTX2）、纤毛运输过程（CEP290，CLUAP1、IFT140、IQCB1、LCA5，

---

① https：//sph. uth. edu/retnet/，截至 2022.06.09。

RPGRIP1，SPATA7，TULP1），光转导（AIPL1、GUCY2D 和 RD3）维甲酸（类维生素 A）循环（LRAT，RDH12，RPE65），外节吞噬功能障碍（MERTK），鸟嘌呤合成（IMPDH1）和信号转导（CABP4，KCNJ13）。

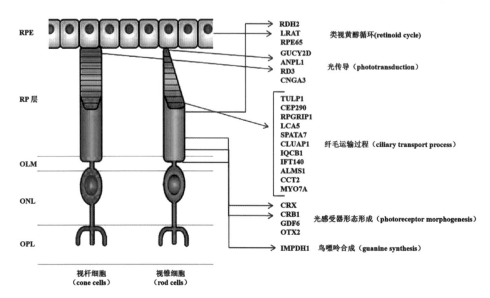

图 6.10　杆状细胞和锥状细胞的示意图（表明 Leber 先天性黑蒙中的相关基因和可能的功能）

　　注：RPE：视网膜色素上皮（retinalpigmentepithelium）；RPlayer：光感受器（photoreceptorlayer）；OLM：外界膜（outerlimitingmembrane）或（externallimitingmembrane，ELM）；ONL：外核层（outernuclearlayer），包含光受体的细胞；INL：内核层（innernuclearlayer），包含双极细胞，水平细胞和无长突细胞的胞体；OPL：外丛状层（outerplexiformlayer），由光感受器细胞的轴突及双极细胞树突水平细胞突起组成，它们之间的接触称为突触，外网状层（outerplexiformlayer），光受体核双极细胞核水平细胞形成突触连接；IPL：内网状层（innerplexiformlayer），包含连接双极细胞，无长突细胞核神经节细胞的突触，神经节细胞层（ganglioncelllayer），包含神经节细胞的胞体。

1）影响光信号向电信号的传导

AIPL1 基因（LCA4，OMIM #604393）位于 17p13.2，属于 FK-506 家族，编码含有 384 个氨基酸的芳香烃受体样蛋白 1，表达于视锥和视杆细胞，是一种分子伴侣，可为蛋白质相互作用提供分子支架，在早期未成熟视网膜的后极部和周边部光感受器细胞中均有表达，对维持光感受器细胞中光传导蛋白和磷酸二酯酶的正常功能有重要作用，对光感受器细胞发育非常重要。该基因突变可降低视杆细胞环磷酸鸟苷（cGMP）的水解活性，导致 cGMP 水平升高，从而使光感受器细胞发生快速变性。该基因突变可导致视锥细胞内视网膜膜型鸟苷酸环化酶（RetGC）水平降低，从而导致 cGMP 合成减少，进一步导致视锥细胞变性。

GUCY2D 基因（LCA1，OMIM#204000）位于 17p13.1，编码含有 1103 个氨基酸的鸟苷酸环化酶 1（guanylate cyclase-1，GCl），以跨膜蛋白的形式特异性地在视网膜视锥、视杆细胞的细胞核和内节中表达，参与 cGMP 的合成和细胞内钙离子 Ca2+ 水平的调节，这是光照射后恢复阶段光转导的关键步骤。当 GUCY2D 基因突变后，导致 GTP 水解成 cGMP 的活性降低，阻碍光感受器光传导后 cGMP 水平的恢复，导致类似光持续照射的情况，不能恢复为暗反应状态使光感受器凋亡。GUCY2D 基因突变导致 Leber 先天性黑蒙 1 型（LCA1），LCA1 是 LCA 中最常见的一种形式，有 10%～20% 的 LCA 患者属于 LCA1，患者临床上多表现为视功能严重损害，畏光明显，但眼底大致正常。除 LCA1 外，GUCY2D 基因在临床上也可导致锥-杆营养不良 6 型（CORD6）。

2）影响视网膜内维生素 A 的代谢循环

RPE65 基因（LCA2，OMIM #204100）位于 1p31.3，编码一种视网膜色素上皮的特异蛋白，含 533 个氨基酸，是一种具有异构酶活性的微粒体蛋白，该蛋白在后极部视网膜中表达丰富，主要位于 RPE 细胞的内质网膜上。该酶参与视网膜内维生素 A 循环，催化维生素 A 合成的初始步骤，将视黄酯转化为 11-顺-视黄醇，后者被氧化为 11-顺-视黄醛，转运至光感受器细胞，与光感受器细胞外节上的视蛋白结合成视紫红质，从而在光传导过程中发挥作用。RPE65 基因突变导致此蛋白失去异构酶活性，11-顺-视黄醛无法再生，RPE 细胞内视紫红质合成和循环受阻。

RDH12 基因（LCA 13，OMIM #612712）位于 14q24.1，编码光感受器特异的视黄醛脱氢酶 12，由 316 个氨基酸组成（35kD），主要位于光感受器的内节和视网膜外核层中。视网膜维生素 A 循环过程中，此蛋白可促进全反式视黄醛和 11-顺-视黄醛降解为相应的视黄醇，起重要的调节作用。突变后导致视网膜内维生素 A 代谢紊乱以及视黄醛累积，从而导致细胞毒性 。

LRAT 基因（LCA 14，OMIM #613341）位于 4q32.1，编码的蛋白质位于 RPE 细胞的内质网膜上，含有 230 个氨基酸，是一种跨膜结构，其 N 端位于细胞质侧，C 端位于内质网管腔侧，促进视网膜维生素 A 循环中产生的视黄醛转移至 RPE 细胞，并催化视黄醛转化为视黄酯，从而避免视网膜内视黄醛的积累。LRAT 基因突变后导致其蛋白在内质网的极性改变以及酶活性下降。

3）影响光感受器的发育和结构

CRX 基因（LCA7，OMIM #613829）位于 19q13.33，编码含有 299 个氨基酸的同源盒转录因子。在视网膜组织中特异表达，在光感受器细胞的分化和发育中起重要作用，参与光感受器细胞外节的延伸和光传导通路，参与转录激活，并且与其他同源基因 PAX6、SIX3、CHX10/VSX2 和 RX/RAX 的产物生成有关，在视网膜发育的各个阶段中起重要作用。CRX 是视网膜中最早表达的光感受器标记物，在视锥细胞和视杆细胞中都有表达。CRX 对于光感受器细胞的极性分化非常重要，调节光感受器外节蛋白质包括视紫红质、类结合蛋白、B-磷酸二酯酶和抑制蛋白的表达。CRX 基因的缺失或突变可导致光感受器外节的发育受阻，从而影响视锥细胞和视杆细胞的光传导过程。

CRB1 基因（LCA8，OMIM #613835）位于 1q31.3，编码含有 1406 个氨基酸的跨膜蛋白，主要位于 Muller 细胞近顶点区细胞膜上，参与维持细胞极性和上皮细胞间的黏连，是保持视网膜外界膜完整性和光感受器细胞形成所必需的。上皮细胞和光感受器细胞的极性对于细胞间黏附、细胞内信号传导、分子的方向性转运和形成正常的组织结构非常重要。CRB1 突变后导致视网膜发育缺陷，可出现视网膜变厚，层次结构不清，类似于未发育成熟的视网膜。

4）光感受器内外节间连接纤毛的物质转运

RPGRIP1 基因（LCA6，OMIM #613826）位于 14q11.2，编码含 1259 个氨基酸（144kDa）的视网膜色素变性鸟苷三磷酸酸调节相互作用蛋白 1，是一种与视网膜色素沉着 GTPase 调节蛋白相互作用的光感受器特异性蛋白，位于光感受器内外节间连接纤毛的轴丝上，作为一种锚蛋白支架，连接其分子伴侣视网膜色素变性GTP酶调节因子（RPGR）等对维持视网膜功能非常重要的蛋白质，将RPGR蛋白固定于纤毛上，参与调节纤毛间的蛋白质转运及光感受器外节膜盘的脱落和更新，是视锥细胞和视杆细胞的关键组成部分。RPGRIP1基因变异将导致视网膜萎缩及严重视功能损害，导致LCA 6型。

CEP290基因（LCA 10，OMIM #611755）位于12q21.32，编码一种含有2472个氨基酸的中心体蛋白，位于分裂细胞的中心体以及包括光感受器细胞在内的多种细胞的连接纤毛基底部的基体上，如光感受器内外节的连接纤毛。与RPGR等微管转运蛋白共同组成复合体，调节纤毛生成并参与纤毛间的微管转运。CEP290基因是目前为止LCA中占比最高的致病基因，约占15%，同时也是Joubert综合征、Meckel综合征和Bardet-Biedl综合征的致病基因。CEP290基因序列较长，这也成为其作为治疗靶基因的障碍，目前还没有CEP290相关的基因治疗报道。

TULP1基因（LCA15，OMIM #613843）位于6p21.31，编码TUB样蛋白1，主要位于视网膜光感受器细胞内，内节表达最丰富，内外节连接纤毛中也有表达。参与转录、激活视蛋白和囊泡蛋白等转运，对视网膜发育具有重要作用。TULP1敲除小鼠可导致光感受器细胞的视紫红质异位，并形成细胞外囊泡。TULP1基因变异可导致LCA15型和RP14型。

5）其他

MERTK基因位于2q13，有19个外显子，编码999个氨基酸的酪氨酸激酶。MERTK基因突变使视网膜色素上皮细胞（RPE）失去吞噬死亡的光感受器细胞和脱落的外层片段。RPE结合但并不摄入脱落的外节膜盘，致使RPE和神经上皮间堆积一层残骸，导致感光细胞死亡。

NMNAT1基因（LCA9，OMIM #608553）位于1p36.22，编码烟酰胺单核苷酸腺苷酰转移酶1（NMNAT 1）的核心亚基，共279个氨基酸，在机体内广泛表达，骨骼肌、心脏和肾脏中含量最高。NMNAT1是烟酰胺腺嘌呤二核苷酸（NAD$^+$）合成限速酶，在NAD$^+$合成的最后一步发挥关键作用。研究表明NMNATI基因与轴突退变相关，NMNAT1的功能缺失可导致感光细胞的萎缩退化，导致LCA9，患者眼底表型多样，大多伴有黄斑缺失或黄斑萎缩，视网膜色素沉积，部分患者视神经凹苍白，白内障、远视或眼球震颤。

表 6.7　与 Leber 先天性黑矇有关的因果基因概述

| 基因 | 占所有 LCA 百分比 | 染色体位置 | 编码蛋白 | 基因功能 | LCA 遗传方式 | 疾病综合征 | LCA |
|---|---|---|---|---|---|---|---|
| GUCY2D (LCA1) (OMIM: 204000) | 6%~21% | 17p13.1 | 鸟苷酸环化酶 2D | 光转导 | AR | Leber 先天性黑矇 1 型 (AR)<br>中央晕轮状脉络膜萎缩 1 型 (AD)<br>视锥视杆细胞营养不良 6 型 (AD)<br>先天性静止性夜盲症 II 型 (AR) | 视力显著下降、畏光、远视、眼球震颤。眼底或周边出现轻度颗粒状色素变化。OCT 提示中央凹周围明显视网膜变薄的 |
| RPE65 (LCA2) (OMIM: 204100) | 3%~16% | 1p31.3 | 维甲酸异构酶 | 类维生素 A 循环 | AR | Leber 先天性黑矇 2 型 (AR)<br>视网膜色素变性 20 型 (AR)<br>脉络膜受累的色素性视网膜炎 87 (AD) | 夜盲症、眼球震颤，出生后视力不佳，视力短暂改善，患者在 30~50 岁时恶化。OCT: 中央和中央区域的视网膜变薄 |
| SPATA7 (LCA3) (OMIM: 604232) | 3% | 14q31.3 | 精子发生相关蛋白 7 | 光感受器纤毛运输 | AR | Leber 先天性黑矇 3 型 (AR)<br>发病年龄不同色素性视网膜炎 94 型 (AR) | 1 岁左右有短暂的畏光，3 岁左右所有患者出现夜盲症。10 岁内视力保持稳定，只能看到手部动作和 20/200。具有典型 RP 表现的眼底急速进展 |

续表

| 基因 | 占所有LCA百分比 | 染色体位置 | 编码蛋白 | 基因功能 | LCA遗传方式 | 疾病/综合征 | LCA |
|---|---|---|---|---|---|---|---|
| AIPL1 (LCA4) (OMIM: 604393) | 4%~8% | 17p13.2 | 芳基烃相互作用蛋白样1 | 光转导/蛋白质生物合成 | AD, AR | Leber 先天性黑矇 4 型 (AD, AR)；青少年色素性视网膜炎 (AD, AR)；视锥-视杆细胞营养不良 (AD, AR) | 圆锥角膜、白内障和近视。可变夜盲症或光敏感性。视力不佳。眼底有骨针色素沉着和不同程度的黄斑病变。OCT：黄斑厚度变薄 |
| LCA5 (LCA5) (OMIM: 604537) | 1%~2% | 6q14.1 | Leber 先天性黑矇5蛋白质 | 光感受器纤毛运输 | AR | Leber 先天性黑矇 5 型 (AR) | 出生时或接近出生时视力严重下降。眼球震颤和高度远视。视力范围在0.20到光感之间。可扩展的外周场损失。眼底检查伴有广泛的视网膜和RPE萎缩。RPE处有散在的白点。黄斑大部分时间是正常的，但在少数患者中可能会看到黄斑RPE萎缩，视网膜层压缩环和外核缺损。OCT：黄斑萎缩，视网膜层清楚的边界分界层存在低反射的区域，具有高反射边界（玫瑰花结）。眼底自发荧光显示黄斑中的低荧光 |
| RPGRIP1 (LCA6) (OMIM: 613826) | 4%~6% | 14q11.2 | 视网膜色素变性GTPase调节相关蛋白1 | 光感受器纤毛运输 | AR | Leber 先天性黑矇 6 型 (AR)；视锥-视杆细胞营养不良 13 型 (AR) | 生命早期视力严重丧失。视力低于20/200。起初可以看到正常的视网膜，然后发展为色素性视网膜病变。OCT显示中央凹中央残余的光感受器 |

续表

| 基因 | 占所有LCA百分比 | 染色体位置 | 编码蛋白 | 基因功能 | LCA遗传方式 | 疾病/综合征 | LCA |
|---|---|---|---|---|---|---|---|
| CRX (LCA7) (OMIM: 613829) | 1%~3% | 19q13.33 | 锥杆同源盒蛋白 | 光感受器形态发生 | AD | Leber先天性黑蒙7型 (AR)；视锥视杆细胞营养不良2型 (AD) | 生命早期可能会出现严重的视力障碍。眼球震颤和高度远视。眼底呈灰色，有结块状色素沉积和黄斑缺损样缺损。OCT显示点状黄斑萎缩，内段和外段之间的连接处没有明显的信号 |
| CRB1 (LCA8) (OMIM: 613835) | 9%~13% | 1q31.3 | 凝素素相关蛋白1 | 光感受器纤毛运输 | AR | Leber先天性黑蒙8型 (AR)；色素性视网膜炎12型 (AR)；色素性静脉旁脉络膜视网膜萎缩 (AD) | 夜盲症、眼球震颤、圆锥角膜、脉络膜萎缩和小眼球。眼底有硬币样圆形色素沉淀或骨针状色素迁移。Coloboma样病变和Coast样病变 |
| NMNAT1 (LCA9) (OMIM: 608553) | 未知 | 1p36.22 | 烟酰胺核苷酸腺苷酸转移酶1 | 辅酶NAD生物合成 | AR | Leber先天性黑蒙9型 (AR)；脊椎骨骺发育不良，感音神经性听力损失，智力发育受损和Leber先天性黑蒙 (AR) | 严重的视网膜遗传性变性，主要是萎缩性黄斑病变。黄斑假缺损。视网膜剩余部分有色素变化。眼球震颤和严重视力丧失。（仅感知手部或光动作） |

续表

| 基因 | 占所有 LCA 百分比 | 染色体位置 | 编码蛋白 | 基因功能 | LCA 遗传方式 | 疾病/综合征 | LCA |
|---|---|---|---|---|---|---|---|
| CEP290 (LCA10) (OMIM: 611755) | 15%~20% | 12q21.32 | 中心体蛋白 290 | 光感受器纤毛运输 | AR | Leber 先天性黑蒙 10 型 (AR) Senior-Loken 综合征 6 型 (AR) Joubert 综合征 5 型 (AR) Bardet-Biedl 综合征 14 型 (AR) Meckel 综合征 (AR) | 眼球震颤、远视、圆锥角膜和白内障。畏光。光感或无视力。患者眼底表型差异较大，可出现 RPE 萎缩、骨针样色素沉积、黄斑病变、脉络膜小疣和灰白色大理石纹。通过 OCT 进行的中央凹周围变薄 |
| IMPDH1 (LCA11) (OMIM: 613837) | 5% | 7q32.1 | 肌苷 5′-磷酸脱氢酶 1 | 鸟嘌呤合成 | AD | Leber 先天性黑蒙 11 型 (AD) 视网膜色素变性 10 型 (AD) | 眼球震颤、没有对光的固定。视网膜显示弥漫性 RPE 斑点，无色素沉积 |
| RD3 (LCA12) (OMIM: 610612) | <1% | 1q32.3 | 蛋白质 RD3 | 蛋白转运 | AR | Leber 先天性黑蒙 12 型 (AR) | 夜盲症、严重眼球震颤。最初的屈光度是近视的，在疾病过程中变为近视。视力严重受损。眼底可见血管变细、盐和胡椒面和骨针。在生命的第 3 个 10 年中，随着锤击样外观的黄斑变化而受到关注。OCT 显示视网膜层的组织紊乱 |

续表

| 基因 | 占所有LCA百分比 | 染色体位置 | 编码蛋白 | 基因功能 | LCA遗传方式 | 疾病综合征 | LCA |
|---|---|---|---|---|---|---|---|
| RDH12 (LCA13) (OMIM: 612712) | 4%~5% | 14q24.1 | 视黄醇脱氢酶12 | 类维生素A循环 | AD, AR | Leber先天性黑蒙13型 (AD, AR) | 视力不佳。夜盲症。脉络膜视网膜色素样病变（网状或鱼网状）伴有严重的骨针样色素沉积，黄斑上几乎没有或没有自发荧光。SDOCT：黄斑处视网膜厚度严重变薄，中心凹处无层状结构 |
| LRAT (LCA14) (OMIM: 613341) | <1% | 4q32.1 | 卵磷脂视黄醇酰基转移酶 | 类维生素A循环 | AR | Leber先天性黑蒙14型 (AR) 早发严重性视网膜营养不良（AR） 青少年色素性视网膜炎（AR） | 从小视力不佳，夜盲症和视野狭窄。外周RPE萎缩，几乎没有色素迁移到视网膜。Asteroid hyalosis比RP更频繁地发生（37%对3%）。减少自动对焦信号 |
| TULP1 (LCA15) (OMIM: 613843) | <1% | 6p21.31 | 管状蛋白1 | 光感受器纤毛运输 | AR | Leber先天性黑蒙15型 (AR) 视网膜色素变性14型 (AR) | 夜盲症、眼球震颤、中度至重度视野受限。严重干扰色觉。眼底镜检查结果不一；老年患者有有明显的黄斑病变，所有患者都有色素性视网膜病变。色素针也受到不同程度的影响 |
| KCNJ13 (LCA16) (OMIM: 614186) | 未知 | 2q37.1 | Kir7内向整流钾通道 | 光转导 | AR | Leber先天性黑蒙16型 (AR) 雪花玻璃体视网膜变性 (AD) | 夜视能力差，眼球震颤，白内障。眼底镜检查显示RPE有相当多的色素水平，并且配置与典型RP上看到的不同 |

续表

| 基因 | 占所有<br>LCA 百分比 | 染色体<br>位置 | 编码蛋白 | 基因功能 | LCA<br>遗传方式 | 疾病/综合征 | LCA |
|------|------|------|------|------|------|------|------|
| GDF6<br>（LCA17）<br>（OMIM：<br>615360） | 未知 | 8q22.1 | 生长分化因子 6 | 光感受器形态发生 | AR | Leber 先天性黑蒙 17 型（AR）<br>常染色体显性 Klippel-Feil 综合征 1 型（AD）孤立型小眼症 4 型（AD）<br>孤立型伴眼组织缺损的小眼症 6 型（AD, digenic） | 眼部和骨骼特征。检测腕关节活动有限 |
| PRPH2<br>（LCA18）<br>（OMIM：<br>608133） | 未知 | 6p21.1 | 外周蛋白 2 | 感光器外段结构/稳定性 | AD, AR, DI | Leber 先天性黑蒙 18 型（AD, AR, DD）<br>白点状视网膜炎（AD, AR）<br>中央网络脉络膜营养不良 2 型（AD）<br>斑块型黄斑营养不良 1 型（AD）<br>黄斑营养不良（AD）<br>色素性视网膜炎 7 型（AD, AR, DD） | 未描述 LCA 表型 |

199

续表

| 基因 | 占所有 LCA 百分比 | 染色体位置 | 编码蛋白 | 基因功能 | LCA 遗传方式 | 疾病综合征 | LCA |
|---|---|---|---|---|---|---|---|
| USP45（LCA19）（OMIM：618513） | 未知 | 6q16.2 | 泛素特异性蛋白酶 45 | DNA 损伤和修复 | AR | Leber 先天性黑矇 19 型（AR） | 未描述 LCA 表型 |
| ALMS1 | 未知 | 2p13.1 | ALMS1 中心体和基底体相关蛋白 | 光感受器纤毛运输 | AR | ALSTROM 综合征（AR） | 未描述 LCA 表型 |
| CABP4 | 未知 | 11q13.2 | 钙结合蛋白 4 | 光转导 | AR | 先天性非进行性视锥-视杆突触障碍综合征（AR） | 视力差、眼球震颤、畏光、视力差 |
| CCT2 | 未知 | 12q15 | 含有 TCP1 亚基 2 的伴侣蛋白 | 光感受器纤毛运输 | AR | — | 未描述 LCA 表型 |
| CLUAP1 | 未知 | 16p13.3 | 凝聚素相关蛋白 1 | 光感受器纤毛运输 | AR | Leber 先天性黑矇（AR） | 未描述 LCA 表型 |
| CNGA3 | 未知 | 2q11.2 | 环核苷酸门控通道亚基 α 亚基 3 | 嗅觉信号转导 | AR | 全色盲 2 型（AR） | 未描述 LCA 表型 |

续表

| 基因 | 占所有LCA百分比 | 染色体位置 | 编码蛋白 | 基因功能 | LCA遗传方式 | 疾病/综合征 | LCA |
|---|---|---|---|---|---|---|---|
| DTHD1 | 未知 | 4p14 | 含有死亡结构域的蛋白质1 | 未知 | AR | Leber先天性黑蒙和肌营养不良症不良症的综合征（AR） | 未描述LCA表型 |
| IFT140 | 未知 | 16p13.3 | 鞭毛内运输140 | 光感受器纤毛运输 | AR | Leber先天性全盲1型（AR）；色素性视网膜炎80型（AR）；短肋胸廓发育不良伴或不伴多指/趾畸形9型（AR） | 未描述LCA表型 |
| IQCB1 | 未知 | 3q13.33 | 含有B1蛋白的IQ基序 | 光感受器纤毛运输 | AR | Leber先天性全盲1型（AR）；Senior-Loken综合征5型（AR） | 未描述LCA表型 |

续表

| 基因 | 占所有 LCA 百分比 | 染色体位置 | 编码蛋白 | 基因功能 | LCA 遗传方式 | 疾病/综合征 | LCA |
|------|------|------|------|------|------|------|------|
| MYO7A | 未知 | 11q13.5 | 肌球蛋白 VIIA | 光感受器纤毛运输 | AR | Usher 综合征 1B 型（AR）；<br>常染色体显性耳聋 11 型（AD）；<br>常染色体隐性耳聋 2 型（AR） | 未描述 LCA 表型 |
| OTX2 | 未知 | 14q22.3 | Orthodenticle 同源框 2 蛋白 | 感光细胞分化 | AD | 联合性垂体激素缺乏症 1 型（AD）；<br>综合征性小眼畸形 5 型（AD）；<br>伴有或不伴有垂体功能障碍的早发性视网膜营养不良（AD） | 未描述 LCA 表型 |
| BBS4 | 未知 | 15q24.1 | BBS 蛋白 | 光感受器纤毛运输 | AR | Bardet-Biedl 综合征 4 型（AR） | 未描述 LCA 表型 |
| CWC27 | 未知 | 5q12.3 | CWC27 剪接体相关的亲环蛋白 | 不确定 | AR | 伴有或不伴有骨骼异常的色素性视网膜炎（AR） | 未描述 LCA 表型 |

续表

| 基因 | 占所有LCA百分比 | 染色体位置 | 编码蛋白 | 基因功能 | LCA遗传方式 | 疾病综合征 | LCA |
|------|------|------|------|------|------|------|------|
| IDH3A | 未知 | 15q25.1 | 异柠檬酸脱氢酶 3α 亚基 | 线粒体储备能力 | AR | 视网膜色素变性 90 型（AR） | 未描述 LCA 表型 |
| MERTK | 未知 | 2q13 | MER 酪氨酸激酶原癌基因 | 外节吞噬功能障碍 | AR | 视网膜色素变性 38 型（AR） | 未描述 LCA 表型 |
| RDH5 | 未知 | 12q13.2 | 视黄醇脱氢酶 5 | 视黄醛的代谢 | AD, AR | 白点状眼底病（AD, AR） | 未描述 LCA 表型 |
| TUBB4B | 未知 | 9q34.3 | 微管蛋白 β-4B | 视网膜纤毛合成 | AD | Leber 先天性黑蒙和早发性耳聋（AD） | 未描述 LCA 表型 |

注：AR：常染色体隐性遗传；AD：常染色体显性遗传；CD：锥体营养不良；CRD：锥杆营养不良；CSNB：先天性静止性夜盲症；IRD：遗传性视网膜营养不良；RP：色素性视网膜炎；VRD：玻璃体视网膜变性。

IMPDH1 基因（LCA11，OMIM #613837）位于 7q32.1，编码含有 514 个氨基酸残基的蛋白质亚单位。IMPDH1 在光感受器内节表达丰富，构成四聚体催化鸟嘌呤合成中的限速步骤。目前 IMPDH1 突变导致 LCA 的机制尚不明确，可能涉及光感受器细胞中 RNA 代谢的紊乱。

3. 基因型与表型的对应关系

LCA 患者临床表型多样，尤以视网膜表型差异最大，可从正常眼底到各种异常眼底表现不等，包括骨针样、钱币样或椒盐样色素沉着、血管变细、假性视盘水肿、黄斑萎缩或缺损、视网膜黄色或白色斑点、小动脉旁色素残留、Coats 样反应等表现。

LCA 患者视功能损害的严重程度和进展速度与基因型存在一定关系。患者视力通常从 20/200 到光感甚至无光感，也有报道视力大于 20/50 的，多为 CRB1、LRAT 或 RPE65 突变所致，但往往不稳定。多数 LCA 患者视力相对稳定，部分患者视功能损害进展，少数患者视力有短暂性提高，稳定一段时间后下降，如 CRB1、LRAT 或 RPE65 突变；ALP1 和 RPGRIP1 突变患者视力进行性下降；视功能严重损害且比较稳定的患者，可能是 CEP290 和 GUCY2D 突变所致。造成 LCA 患者临床表型多样的原因如下：

1）基因多效性

（1）眼底表现多样：LCA 眼底表现多样，可无任何眼底表现，也可存在小动脉血管狭窄，视盘色泽变黄变白，视网膜各种形态的色素沉着或缺失，黄斑不同程度的萎缩，周边血管的病变等等。例如 RDH12 基因突变可仅表现为周边渔网状的色素改变，也可表现为大量骨针样的色素沉着伴黄斑区严重萎缩缺损。很多基因亦可导致不同的视网膜疾病甚至是全身综合征。例如 CRB1 基因突变可致严重的 LCA，也可导致病变相对较轻的 RP，而 CEP290 基因既可导致 LCA 也可引起全身纤毛功能障碍。推测这与基因不同的致病位点、突变类型及复杂的致病方式相关。

（2）时间推移变化：同一基因同一位点在不同时间表现不同，一般随时间推移表现逐渐加重。

2）遗传异质性

LCA 同一种眼底表现可以由不同基因导致。各种形态色素沉着，血管视盘的改变在许多突变基因中都存在。一些特殊的眼底改变也没有专属性，例如 AIPL1 和 NMNAT1 基因变异致病患者中都有黄斑区脉缺样的改变，CRB1 和

CEP290 患者中也都会出现 coats' 样反应报道。

3）基因型与表现型对应关系

虽然 LCA 表现多样，在各家系内和家系之间表现都各不相同，但许多研究显示某些基因还是有出现频率较高的临床表现，因此我们通过 LCA 患者的眼底表现可以预测可能存在的致病基因。

（三）实验诊断学

尽管 LCA 存在遗传异质性且临床表型多样，但随着目前技术的发展，例如基因检测、OCT 检测或自体荧光成像的发展，以及人们对于视网膜营养不良认知的深入，LCA 患者的临床诊断将会变得更加精确。

1. 临床表型诊断

目前公认的临床诊断标准为：①出生时或出生后几个月出现视力丧失或视力低下；②瞳孔萎缩；③眼球震荡；④指眼症；⑤视网膜电生理信号消失；⑥眼底改变。

1）指眼症

指眼症常与眼球内陷同时出现在儿童患者中，该症状包括用指节或手指推眼球，是一种重复的刻板印象行为。推眼球的动作会导致眼球深陷，因此该症状也可能是一种先天性黑蒙症患者的突出面部特征。

2）视功能

大部分先天性黑蒙症患者的视功能比较稳定，有部分患者会丧失视功能，极少数患者视功能有所改善，该病患者常出现高度远视或高度近视。先天性黑蒙症患者的视功能和视敏度变化很大，从无光感到 20/200。CRB1、LRAT 和 RPE65 基因突变的患者视力范围从无光感到 20/50。

3）眼底改变

该病会导致眼底出现各类异常，如典型的视网膜色素变性、白色视网膜斑点、黄斑缺损、视盘假性毛细血管病变、色素沉着。视网膜色素变性或白斑状视网膜炎是最常见的眼底改变，通常见于年龄较大的儿童。黄斑缺损是先天性黑蒙症突出的视网膜特征，但这种缺损不是发育过程中的异常，是中心凹视网膜组织的完全丧失。

4）圆锥角膜与白内障

圆锥角膜是一种角膜的退行性非炎症性疾病，特征包括角膜变薄、角膜性状改变为圆锥形以及曲率半径改变。圆锥角膜多与先天性黑蒙症相关，会使患者的视觉功能进一步受损，有时会与白内障相关。

5）全身相关异常

因为先天性黑蒙症的致病基因 CEP290 和 IQCB 编码纤毛蛋白，因此这两个突变不仅会导致先天性黑蒙症还会导致综合性纤毛疾病，包括 Joubert 综合征、SenioreLoken 综合征、Bardete-Biedl 综合征和 MeckeleGruber 综合征。这些综合征会影响中枢神经系统、肾脏、肝脏、骨骼或心脏等眼外器官。

2. 分子诊断

LCA 的分子诊断对我们认识基因型的临床表型，判断患者基因型，以及对疾病的临床诊断和遗传咨询均非常重要，而且对于确定患者是否适合基因治疗也至关重要。随着目前基因治疗临床试验的有效性和安全性的证实，基因特异性药物遗传学模式在这些患者的治疗/管理中具有广大前景，因此，明确致病基因具有更多临床意义。

LCA 的分子诊断往往需要收集病史、完善体格检查、实验室检测、家族史和分子遗传学检测，许多分子诊断方法可用于 LCA 中的基因鉴定/发现，包括经典连锁分析、Sanger 测序、微阵列分析和外显子组测序等。目前最常见的可检测手段有：①靶基因捕获测序：设计并构建含有上述 LCA 致病基因及其他可疑致病基因，或鉴别诊断相关基因的靶基因捕获芯片；②单个基因检测：对于临床表型具有明显指向性的患者可用一代测序检测可疑候选基因单核苷酸突变及小片段插入/缺失突变，用 qPCR 或 MLPA 检测大片段插入/缺失突变；③对于靶基因捕获测序阴性的患者，可采用 WES 或 WGS 测序方法。

目前，约30% 的 LCA 患者致病基因尚未明确，需要进一步研究。随着新致病基因的不断发现，这些基因导致 LCA 的分子机制有待进一步阐明。研究 LCA 的最终目标是提供准确、经济的分子学诊断方法，制定安全、有效的治疗方案。另外，临床上还要重视基因型与相应临床表型之间的联系，总结并制定切实有效的 LCA 基因型-表型分类系统，从而有助于早期明确患者致病基因，并减少基因诊断费用，为患者进一步的基因治疗奠定基础。

3. 临床意义

1）基因治疗

LCA 的遗传异质性造成 LCA 疾病的研究及治疗变得极其复杂。目前，LCA 的基因治疗取得了一定的成效。基因治疗是将正确的 DNA 序列导入细胞的过程，通过为细胞提供它所缺乏或者不能正常工作的基因，从而达到治疗疾病的目的。与其他疾病的基因治疗相比较，视网膜疾病的基因治疗具有以下先天的优势：①视网膜的层状结构及眼部特殊的内部环境更有利于 DNA 的导入。②视网膜组织相对较小，便于 DNA 载体感染整个眼底。③血-视网膜屏障可确保一个相对独立的眼部环境，可减少机体的免疫排斥反应。④基因治疗后，通过眼底成像、视网膜电生理检测及光学相干断层扫描等活体检测，不仅可判断基因治疗的疗效，还可以根据眼底表型调节 cDNA 的注射计量。⑤随着对腺相关病毒（AAV）研究的深入，越来越多的载体（AAV2，AAV5，AAV8 等）可用于眼部的基因治疗，这些病毒载体不仅有高的感染效率，通过修饰，它们还可以感染特定的细胞类型，例如感光细胞、视网膜色素上皮细胞或神经节细胞。

　　近年来，LCA 的基因研究成为眼科学与遗传学的热点。针对 RPE65 的基因治疗已经进入临床试验阶段，在安全性和有效性方面均取得满意结果。另外，针对 LRAT、AIPL1、GUCY2D 等基因的治疗也在动物实验中取得了显著效果。明确致病基因及发病的分子生物学机制是实现基因治疗的前提，因此该病的分子遗传学诊断尤为迫切和重要。

　　2）遗传咨询

　　LCA 最常见的遗传方式是常染色体隐性遗传。理论上，常隐 LCA 患者的同胞有 25% 的概率受累，50% 的概率为无症状携带者，25% 的概率完全正常。如果家庭中的致病性变异已知，就有可能对高危家庭成员进行携带者检测。

　　罕见情况下 CRX 基因的遗传模式是常染色体显性遗传；在没有家族病史的常染色体显性 LCA 患者中，应考虑为新发的 CRX 基因致病性变异的可能性。

　　在有发现致病性变异的家族中，需要对高风险孕妇进行产前诊断和植入前遗传诊断。

　　4. 现有问题与进展

　　LCA 是一组具有复杂表型的高度异质性遗传疾病。由于疾病的异质性，LCA 的诊断非常具有挑战性。临床和遗传技术的进步极大地提高了我们目前对该疾病的认识。临床表型仍然是 LCA 诊断的垫脚石，基因检测可用作补充工具。在众多可用的分子方法中，panel-NGS 检测为 LCA 的基因检测提供了一个很好的选择。迄今为止，在已知导致 LCA 的基因缺乏突变的患者中仍有待发现其他基因。致病基因和遗传变异的鉴定极大地促进了这些疾病的诊断和

LCA 病例中不同眼表型的鉴别，增加了我们对 LCA 中基因型-表型相关性的理解。这可以促进早期干预和更好地管理患者。

LCA 无法治愈。与这些疾病有关的基因多样性使治疗策略进一步复杂化，从而影响疾病的严重程度和进展。目前，RPE65 突变（LCA2）患者的基因治疗选择是可用的。GUY2D 取得了可喜的成果，药物遗传学疗法将很快面世。

细胞疗法：干细胞分化的 RPE 细胞和光感受器细胞可以恢复视网膜，替换死亡的视网膜神经元，使患者恢复视力。因此，干细胞移植可能是治疗 RPE 疾病的有效方法。用于视网膜细胞治疗的细胞来源包括胚胎干细胞（ESCs）、成体干细胞和多能诱导干细胞（iPSCs）等干细胞。目前，ESCs 和 iPSCs 主要用于分化为 RPE，但这些细胞类型仍然存在一些局限性，包括同种异体排斥和携带供体致病基因。干细胞移植治疗视网膜上皮病变是可行的。事实上，视网膜下同种异体胎儿视网膜-RPE 移植物在 RP 和晚期 AMD 患者中并未被排斥。然而，RPE 的免疫特权不是绝对的，在另一项研究中，接受 CNV 切除术的 AMD 患者接受视网膜下异体 RPE 移植，停止免疫抑制治疗后出现免疫排斥反应。细胞治疗视网膜退行性疾病的临床应用面临一些重要挑战，包括细胞制造、递送、存活和生理行为，免疫反应，以及癌症发展的风险。

基因和药物治疗：经过多年对视网膜疾病的研究，许多基因和信号转导途径已被确定为基因治疗或其他治疗方法的潜在靶点。例如，ITH12674 是一种褪黑素和萝卜硫素的混合药物，诱导转录因子 Nrf2 的表达，可以缓解视网膜变性导致的失明。脂质分子 ELV 可阻断 CB1 受体和 PLD2，以延缓视网膜退行性和炎性病变的发展。Emixustat 是一种非视网膜小分子盐酸盐，靶向视觉循环异构酶，是一种高效、选择性的视觉循环调节剂。在 AMD 动物模型中，Emixustat 可降低 A2E 水平，保护视网膜免受光介导的损伤，并减少早产儿视网膜病变模型中的新生血管。人蛋白（HNG）是一种 2.7kDa 的 24 氨基酸多肽，从家族性阿尔茨海默病患者的大脑中提取的 cDNA 文库中发现。HNG 保护原代 RPE 细胞免受氧化损伤。AMD 患者视网膜细胞线粒体严重受损，HNG 是保护 ARPE-19RPE 细胞系线粒体的重要细胞生存因子，使其成为 AMD 令人兴奋的靶点。此外，作为第一个批准的眼科治疗靶点，重组腺相关病毒（AAV）已被用于将 RPE65 基因传递到 RPE65 突变或缺失的 RPE 细胞中，以预防和治疗遗传性视网膜疾病，如 LCA2 和遗传性视网膜疾病。

目前，虽然我们对视网膜疾病的细胞生物学和分子遗传学的深入了解可能为预防和治疗提供新的途径，但目前还没有有效可行的治疗视网膜退行性疾病的方法。考虑到 RPE 在正常视网膜功能中的重要性，这种细胞类型为视网膜病治疗的发展提供了一个极好的焦点。在这方面，干细胞移植和基因治疗是目前的研究热点。虽然引导干细胞分化为 RPE 细胞以恢复功能是一个令人兴奋和有前途的研究方向，但应用在人体中可能会受到疗效差或免疫反应的阻碍，所以需要进一步研究。令人鼓舞的是，随着对参与视网膜病变发展及其信号通路的基因研究的增加，各种针对致病基因和突变的抑制剂正在出现，特别是针对 RP 的治疗。然而，这些靶点是否适用于人类，以及这些信号通路的调制是否具有可能导致不良反应的脱靶效应，仍有待确定。

# 第七章　眼部代谢疾病的相关检测

## 第一节　肝豆状核变性

### 一、概述

肝豆状核变性（HLD）又称为威尔逊病（WD），是一种遗传性代谢疾病，是由 ATP7B 基因突变引起铜代谢障碍导致身体多个脏器因铜积累而损害的疾病。肝豆状核变性无论在急性期还是慢性期，都是可以得到有效治疗和控制的，早期识别和诊断肝豆状核变性至关重要，如未得到及时合理治疗，该病可进行性加重极易导致残疾，甚至死亡。由于肝豆状核变性最初的临床表现多为非特异性，并且许多有神经系统症状的患者没有任何明显的肝脏症状，而有肝脏症状的患者和其他活动性肝病的患者也很难鉴别诊断，所以如何在早期准确诊断该疾病就显得尤为重要。

### 二、肝豆状核变性临床表现及特征

大多数肝豆状核变性患者在青春期早期出现症状，出现神经系统症状往往比出现肝前症状早大约 10 年。然而，该病可能的发病年龄差异性较大，成人甚至老年患者也不罕见。神经系统症状、肝病、精神症状以及眼、肾脏、血液系统受损是肝豆状核变性的主要表现症状，所有症状表现特异性均不强。早期的症状中大约一半的患者是从神经系统异常开始的，其典型症状包括书写变化、发音障碍、步态异常、流口水、肌张力障碍、震颤、帕金森症表现以及癫痫发作等。尽管神经系统症状在肝豆状核变性患者中表现为多发，但是从文献报道来看，各种症状仍然是非特异性的，而且在不同地域研究中表现差异性较大。

另外，有约 40% 的肝豆状核变性的患者以肝损害表现为初始症状，包括因肝损害引起的发热、乏力、纳差等症状，随着病情加重，也可出现黄疸、腹水、肝脾肿大甚至肝硬化等症状。极少数患者仅在体检时发现肝功能异常；也有患者表现出类似血液疾病的症状，血常规检测白细胞、红细胞、血小板二系或三系减少。

其余患者起始症状多表现为精神症状和行为异常。近年来，越来越多的研究表明，早期精神疾病的发生出现其他导致肝豆状核变性诊断的临床问题之前。精神症状也是非特异性的，可表现为抑郁或急性精神病发作，易被误诊为精神分裂症或双相情感障碍；也可表现为行为和人格的改变，并且伴随与认知能力的变化，与基底神经节病理变化症状相似；也有患者表现为冷漠、注意力下降和恐惧症等类似脑发育迟缓和脑功能障碍症状；少部分患者还可表现为冲动、攻击性或反社会行为等症状。总的来说，接近一半的肝豆状核变性患者有活跃的精神问题。通常也伴随有神经体征，但这些最初的神经体征表现并不典型，很容易被忽视，并被当做精神类疾病而使用神经和精神类药物来治疗，以致延误病情。

此外，铜在角膜上沉积能够形成凯瑟-弗莱舍环（Kayser-Fleischer ring），也是肝豆状核变性重要的临床特征之一。

### 三、实验室诊断

肝豆状核变性实验室常规检查项目包括血常规、肝功能、脂代谢、凝血功能和血清铜蓝蛋白等，扩大筛查项目包括 24h 尿铜、肝铜、基因检测和眼科裂隙灯检查等。常规检查患者常有贫血表现，血清白蛋白、血清极低密度脂蛋白（VLDL）降低，国际标准化比值（INR）明显异常。需要说明的是，血清总铜（包括铜蓝蛋白中含的铜）通常与循环中铜蓝蛋白的减少成比例减少。但在严重肝损伤患者中，血清铜反而可能在正常范围内，与血清铜蓝蛋白水平升高或降低无关，原因是急性肝衰竭时，血清铜水平甚至可能由于金属从肝组织储存中突然释放而显著升高，因此血清铜不可作为单独诊断指标。下面介绍几种肝豆状核变性常用或有价值的诊断项目。

（一）血清铜蓝蛋白（CP）

铜蓝蛋白是血液中铜的主要载体。它每个分子包含 6~7 个铜原子。铜蓝蛋白是一种具有铁氧化酶活性的急性期反应物。实验室常用的检测方法有放射免疫分析、放射免疫扩散、酶联免疫吸附试验或浊度测定等。血清铜蓝蛋白低于 0.1g/L 时，高度怀疑肝豆状核变性，此时也是最有价值的诊断指标。血清铜蓝蛋白在 0.1~0.2g/L 的病因众多，需完善肝豆状核变性扩大的筛查项目，血清铜蓝蛋白>0.2g/L 不能排除肝豆状核变性，但其可能性较低。血清铜蓝蛋白浓度升高，可能的原因包括急性炎症、高雌激素血症（如妊娠、口服避孕药等）、各种肝炎引起的胆汁淤积、肝硬化、甲状腺功能亢进、风湿、类风湿性关节炎、再生障碍性贫血、术后等。而除了肝豆状核变性外，在新生儿、严重的低蛋白血症、肾病综合征等营养不良性疾病中也会降低需鉴别诊断。

（二）24h 尿铜

在未经治疗的患者中，24h 尿铜的结果反映了循环中非铜蓝蛋白结合的铜的数量。需要注意的是，该试验不适用有肾功能损害的患者。成人 24h 尿铜排泄量大于 1.6μmol/24h 作为肝豆状核变性的诊断方法，由于儿童 24h 尿铜水平明显低于成年人，无症状儿童尿铜排泄量大于 0.6μmol/24h 提示可能存在肝豆状核变性。该试验要求精确收集和计量尿量以及使用不含铜的容器收集 24h 尿液。青霉胺的尿铜排泄试验（驱铜试验）在儿童患者中使用更广泛，具体方法为 0h 和 12h 口服 500mg 青霉胺，同时收集 24h 尿铜，结果大于 25μmol/24h 可用于诊断肝豆状核变性。该方法测试结果大于 25μmol/24h 时可与其他肝脏疾病，包括自身免疫性肝炎、原发性硬化性胆管炎和急性肝功能衰竭等鉴别诊断。

（三）肝实质铜浓度

肝活检并使用火焰原子吸收光谱法测定铜含量被认为是诊断肝豆状核变性的金标准。该方法要求至少应穿刺采集 1cm 的活检核心长度进行分析，肝铜含量大于 250μg/g 干重被认为是肝豆状核变性的最佳诊断依据。该试验的局限性有以下几个方面：①铜在肝豆状核变性后期肝脏内的分布不均匀，由于采样误差肯能导致铜含量被低估；②在长期存在的胆汁淤积性疾病中，肝脏中的铜含量也可能增加；③在特发性铜中毒综合征中也可能发现肝铜水平显著升高；④肝硬化也可至采样误差，导致最终结果不可靠。该方法是有创检测方法，临床上多用于诊断不明确的患者。

（四）眼科学评价

这是一种常用并且直观的筛查方法。通过裂隙灯发现凯瑟-弗莱舍环是肝豆状核变性最重要的眼科检查方法。凯瑟-弗莱舍环是由铜沉积在患者的角膜后弹力层引起，严重时肉眼可见，它们在虹膜边缘环绕呈金黄色或暗棕色的色素沉着环，一些患者可能没有一个完全形成的圆形，在 6 点和 12 点位置可以看到色素沉着增加。另外，少部分患者通过裂隙灯检查还可发现向日葵白内障，这是由晶状体铜沉积引起的。

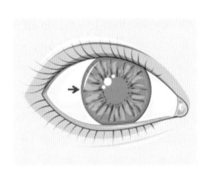

图 7.1 凯瑟-弗莱舍环（Kayser-Fleischer ring）

（五）基因检测

ATP7B 基因突变筛查对肝豆状核变性具有指导诊断意义，但是直接通过分子遗传学方法诊断该疾病仍然非常困难，因为在人类基因组突变数据库中已经能查到近 800 种 ATP7B 基因突变与肝豆状核变性有关。ATP7B 基因位于 13q14.3，包含 21 个外显子，该基因上单个核苷酸替代的错义突变或无义突变最为常见，也可发生两个及以上突变。不同种族和不同地域突变位置和突变类型也有明显差异，中国人最常见的 3 个高频致病突变为：p. Arg778Leu、p. Pro992Leu 和 p. Thr935Met，占所有致病突变一半以上。通常对于其他方法无法确诊、有家族史的患者和产前诊断，基因检测具有指导性意义。

四、临床转化与进展

目前肝豆状核变性各种实验室诊断方法尚有许多不足之处，铜蓝蛋白特降低程度差异大、特异性差；24h 尿铜检测对尿量的收集要求较高，在肾功能不全患者中无法采用并且不能确诊儿童患者；肝实质铜浓度检测是有创性检查；ATP7B 基因检测相对昂贵。因此在临床工作中需要更加灵敏特异的诊断方法或标志物。近年来，测序技术突飞猛进，已在很多疾病诊断中成为一种常用的测试方法。国内外学者使用二代测序技术可以将 ATP7B 基因突变检测时间压缩到 72h 以内，多重链接探针扩增技术（MLPA）结合全基因测序可将突变检出率提高至 98%。随着基于 DNA 的诊断技术的进步，比如开发出能够识别最常见突变的单一芯片，可能会使肝豆状核变性的诊断更加敏感和特异，快速而准确。

## 第二节　Graves 眼病的实验诊断与转化医学

### 一、概述

Graves 眼病（GO）是 Graves 病（GD）的主要甲状腺外表现，是一种自身免疫性眼眶炎性疾病，又称恶性突眼症。大多数 GD 患者在使用高质量的成像技术时都能观察到亚临床眼部病变，而 25%～50% 的 GD 患者可以确诊为 GO。导致眼球运动障碍眼外肌周围和球后结缔组织内亲水性大分子物质葡糖胺聚糖（GAG）的聚积是其典型特征。

Graves 眼病可分为包括 Graves 病眼型和眼型 Graves 病。两者在眼睑退缩，上睑下落迟缓，眼球突出，眼外肌受累等特征性眼征方面无明显差异，但实验室检查下丘脑—垂体—甲状腺轴功能有明显差异。

### 二、GO 的临床表现与发病机制

临床表现主要为以下四个方面：①眼睑的退缩与迟落；②眼球突出与眶组织水肿；③眼外肌肥大和运动障碍；④眼眶组织水肿引起的神经病变。GO 活动度评估采用 CAS 评分分为活动性或静止性；严重程度评估使用 NOSPECS 分级和 EUGOGO 评估标准。一般分为轻度、中度、重度以及威胁视力的 GO（非常严重的 GO）。吸烟、甲状腺功能障碍、促甲状腺激素受体抗体血清高水平、放射性碘（RAI）治疗和高胆固醇血症等，都是其危险因素。

其发病机制尚不十分清楚，目前研究发现 GO 患者 TRAb 升高，与眼眶成纤维细胞上的 TSH-R 结合后，激活免疫级联反应，导致活化的 B 淋巴细胞和 T 淋巴细胞以及骨髓来源的 CD34$^+$纤维细胞浸润，分化为肌成纤维细胞或脂肪细胞。进入的细胞会释放许多细胞因子和趋化因子，例如干扰素 γ（IFN-γ）、肿瘤坏死因子 α（TNF-α）、白细胞介素-1（IL-1）、白细胞介素-2（IL-2）、白细胞介素-6（IL-6）以及白调节蛋白，它们强烈刺激糖胺聚糖（GAG）和透明质酸（HA）的局部合成。强亲水性 HA 的积聚导致局部水潴留和结缔组织和眼外肌肿胀，进而恶化眼眶中的静脉和淋巴循环。眼周成纤维细胞（即脂肪前体细胞）的活化导致眼眶脂肪组织增大。结果，眼眶内压力增加导致眼球随后向前突出到眼眶边缘之外，临床上表现为眼球突出或眼球突出。除此之外，有研究提示一些生长因子（如胰岛素样生长因子 1 受体，GF1-R）可能也参与了 GO 的自身免疫过程。

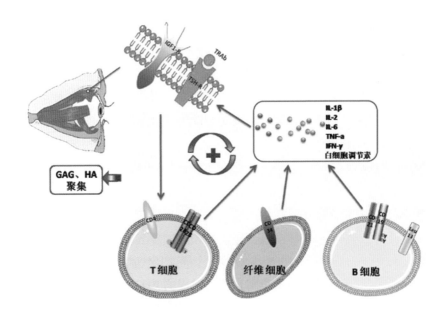

图 7.2　Graves 眼病的发病机制总论

关于 Graves 眼病的治疗，指南推荐采用以患者为中心的方法，包括对疾病、生活质量和心理改善的效果，建议在治疗中使用 GOQoL 量表。

### 三、GO 相关实验室检测

#### （一）24 小时尿葡糖胺聚糖（GAG）测定

原理：糖胺聚糖（GAG），旧称酸性黏多糖，是由二糖（糖醛酸和乙酰氨基己糖）重复聚合形成的长链不分支的糖。活动性 Graves 眼病（GO）患者 24 小时尿 GAG 值显著高于正常人，经治疗随临床症状好转尿中 GAG 随之下降。因此检测尿中 GAG 水平是衡量 GO 活动性的有效指标。

检测方法：分光光度法

参考区间：正常人群：19.7±9.7mg/24h，GO 活动期 35.5±11.4mg/24h。

临床意义与评价：GO 活动期患者 24 小时尿 GAG 含量明显高于正常人群。糖皮质激素治疗 GO 的机理主要是其免疫抑制功能并且能够抑制成纤维细胞的活性。氢化可的松和地塞米松可抑制在体外培养的成纤维细胞分泌 GAG。临床上患者经强地松、放射治疗、血浆置换法治疗后其尿中 24 小时 GAG 水平明显下降。

（二）甲状腺功能测定

原理：GO 与 GD 存在着密切的联系，约 2/3 的 GD 与 GO 在两年内同时或相继出现，患者血清游离三碘甲腺原氨酸（FT3）、血清游离甲状腺素（FT4）、甲状腺激素受体（TSH-R）、甲状腺过氧化物酶抗体（TPOAb）、促甲状腺激素受体抗体（TRAbs）是甲状腺功能以及自身免疫过程的重要标志。

检测方法：放射免疫法。

参考区间：FT3：3.5~6.5 pmol / L；FT4：11.5~22.7 pmol / L；TSH-R：0.55~4.78 μIU /mL；TPOAb：< 34I U /mL；TRAb < 5 U / L（或因检测平台的不同，参考区间有所变化）。

临床意义与评价：

（1）GD 患者 FT3、FT4 明显高于正常人群，TSH-R 在多数 GO 患者中是过量表达的，血清含量明显高于正常人群。考虑到 GO 包括 Graves 病眼型和眼型 Graves 病两类，在眼型 Graves 病患者中三碘甲状腺原氨酸（T3）、甲状腺素（T4），促甲状腺素（TSH）一般均在正常范围内；而 Graves 病眼型患者 T3、T4，TSH 常常有不同程度增高。Graves 病眼型应根据临床表现，实验室检查 T3、T4、I$^{131}$进行确诊，眼型 Graves 病排除甲状腺功能亢进外，眼眶 X 线片、B 超排除眶内占位性病变以确诊。

（2）GO 和 GD 患者中 TPOAb 明显高于正常人群。

（3）TRAbs 的浓度与疾病的严重程度和活动性呈正相关，TRAb 检测对 Graves 病、Graves 眼病的诊断及结局的预测有重要辅助作用。

（三）CD4$^+$CD25$^+$Treg 细胞检测

原理：CD4$^+$CD25$^+$Treg 细胞具有低反应性和免疫抑制性两大特点，即在抗原刺激下不仅自身很难扩增和繁殖，而且能够抑制 CD4$^+$和 CD8$^+$T 细胞的活化与增殖。不但可以通过抑制效应 T 细胞产生细胞因子，而且可以通过诱导应答细胞无反应性来发挥免疫抑制效应。其数量或功能的失调会导致许多自身免疫性疾病的发。FOXP3 特异性表达于 CD4$^+$CD25$^+$Treg 细胞，在 B 细胞、NK 细胞、NKT 细胞等淋巴细胞几乎没有表达。因此，可以将 FOXP3 作为 CD4$^+$CD25$^+$Treg 细胞的标记，通过流式细胞仪检测其含量。在正常人的胸腺、淋巴结和外周血中 CD4$^+$CD25$^+$Treg 细胞数量保持动态平衡，占外周 CD4$^+$T 淋巴细胞总数的 5%～10%。Graves 眼病患者存在自身免疫调节紊乱，外周血中 CD4$^+$CD25$^+$Treg 细胞在淋巴细胞中所占的比例应当有变化。

　　Treg 细胞与 Th 细胞的平衡状态在人体免疫调节中起重要作用，GO 患者存在自身免疫紊乱，Treg 与 Th 细胞平衡状态被打破，相关的细胞因子含量发生变化。Treg 细胞的含量以及相关细胞因子的含量检测，或可作为 GO 疾病发生机制以及疾病发展情况的标志物。

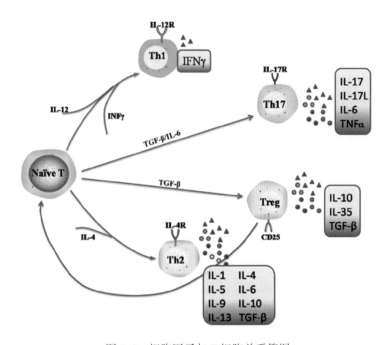

图 7.3　细胞因子与 T 细胞关系简图

　　检测方法：流式细胞仪检测。

　　转化医学与临床意义：研究发现，正常对照组、无眼征的 GD 患者组、GO 患者组三组外周血 CD4$^+$CD25$^+$Treg 比例中位数分别为 10.00%、5.50%、

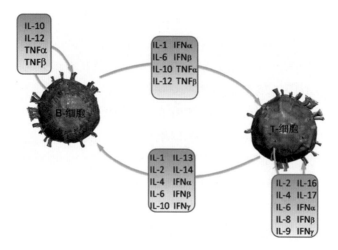

图 7.4 细胞因子与免疫细胞关系简图

2.80%。Graves 病尤其是 Graves 眼病中存在 Treg 细胞表达异常导致的免疫调节异常。提示 CD4$^+$CD25$^+$Treg 细胞计数可作为 GO 发生发展的检测指标，并可作为该病现有免疫调节治疗的靶点和疗效的观察指标之一。

（四）血清 IL-2、IL-6 和 IL-17 的检测

原理：细胞因子与 GO 患者的病程及活动性相关。有研究表明在 GO 的早期、活动期主要以 Th1 型细胞因子为主，而在 GO 的稳定期及病程较长的患者中，主要以 Th2 型细胞因子为主。IL-2 是 Th1 型细胞特征性细胞因子，IL-6 是 Th2 型细胞分泌的重要细胞因子之一。

检测方法：酶联免疫吸附法（ELISA）。

转化医学与临床意义：

（1）GO 患者 GD 和患者血清中 IL-2 水平比正常人群血清中含量明显偏低，而血清 IL-6、IL17 含量明显偏高；

（2）活动期 GO 患者 IL-17 水平与非活动期相比明显升高，或可作为 GO 活动期的检测标志物。

## 四、转化医学与临床意义

GO 的具体发病机制目前并未完全清楚，研究显示 GO 患者其眼部存在 T 细胞浸润，且 IL-6、IL-8、INFγ、TNFa、MCP1 等细胞因子存在聚集现象。T

细胞及细胞因子导致 Graves 眼病可能的途径包括：①促进趋化因子配体分泌；②促进前列腺素 E2（PGE2）释放；③促进黏附分子分泌等。其中 CD40 信号通路与之联系紧密，或可作为其靶向治疗的目标之一。

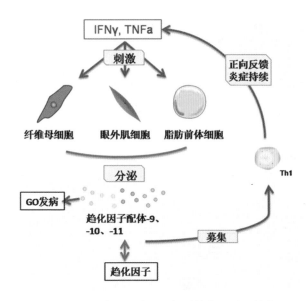

图 7.5 T 细胞及细胞因子促进趋化因子配体分泌

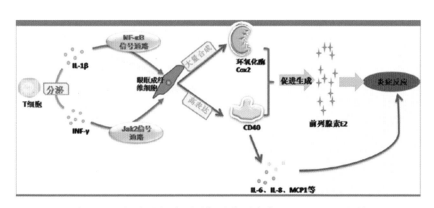

图 7.6 T 细胞及细胞因子促进前列腺素 E2（PGE2）释放

研究发现，GO 组、GD 组患者血清 IL-2 水平均低于正常人群，且 GO 组患者 IL-2 水平低于 GD 组 GO 组、GD 组患者 IL6、IL-17 水平均显著高于正常

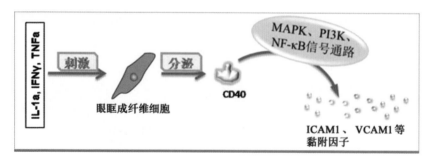

图 7.7　T 细胞及细胞因子促进黏附分子分泌

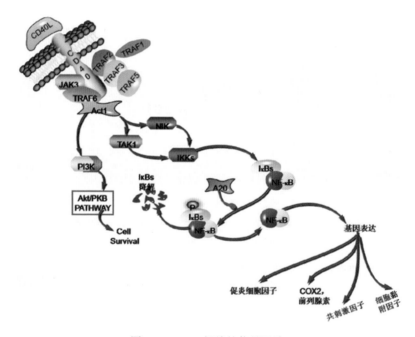

图 7.8　CD40 相关的信号通路

人群，GO 组的患者 IL-17 水平高于 GD 组，但 GO 组患者 IL-6 水平与 GD 组相比无统计学差异。活动期 GO 患者的 IL-17、TRAb 水平显著高于非活动期 GO 患者，而 IL-2 和 IL-6 水平在活动期和非活动期 GO 患者间无明显差异。提示 IL2、IL6、IL-17 这三种细胞因子均参与了 GO 的发病，对其发病机制以及靶向治疗的研究提供思路。

# 第三节　糖尿病性眼病

## 一、概述

糖尿病眼病是糖尿病最常见的并发症之一，是当前人类致盲的主要原因。常见的糖尿病引起的眼部并发症包括：糖尿病性视网膜病变（DR）、糖尿病黄斑水肿（DME）、糖尿病性角膜病变（DK）、糖尿病性青光眼（DG）、糖尿病性眼肌麻痹（DO）、糖尿病性白内障（DC）、糖尿病性神经病变（DN）等。

无论是Ⅰ型或Ⅱ型糖尿病，都会导致高血糖，并且经常与高脂血症和高血压有关。高血糖会导致多种细胞代谢途径异常，从而导致视网膜组织内产生活性氧、炎症和缺氧等，引起细胞因子失调最终导致糖尿病性视网膜病变（DR）或者糖尿病黄斑水肿（DME）。

糖尿病性角膜病（DK）是影响人类角膜的最常见的临床病症，是一种潜在的威胁视力的病症，主要由上皮紊乱引起，临床表现多样。其角膜异常状态包括干眼症、反复发作的角膜溃疡、持续角膜上皮缺损、角膜水肿、角膜敏感性下降及内皮荧光素渗透增加等。这些主要是由角膜上皮基底膜成分的变化、糖化产物的沉积、角膜神经末梢损伤、泪液分泌减少和高血糖条件下的氧化应激引起的。

糖尿病患者发生这些眼病的概率明显高于非糖尿病人群，糖尿病患者如果能及时发现并且获得规范的治疗，多数可以摆脱失明的危险。

## 二、糖尿病眼病相关实验室检测

### （一）血糖

原理：血糖一般检测机体中的葡萄糖浓度，包括空腹血糖，餐后 2h 血糖，随机血糖，口服葡萄糖耐量试验。空腹血糖（FPG）反映无糖负荷时体内的基础血糖水平。测定的结果受前一天晚餐进食量及成分、夜间睡眠好坏、情绪变化等因素的影响。餐后 2h 血糖的标准餐是按照统一规定的糖类含量进行饮食，然后测定餐后 2h 的血糖含量，反映了定量糖负荷后机体耐受的情况。口服葡萄糖耐量试验（OGTT）观察空腹及葡萄糖负荷后各时点血糖的动态变化，了

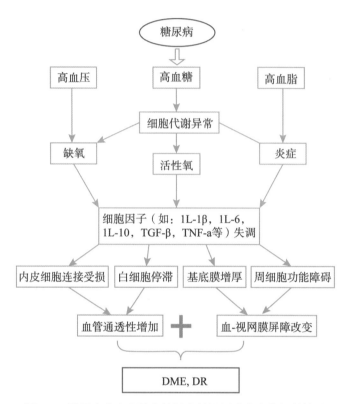

图 7.9　糖尿病黄斑水肿和糖尿病性视网膜病变的机制简图

解机体对葡萄糖的利用和耐受情况。

检测方法：葡萄糖氧化酶法。

参考区间：正常空腹血糖：3.9～6.1mmol/L；正常餐后 2h 血糖小于7.8mmol/L。

临床意义与评价：Ⅰ型、Ⅱ型及其他类型糖尿病，空腹血糖升高；糖尿病诊断的依据 2h-PG≥11.1mmol/L 是诊断糖尿病的依据之一。

（二）胰岛素

原理：胰岛素由胰腺的 β 细胞分泌，血浆胰岛素的测定能反映胰岛 β 细胞的功能。临床采用胰岛素释放试验测定血中胰岛素水平。

检测方法：放射免疫法、化学发光免疫分析法和电化学发光免疫分析等。

参考区间：糖负荷 0.5～1h，胰岛素达到最高峰，为空腹的 5～10 倍；之

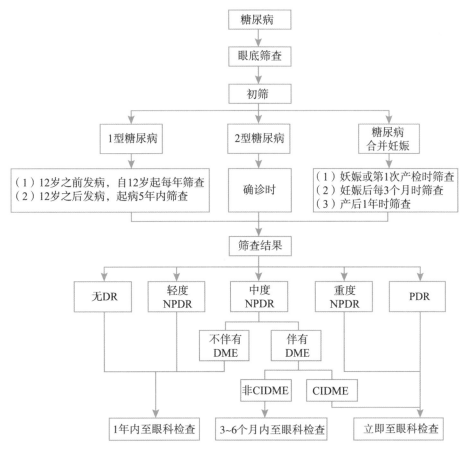

注：DR 为糖尿病性视网膜病变；NPDR 为非增生型糖尿病视网膜病变；PDR 为增生型糖尿病视网膜病变；DME 为糖尿病性黄斑水肿；CIDME 为累及中心凹的糖尿病性黄斑水肿。

图 7.10

后开始下降，3h 后达到空腹时水平。

临床意义与评价：

（1）胰岛素低水平曲线常提示Ⅰ型糖尿病；

（2）低水平或延迟曲线可见于Ⅱ型糖尿病；

（3）胰岛素高水平曲线常见于胰岛 β 细胞瘤。

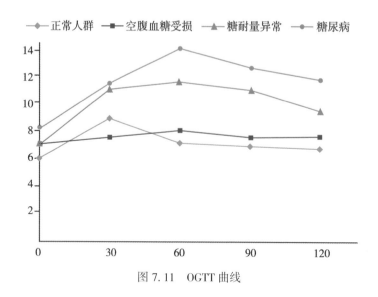

图 7.11　OGTT 曲线

（三）C 肽测定

原理：胰岛素前体物质胰岛素原，经酶切后转变为胰岛素与 C 肽，胰岛素经肝肾后受胰岛素酶等灭活，而 C 肽不被肝脏破坏，仅受肾脏作用而排泄，半衰期为 10～13min，因此血中的 C 肽浓度可更好地反映胰岛素的功能。

检测方法：放射免疫法、化学发光免疫分析法和电化学发光免疫分析等。

参考区间：空腹血中正常值为 0.25～0.6nmol/L。

临床意义与评价：

（1）测定 C 肽浓度有助于糖尿病的临床分型；

（2）可鉴别低血糖的原因；

（3）有助于胰岛细胞瘤的诊断及手术效果。

（四）糖化血红蛋白

原理：HbA1c 及其他血红蛋白糖基化产物合称为总糖化血红蛋白（GHb）。HbA1c 是葡萄糖糖化血红蛋白的产物，且占 GHb 的大部分，因此 HbA1c 直接反映了机体内血糖的水平。

检测方法：放射免疫法、化学发光免疫分析法和电化学发光免疫分析等。

参考区间：空腹血中正常值为 0.25～0.6nmol/L。

临床意义与评价：

（1）HbA1c高低反映的是2~3个月的血糖控制状况，不受每天葡萄糖波动的影响，也不受运动或者食物的影响；

（2）HbA1c≥6.5%可诊断为糖尿病。

### 三、转化医学与临床意义

糖尿病眼部并发症的病理机制与代谢紊乱的密切相关，很多研究从不同的切入点研究了其发病机制。糖尿病性角膜病变的发病原理：高血糖状态下，角膜组织中糖基化终产物（AGE）蓄积直接破坏角膜组织细胞，可通过激活炎症反应形成无菌性角膜炎。角膜内皮细胞内 $Na^+/K^+$ ATP 酶可因组织细胞内的高糖环境而活性降低，导致细胞液泵功能障碍使角膜内皮细胞得不到充分的营养，从而导致角膜厚度的增加以及角膜细胞形态和功能的改变。

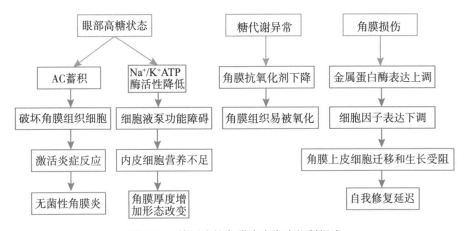

图 7.12 糖尿病性角膜病变发病机制概论

糖尿病性青光眼的发病原理：糖尿病患者房水含糖量增高，导致小梁网的微细结构发生改变，小梁孔变小，前房角硬化，房水排出眼外系统阻力会增加。糖尿病患者血糖升高可导致机体渗透压改变，从而使房水产生增多，引起眼内压升高，诱发青光眼发生。糖尿病患者其高血糖状态引起视网膜缺血、缺氧，刺激眼内组织新生血管生长因子增多，导致前房角、虹膜产生新生血管，当房角新生血管形成后，房水引流受阻引起眼内压升高。新生血管早期见于瞳孔缘，随后或同时在前房角见其形成纤维血管膜，纤维膜收缩导致房角闭锁，从而阻碍了房水流通造成眼压升高和青光眼发生。

# 第八章　眼部免疫疾病的实验诊断与转化医学

## 第一节　自身免疫性葡萄膜炎

### 一、概述

葡萄膜炎（uveitis）是指发生于葡萄膜、视网膜、视网膜血管和玻璃体的所有膜性炎性疾病，现也将视乳头的炎性疾病也归类于葡萄膜炎，是一种威胁视力的炎症性眼病，包括多种异质临床实体。各种类型葡萄膜炎的患病率受年龄、性别、种族、地理分布、环境影响、遗传和社会习惯多种因素。多达35%的患者可能有视力受损，20%~40%的葡萄膜炎病例是非传染性的免疫导致的，多数可能与系统性风湿病和自身免疫性疾病有关，自身免疫的眼组织抗原、免疫调节、免疫病理以及免疫遗传等一直是眼科热点研究。自身免疫性葡萄膜炎的常见类型有 Fuchs 虹膜睫状体炎、HLA-B27 相关葡萄膜炎、Vogt-小柳原田综合征、Behcet´s 病、交感性眼炎、中间葡萄膜炎和多灶性脉络膜炎等。据统计葡萄膜炎在我国其患病率占眼科疾病的 5.7%~8.2%，致盲率达1.1%~9.2%，葡萄膜炎的诊治在防盲治盲中占有重要地位。

### 二、发病机制

眼部功能依赖于高水平的解剖的完整性，葡萄膜炎由于自身免疫性疾病，特别是如它涉及视网膜，将导致持续的膜结构变化与免疫系统相互作用。葡萄膜构成血-眼屏障的部分：睫状体毛细血管的基质层为血-房水屏障，视网膜色素上皮细胞为血视网膜屏障，这些天然的屏障对血液中的病原体及免疫性抗体起阻挡作用，但其结构特征为面积广容量大、血流缓慢、小血管密集和通透性强，容易使血流中各种免疫介质和抗原抗体成分包括免疫复合物、记忆细胞以及病原菌等在此沉着，从而易引发各种免疫应答反应，是循环免疫复合物沉积的好发部位之一。目前认为自身免疫是内源性葡萄膜炎病的重要机制之一，葡萄膜免疫结构和功能的异常，主要机制分为免疫耐受性受损、超敏反应和自身免疫反应。

（一）葡萄膜免疫耐受性

葡萄膜免疫耐受性是指对某些特殊抗原的先前接触而产生的特异性无反应表现。对自身组织的耐受性是健康免疫系统的标志，这种功能体现生理的需要使身体的自我成分不引发免疫反应。新近许多研究证明抑制性 T 淋巴细胞的活性可以诱导免疫耐受性免疫耐受性的产生与抗原的性质、剂量和免疫系统的健全情况有关。免疫耐受的损害可以引起各种疾病，晶状体蛋白诱发性葡萄膜炎就是机体对晶状体蛋白免疫耐受性破坏的结果。

（二）葡萄膜过敏反应

葡萄膜炎主要由 4 种超敏反应引起。Ⅰ型过敏反应是由反应素性抗体 IgE 与抗原作用，引起肥大细胞脱颗粒并释放出活任物质，如组织胺等引起的一系列生物效应反应，Ⅰ型葡萄膜炎并不多见；Ⅱ型超敏反应又称细胞毒性反应，是抗体 IgG 和 IgM 等与细胞膜表面抗原结合，激有化体而损伤细胞。比较明确的脉络膜黑色素瘤的自身反应与此型有关，色素细胞既是抗原，又是靶细胞；Ⅲ型免疫复合物反应，是因机体对免疫复合物清除发生障碍时，其沉积而导致膜组织损伤，在受损的组织间隙和血管壁上发生免疫复合物性炎症形成的局限性血管炎即反应，这种反应被认为是葡萄膜炎发病机制的重要因素；Ⅳ型超敏反应又称细胞免疫反应或迟发性超敏反应，是致敏的淋巴细胞接触抗反威化为淋巴母细胞并分泌淋巴因子，从而吸引巨噬细胞等引发单核细胞浸润为主的炎性。

（三）自身免疫相关眼组织抗原及免疫复合物

由于内源性或外源性抗原及其有关抗体相互作用产生的，它可以沉积于组织内，或在循环中沉积于敏感的血管床中，引起组织损害，因此许多疾病与此相关。葡萄膜炎组织是循环免疫复合物沉积的好发部位，葡萄膜组织抗原引起自身免疫性葡萄膜炎，视网膜组织中至少有两种相关的抗原成分，而即可溶性的 S 抗原和非溶性的 P 抗原，而研究最为深入的是 S 抗原。目前认为视网膜 S 抗原广泛参与诱发自身免疫性葡萄膜炎。晶状体抗原由于胚胎发育的关系，不仅为晶状体内的多抗原成分，而且在其他组织，包括巩膜、视网膜玻璃体以及眼以外的组织如脑、皮肤肾等，现已知晶状体内含有 α、β、γ 等几种可溶性抗原性蛋白，一般认为 α 晶状体蛋白的抗原性强可能参与葡萄膜炎的发生。

## 三、临床表现

### （一）前葡萄膜炎

前葡萄膜炎（anterior-uveitis）为虹膜炎、虹膜睫状体炎和前部睫状体炎，主要临床表现：

（1）眼部疼痛：急性或急性复发者疼痛急剧，常放射至眉弓和额颞部。慢性前葡萄膜炎疼痛多不明显，或有慢性隐痛。

（2）畏光：急性或急性复发者炎症刺激症状较重，眼红、畏光流泪，常同时伴疼痛发生。

（3）视力减退：急性期因角膜水肿、房水混浊及瞳孔区晶状体前囊渗出物聚集等影响光线进入，视力可明显下降。慢性葡萄膜炎多由干晶状体或玻璃体的混浊地引起视力缓慢进行性下降。

### （二）中间葡萄膜炎

中间葡萄膜炎（intermediate uveitis）又称睫状体扁平部炎或周边葡萄膜炎，是一组累及睫状体扁平部、玻璃体基底部、周边视网膜和脉络膜的炎症性和增殖性疾病。中间葡萄膜炎多见于年轻人，男女发病率相似，多双眼同时发病或先后发病，呈慢性过程。主要临床表现：初发或轻症无症状，偶有眼前黑影、视物模糊。重症者出现中心视力及周边视力减退，偶有眼痛。

### （三）后葡萄膜炎

后葡萄膜炎（posterior uveitis）是炎症波及脉络膜、视网膜和玻璃体的总称。因脉络膜血管源于睫状后短动脉，临床上可单独发病。因此，后葡萄膜炎应包括脉络膜炎、视网膜炎、脉络膜视网膜炎和视网膜脉络膜炎等症状取决于炎症的类型及受损害部位。主要临床表现：早期病变未波及黄斑时，多无症状或仅有眼前闪光感。当炎症渗出造成玻璃体混浊时，则出现眼前黑影飘动，严重者出现雾视。波及黄斑时，视力会锐减，并出现中心视野实性暗点。当炎症渗出引起视网膜水肿或视网膜脱离时，视力会出现严重下降，并有视野缺损、视物变形等症状。

（四）全葡萄膜炎

全葡萄膜炎是指累及整个葡萄膜的炎症，是前葡萄膜炎与后葡萄膜炎同时存在，常伴有视网膜和玻璃体的炎症。但其症状表现常有所侧重，有的开始表现为前葡萄膜炎，以后累及后葡萄膜；少数开始为后葡萄膜炎，以后影响到前葡萄膜。国内常见的全葡萄膜炎类型有特发性、VKH、交感性眼炎及 Behcet 病等。

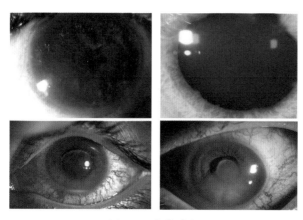

图 8.1　葡萄膜炎

## 四、实验室检查与诊断

（一）实验室检查

针对病因进行实验室检查，包括血液等常规及生化检查，采用免疫散射比浊法测定 IgG、IgM、IgA、IgE、补体 C3、补体 C4、类风湿因子（RF）和风湿病选做抗"O"，Vogt-小柳原田综合征可引起多种免疫学异常，对血清中抗葡萄膜、抗感光细胞外段、抗视网膜 S 抗原等抗体，有利于发现全身性病症及进一步诊断。

（二）细胞免疫功能检测

以往临床研究多采用非特异性免疫方法检测葡萄膜炎患者的体液和细胞免疫功能。细胞免疫功能多采用 E 玫瑰花结试验、淋巴细胞转化试验以及白细胞移动抑制试验。目前，细胞免疫反应检测常用特异性抗原皮肤试验，如上述的结核菌素试验，弓形虫素试验等。临床上，多数病原体是由检测抗原抗体的体液免疫反应来确定的，如单纯疱疹病毒抗体、弓形虫抗体、巨细胞病毒抗体等的检测，目前新发传染病，如寨卡病毒感染与双侧后葡萄膜炎有关，埃博拉病毒病幸存者有很多后遗症，其中一些可能非常严重，如关节炎和葡萄膜炎。

（三）地区性易感基因检测

表观遗传学的遗传易感基因被陆续发现，主要易感基因：ST4T3、STAT4、TGFBR3、TLR4、TNF-a、TNFAIP3、TREM-I、UBAC2、UBASH3B、VDR、VEGE、CTLA4、JAKI、OPN、IL-I7F、STAT4、TNFAIP3；表观遗传学甲基化基因：RACI、ARHGAP24、FSCN、BAIAP2L1、FILIPIL、SSH1、MYH15、MYOIC、MYOID、MPRIP、TBCD、KIFIB、DNAH3、RGS14 等；HLA 等位基因：HLA-B * 27、HLA-DQ/DR、HLA-B51。深入了解疾病的基因起源，以便于病因诊断与分类。

## 五、临床转化与进展

自身免疫性葡萄膜炎病情复杂、病程长、易反复发作、治疗困难，严重影响患者的视觉功能和生活质量。近年来，人们对葡萄膜炎的免疫发病机制进行了广泛的研究，发现多种抗原或自身抗原、天然免疫细胞、适应性免疫细胞和细胞因子均参与了葡萄膜炎的发病过程，其中 CD4$^+$T 细胞，包括 Th1、Th17、Th22 和 Treg 细胞及其相关的细胞因子在葡萄膜炎的发病过程中起着关键作用。因此，从免疫学和分子生物学角度探究葡萄膜炎患者炎症性反应和适应性免疫系统调节机制，对寻找葡萄膜炎治疗的靶点具有重要意义。

（一）分子生物学与葡萄膜炎

自身免疫性葡萄膜炎病情复杂、病程长、易反复发作、治疗困难，严重影响患者的视觉功能和生活质量。20 世纪 70 年代以来，人们已经发现了多种人类白细胞抗原（HLA）相关葡萄膜炎，随着测序和基因分型技术的发展，全基因组（GWAS）已被证明是一种有效识别发现基因关联的技术，对于寻找复杂疾病，特别是免疫介导病因，也加速临床转化在诊断、预防和治疗中的应用。非传染性葡萄膜炎涉及遗传和免疫两方面易感性和环境风险因素，HLA 和非 HLA 基因与葡萄膜炎存在，急性前葡萄膜炎（AAU）、Behcet's 病（BD）、Vogt-小柳原田综合征（VKH）、脉络膜视网膜病变（BSCR）陆续发现具有明确致病风险基因。

表 8.1 葡萄膜炎的致病关联基因

| 类型 | HLA 基因 | 其他关联基因 |
|------|----------|--------------|
| 急性前葡萄膜炎 | HLA-B27 | HLA-A＊0201、rs11648802、ERAP1、IL23R、IL18R1、IL1R1、IL6R、1q32、ILs |
| Behcet's 病 | HLA-B＊51 | IL10、IL23R-IL12RB2、CPLX1、CCR1、STAT4、KLRC4、ERAP1、IL1A-IL1B、ADO-EGR2、CEBPB-PTPN1、IRF8、LACC1、RIPK2、IL12A |
| Vogt-小柳原田综合征 | HLA-DR4<br>HLA-DR W53<br>HLA-DR1<br>HLA-DQw7<br>HLA-DQ4 | HLA-DQA1＊0301、HLA-D QB1＊0604、HLA-DRB1＊0405、HLA-DQB1＊0401、IL23R-C1orf141（rs117633859）、ADO-ZNF365-EGR2（rs442309）、CTLA4、JAKI、OPN、IL-17F、STAT4、TNFAIP3 |
| 脉络膜视网膜病变 | HLA-A29 | LA-A＊29：01、HLA-A＊29：02、ERAP1、ERAP2、LNPEP、rs150571175 |
| 肉瘤性葡萄膜炎 | HLA-DRB1<br>HLA-DQB1 | BTNL2、NOTCH4、RAB23 和 ANXA11 |

　　分子生物学和遗传学研究的发展，极大地扩展了葡萄膜炎的遗传基础，这些发现也揭示了疾病的机制和临床转化应用。但这一领域的研究仍面临相当大的挑战，主要的原因是葡萄膜炎是一组以不同临床表现为特征的异质性疾病，涉及眼和眼外部位，复杂的致病机制仍有待逐渐阐明。

　　（二）组蛋白修饰与葡萄膜炎

　　组蛋白修饰包括组蛋白的甲基化、乙酰化、磷酸化和泛素化等形式，其中组蛋白的乙酰化与基因活化有关，组蛋白去乙酰化和基因失活相关。Sirt1 是哺乳动物中重要的炽酰胺腺嘌呤二核苷酸（NAD）依赖性去乙酰化酶，与许多重要的生理和病理过程密切相关，如衰老、细胞死亡、炎症和肿瘤发生等。

　　研究发现，用 Sirt1 激活剂饲验性自身免疫性葡萄膜炎小鼠，能显著减轻视网膜白细胞浸润，抑制抗原特异性 T 细胞反应，并显著减少眼内促炎症因子白介素 6（IL-6）白介素 17（IL-17）和 γ-干扰素（interferonγ，IFN-γ）的产生，进而抑制 EAU 的发展。进一步的研究表明，Sirt1 激活剂能抑制 STAT5 的表达及磷酸化，减少 IL-2 刺激下的 T 细胞增生，这表明靶向激活 Sirt1 可能成为治疗葡萄膜炎等非感染性眼内疾病的新手段。有研究者用白芦喂内毒素诱导葡萄膜炎（EIU）的小鼠模型，结果发现，白藜芦醇可显著增强 Sirt1 基因在 EIU 小鼠视网膜色素上皮细胞和脉络膜中的表达，导致单核细胞趋化蛋白 1（MCP-1）、细胞间黏附分子（ICAM-1）以及核因子-kB（nuclear factor-kB，NF-kB）表达下调，而视网膜血管白细胞黏附能力与对照组相比也显著降低。

（三）非编码 RNA 与葡萄膜炎

根据非编码 RNA 的大小，可分为短链非编码 RNA（包括 siRNA、miRNA、piRNA）和长链非编码 RNA（lncRNA），其中 miRNA 是目前研究最多的非编码 RNA。

采用表达谱芯片和实时荧光定量 PCR 技术检测 EAU 大鼠的 miRNA 表达水平。结果显示，EAU 大鼠 miRNA-142-5p 和 miRNA-21 的表达水平较对照组显著增高，而 miRNA-182 的表达水平较对照组显著降低。以上 miRNA 的表达水平改变均出现在 EAU 组织学变化之前，并与 IL-17 的变化趋势一致，这提示着 miRNA 可能影响 IL-17 的生成，从而对 EAU 的发展进程起调控作用。miR-155 缺失的小鼠对 EAU 具有明显的抗性，而将野生型小鼠的 T 细胞输注给 miR-155 缺失小鼠后，可使其失去 EAU 抗性，原因可能在于，miR-155 缺失的 T 细胞不能正常分化为 Th17 细胞。进一步研究发现，miR-155 与 STAT3 共同促进介导葡萄膜炎发生的致病性 Th17 细胞扩增，这表明 miRNA-155 很可能成为葡萄膜炎及其他 Th17 细胞介导的炎症性疾病新的治疗靶点。研究发现，LP 诱导的 EIU 大鼠眼内 miR-93 的表达较对照组显著降低，研究进一步证明 miR-93 能直接合白介素 1 受体相关激酶 4（interleukin-1 receptor-associated kinase 4，IRAK4）基因的 3 非翻译区，抑制 IRAK4 基因的表达，进而抑制 NF-KB 活化和促炎细胞因子的产生，这明 miR-93 是 EIU 免疫反应的负调节因子。

研究发现，miR-155 在活动期 Behçet 病患者外周血单核细胞（periphe blood mononuclear cell，PBMC）和树突细胞（dendritic cell，DC）中的表达较正常对照组显著降低，体外实验表明 miR-155 是通过影响 DC 和 CD4T 细胞的细胞因子的分泌来发挥作用，miR-155 与 DC 细胞的成熟无关。研究发现，miR-196a2 的 SNP 位点 rs11614913TT 基因型和 T 等位基因频率在 Behcet's 病患者中显著高于正常人，而且 rs11614913TT 基因型和 T 等位基因频率在人群与 CC 基因型和 C 等位基因人群相比较，miR-196a2 的表达显著降低。靶基因 Bach1 的表达显著升高，PBMC 细胞中验证因子 IL-1β 和 MCP-1 的表达水平显著升高，这表明 miR-196a2 与中国汉族人群 Behcet's 病发生和发展显著相关。miR-146a 的 SNP 位点 rs2910164CC 基因型和 C 等位基因频率在 Behcet's 病患者中显著低于正常人，而且 rs2910164 CC 基因型和 C 等位基因人群与 GG 基因型和 G 等位基因人群相比较，miR-146a 的表达显著降低，PBMC 细胞中炎症性因子 IL-17 和 IL-1β 的表达水平显著降低，这表明 miR-146a 与中国汉族人群 Behcet's 病的易感性显著相关。进行眼内液 miRNA 表达谱分析，发现葡萄膜炎患者 miR-155、miR-200c 的表达水平较原发性玻璃体视网膜淋巴瘤的显著增高，这为鉴别诊断两种疾病提供了分子靶标。

# 第二节　自身免疫性干眼症

## 一、概述

干眼症是一种普遍的眼部疾病，其特征是双侧眼泪产生减少和泪膜不稳定。它是泪膜的多因素疾病，影响 40 岁以上的成年人中 5%~40%。女性的干眼症患病率高于男性，并且体重指数较高被证明是预防干眼的因素。根据最近的一项研究，2013 年美国估计有 1640 万人患有干眼症。干眼会引起眼睛刺激、充血、眩光，眼睛疲劳和视力模糊。干眼的视力障碍是由于高阶像差或浅点状角膜炎所致，在严重的情况下，例如移植物抗宿主病（GVHD）或史蒂文斯-约翰逊综合征（SJS），可能会导致角膜混浊或溃疡性失明。各种条件导致干眼的眼部不稳定，如泪腺萎缩引起的房水缺乏，与睑板腺功能障碍（MGD）相关的脂质异常和过多的泪液蒸发。

## 二、发病机制

干眼症被定义为：一种多表面的眼表疾病，其特征在于泪膜的动态平衡丧失，并伴有眼部症状，其中眼泪膜的不稳定和高渗性，眼表炎症和损伤以及神经感觉异常都有病因。首先，将干眼小鼠的 CD4$^+$T 细胞过继转移至缺乏 T 细胞的裸鼠中，这导致泪腺、角膜和结膜严重发炎，从而导致泪液生成减少和结膜杯状细胞损失。其次，在实验性干眼模型中，局部用环孢素（一种 T 细胞免疫调节剂）可有效抑制结膜上皮细胞凋亡。再次，在小鼠模型中，水性泪液缺乏会增加泪液中 IFN-c 的水平，从而加剧杯状细胞（GC）的凋亡。最后，对调节性 T 细胞有抗性的病理 Th17 细胞介导眼表自身免疫，其对 IL-17 的阻断作用会降低总的来说，这些来自实验研究的发现已确定免疫系统是干眼症的关键因素。

有时可能没有眼表炎症或亚临床炎症，尤其是在轻度干眼症患者中。但是，在患有各种类型的干眼症的人（例如水缺乏型干眼症和 MGD）中，干眼症炎症的证据已得到充分证明，包括免疫细胞浸润结膜和泪腺，角膜中 DC 的密度增加和泪液细胞因子水平升高。组织病理学泪腺和结膜检查显示患有和不患有干燥综合征的患者的淋巴细胞浸润，来自干眼的结膜细胞患者过度表达了炎性/凋亡标记，例如 HLA-DR、Fas、CD40、TNF-α 等。干燥性角结膜炎患者局部环孢霉素治疗 6 个月后结膜中这些标志物的表达降低。

在免疫细胞中，APC 诱导 T 细胞活化，导致干眼炎性级联反应。先前对角膜 APC 的研究表明，与正常眼睛和光折角膜切除术后的眼睛相比，在炎性疾病（例如单纯疱疹性角膜炎，角膜移植排斥，春季角膜结膜炎和细菌性角膜炎）中，其在角膜中央的密度增加。已证明各种类型的免疫细胞，例如巨噬细胞、单核细胞和 DC，在干眼病的发病机制中很重要。眼泪中的促炎细胞因子可能在以下几种疾病的发病机理中起关键作用：圆锥角膜 GVHD，结膜炎以及角膜结膜病中发现的角膜疾病，包括干眼病角膜新血管形成（NV）的发展。Sjogren 综合征的眼睛中促炎细胞因子（如 IL-1，IL-6 和 IL-8）水平升高，表皮生长因子（EGF）水平降低。泪液细胞因子水平与干眼症相关的临床参数密切相关。高渗压力也对眼表有直接的促炎作用，增加了泪液细胞因子的水平。风湿性关节炎（RA）的干眼患者角膜 DC 密度与泪液炎性细胞因子之间的相关性，并发现 RA 的全身治疗后 IL-1 和 IL-6 的浓度降低。

与干眼相关的炎症可能会改变角膜微环境。众所周知，炎症发生在基底膜下角膜、结膜、睑板腺和泪腺中。干眼患者角膜内皮细胞密度（CECD）和神经密度降低。较低的 CECD 是由于干眼的角膜神经减少所致，因为角膜神经的伴随减少和已在其他病因中报告了 CECD。干眼患者的角膜神经密度低与较高的 CECD 降低率相关。慢性眼表疾病中水细胞因子水平升高，这表明如果角膜上皮屏障功能受损，前房中存在慢性炎症，导致白内障形成或 CECD 减少。此外，在眼睛虹膜色素损伤时，房水中细胞因子水平升高和 CECD 之间存在联系疾病，包括大疱性角膜病变和穿透性角膜移植术后，提供了证据表明慢性眼前节的炎症性微环境支持了这些疾病的发病机理。

### 三、临床表现

干眼综合征是因泪液的质或者量发生改变而导致泪膜相对稳定性下降及眼球表面功能的侵害的一类眼表疾病，临床表现为眼部的刺痛感、干涩感、畏光感、异物感、灼烧感、眼表损害、视觉功能紊乱等。2013 年，中华医学眼科学分会角膜病学组对我国干眼综合征近况进行调查研究，并参考了 Delphi 小组的报告后提出了我国干眼综合征的分类标准，将其分水液缺乏型、黏蛋白缺乏型、蒸发过强型、泪液动力学异常型、混合型五种类型。

（1）水液缺乏型干眼（aqueous tear deficiency）：因水液性泪液生成不足和（或）质的异常而引起，如 Sjögren 综合征引起的干眼。

（2）脂质异常型干眼（lipid deficiency）：由于脂质层的质或量出现异常，如睑板腺功能障碍、睑缘炎及各种泪液蒸发增加等引起的干眼。

（3）黏蛋白异常型干眼（mucin deficiency）：由于各种因素造成眼表上皮细胞（尤其杯状细胞）受损而引起干眼。如化学性眼外伤、热烧伤及长期配戴接触镜等造成的干眼。

（4）泪液动力学异常型干眼（abnormal tear dynamics）：因泪液的动力学异常引起，包括瞬目异常、泪液排出异常、及眼睑异常等导致的干眼。

（5）混合型干眼（mixed dry eye）：以上两种或两种以上原因所引起的干眼，也是临床最常见的干眼类型。

根据严重程度，干眼可分为三级：

（1）轻度：裂隙灯显微镜下检查无明显眼表损伤体征（角膜荧光素染色点<5 个），泪膜破裂时间（breakup time，BUT）在 2s 及以上。

（2）中度：裂隙灯显微镜下检查角膜损伤范围不超过 2 个象限和（或）角膜荧光素染色点多于 5 个且少于 30 个，BUT 在 2s 及以上。

（3）重度：裂隙灯显微镜检查角膜损伤范围在 2 个象限及以上和（或）角膜荧光染色点多于 30 个，BUT 在 2s 以下。角膜荧光素染点融合成粗点、片状，或伴有丝状物。

以上各种分类仅是相对而言，仅用于帮助临床诊断和尽快找到干眼病因，方便进行进一步治疗，不同严重程度的干眼可由不同的眼部功能异常导致，随着病情进展，不同病因引起的干眼也可能合并成混合型干眼，并且伴随症状进行性加重。

## 四、实验室检查与诊断

近年来，随着各种检查技术的发展，干眼的诊断方式也有巨大进步，常用方法有问卷量表、影像学检查、睑缘及睑板腺检查以及实验室相关检查。其中能够在实验室进行的比较有意义的检查主要有以下几类：

（一）泪膜稳定性检测

泪膜稳定性检测主要有以下两种方法：

（1）荧光素染色泪膜破裂时间（FBUT）：具体操作为：灭菌滴管吸取 1% 荧光素钠溶液（2μL）滴于结膜囊或使用抗生素滴眼液湿润但无多余残留药液的荧光素试纸接触下眼睑睑缘，患者瞬目 3~4 次使荧光素涂布于眼表，从末次瞬目至角膜出现首个黑斑的时间为泪膜破裂时间，取 3 次平均值，该方法是目前临床最常使用的泪膜稳定性检测方法。

（2）非接触式泪膜破裂时间（NIBUT）：该方法基于 Placido 环投射原理，结合自动分析软件，检测泪膜随时间破裂的位点和时间。

（二）泪液分泌量检测

泪腺等眼表组织的分泌功能可以通过泪液分泌量反映。通常用以下几种检测方法。

（1）泪河高度测量：裂隙灯下观察角结膜与睑缘交接处泪液形成的弧面高度，一定程度上评估泪液分泌量，一般高度小于等于 0.35mm 可诊断为干眼。

（2）泪液分泌试验（即 Schirmer I 试验）：该试验针对泪液分泌量进行检测，泪液分泌过多是泪腺功能亢进的结果，反之则多考虑干眼。

（3）酚红棉线检查：该方法类似于泪液分泌试验，通过测量泪液湿润棉线后的变色长度来反映泪液分泌量，当浸润长度小于等于 20mm，提示泪液分泌减少。

（三）实验室辅助检查

（1）结膜印迹细胞学检查：该方法采用醋酸纤维素膜在颞上象限结膜进行压力接触取材，然后通过过碘酸希夫染色，可分析结膜杯状细胞的密度和形态。

（2）泪液蕨类试验：该方法通过观察患者眼泪自然干燥后形成的蕨样结晶形态来判断是否存在干眼。

（3）使用特定的泪液成分检测试剂盒对泪液成分进行检测，此类方法大部分已实现床旁检测，即 POCT（pointofcare testing）方法。

另外，眼表细胞完整性受损时，可被特定染料（如荧光素钠等）着色，细胞染色程度与眼表损伤程度相关，因此，该方法可用来评价眼表细胞的完整性和屏障功能。对干燥综合征等全身免疫性疾病导致的干眼，还可通过血清学检测自身抗体，如抗核抗体、类风湿因子、干燥综合征抗体 A 和干燥综合征抗体 B 等进行辅助诊断。

## 五、临床转化与进展

由于干眼的病因复杂，已有学者发现血液、泪液、唾液、尿液和上皮细胞的代谢组学的研究可以为该病的诊断和治疗提供有效帮助。血液代谢组学标志物中，雄激素水平降低，脂代谢异常是已被证实为干眼治疗策略中值得考虑的一个重要因素。在泪液代谢产物研究中，皮质醇、17α 羟基孕酮、3-羟基-2-氨基苯甲酸、雄烯二酮、焦谷氨酸、肉碱、肌苷、精氨酸和黄嘌呤等含量会发生变化，与血液标志物类似的是性激素失衡同样会改变泪液代谢成分，可对干眼的诊断提供帮助。对原发性干燥综合征引起干眼患者的唾液样本进行代谢产物分析，发现患者唾液样本中胆碱、牛磺酸、丙氨酸和甘氨酸浓度可产生变化。早期检测这些指标有助于防止腺体和器官的不可逆性损伤，减轻因原发性干燥综合征导致干眼的患者症状。在对结膜上皮细胞代谢组学的研究中表明，甘油磷酰胆碱合成是高渗透压下眼表层细胞的关键激活途径，并且优于其他内源性代谢产物的首选渗透保护剂。另外，对角膜细胞使用催泪蛋白后会导致谷氨酸、谷氨酰胺和炔诺酮减少，其机制与快速促进自噬通量、迅速恢复细胞代谢和线粒体融合有关，表明外源性催泪蛋白能恢复干眼患者泪液的稳态，为干眼的治疗提供了新思路。在尿液样本中，苯丙氨酸、泛酸、甘氨酸、甲醇、缬氨酸、丙二醇、组氨酸、苏氨酸、乙酸、乳酸等也是代谢产物的研究热点。随着这些代谢产物研究的进一步深入，有助于我们寻找与干眼相关的潜在标志物，提高干眼临床诊断的准确性以及发现治疗的新的方案。

炎症是干眼发病机制和严重程度的一个关键方面，眼表上皮细胞、巨噬细胞、肥大细胞、淋巴细胞等均参与免疫反应并释放免疫介质。感染、自身免疫性疾病、神经炎症和无菌性炎症等刺激炎症细胞产生炎症因子及其随后的免疫反应机制并不相同，许多炎症因子的检测以及相关检测设备的开发已经取得了一定的进展。各种炎症因子如基质金属蛋白酶-3（MMP-3）、基质金属蛋白酶-9（MMP-9）、白细胞介素-1（IL-1）、白细胞介素-6（IL-6）、白细胞介素-17（IL-17）、干扰素 γ（IFN-γ）、肿瘤坏死因子（TNF）和血管内皮生长因子（VEGF）等相互作用共同介导了眼表的炎症损伤。此外，雌激素和雄激素在干眼中的作用也被越来越多的学者重视，雌激素已被证实可能影响基质金属蛋白酶-2（MMP-2）和基质金属蛋白酶-9（MMP-9）的水平，进一步导致人角膜上皮细胞中其他炎症因子如 IL-6 等的表达；雄激素可能会降低巨噬细胞肿瘤坏死因子 α（TNF-α）和 IL-1b 的表达；但是一些研究同时发现，雌激素也可能降低干眼的严重程度。与此同时，角膜神经支配在神经营养平衡、泪液分泌调节和眼表炎症方面也具有重要作用，眼表的机械和炎症损伤可能导致神经支配回路和神经营养因子合成障碍，其核心机制的进一步的研究也值得重点关注。

总之，越来越多的证据表明，干眼由广泛的免疫炎症及神经来源因子通过复杂的机制相互影响，整个疾病过程中产生的代谢产物也是十分多样的，为了更好地阐明这些因素在干眼中的相互作用，为临床提供更加有效的检测方案和治疗思路，还有很多工作要做。

# 第三节　免疫性结膜炎

免疫性结膜炎又称变态反应性结膜炎或过敏性结膜炎，是结膜对外界过敏原引起的一组结膜过敏性疾病。其免疫学发病机制比较复杂，主要是 IgE 介导的 I 型变态反应和 T 细胞介导的细胞免疫反应共同作用的结果。结膜经常暴露在外，易于空气中的致敏原如尘埃、花粉、动物羽毛等接触，也容易遭受细菌或其他微生物的感染，药物的使用也可导致结膜组织发生过敏反应。由体液免疫介导的免疫性结膜炎呈速发型，临床上常见的有花粉症、异位性结膜炎和春季角结膜炎；由细胞免疫介导的则呈慢性过程，常见的有泡性结膜炎。还有一种自身免疫性疾病，包括干燥性角结膜炎、结膜类天疱疮、Stevens-Johnson 综合征等。

## 一、春季角结膜炎

春季角结膜炎（VKC）又称为春季卡他性结膜炎，年龄通常在 14 岁以下，男女之比为 2∶1。一般在青春期后自发性消失，在春季其发病率达高峰。

（一）发病机制

VKC 发病机制尚不明确，其免疫发病机制是 I 型和 IV 型超敏反应。通常认为和花粉过敏有关。各种微生物的蛋白质成分、动物皮屑和羽毛等也可能致敏。近年来发现 VKC 病人角膜上皮表达细胞黏附分子 ICAM-1，泪液中可分离出特异性的 IgE、IgG，组胺和类胰蛋白酶升高，血清中组胺酶水平下降。因此 VKC 发病与体液免疫及细胞免疫都有关。VKC 也见于 IgE 综合征的病人。

（二）临床表现

VKC 的特征性表现为上眼睑结膜或角膜缘的巨大乳头，也可形成结膜瘢痕。角膜的变化由细小点状糜烂到斑块状表浅溃疡。如果病变持续位于视轴，则可导致永久性弱视。其他的特征包括 Trantas 斑和假性老年环。患者眼部奇痒，黏丝状分泌物，夜间症状加重。可有家族过敏史。

（三）实验室检查与诊断

根据男性青年好发，季节性反复发作，奇痒，上睑结膜乳头增生呈扁平的铺路石样或角膜缘部胶样结节以及结膜刮片可发现嗜酸性粒细胞，即可作出诊断。结膜分泌物涂片和 Trantas 结节活检行 Giemsa 染色，可见大量嗜酸性粒细胞和嗜酸性颗粒。角膜上方可有微小血管翳，极少全周角膜血管化。

（四）治疗

春季结膜炎是一种自限性疾病，短期用药可减轻症状，长期用药则对眼部组织有损害作用。治疗方法的选择取决于病人的症状和眼表病变严重程度。对于症状较轻者，可采用冷敷和无菌盐水冲洗以缓解痒感。无菌盐水冲洗是清除局部变应原的有效方法。对于症状严重者，必要时应使用相应的药物治疗，包括抗组胺药、糖皮质激素、非甾体类抗炎药、肥大细胞稳定剂等。

（1）抗组胺药可以通过竞争性阻断位于结膜和眼睑的组胺受体，而发挥拮抗炎症介质的作用，减轻患者症状，与肥大细胞稳定剂联合使用治疗效果较好，可减轻眼病不适症状。

（2）局部使用糖皮质激素可抑制肥大细胞介质的释放，阻断炎症细胞的趋化，减少结膜中肥大细胞及嗜酸性粒细胞的数量，抑制磷脂酶 A2，从而阻止花生四烯酸及其代谢产物的产生，对迟发性超敏反应具有较好的抑制作用。但要注意，长期使用会产生青光眼、白内障等严重并发症。

（3）非甾体类抗炎药是环氧化酶的抑制剂，可以抑制前列腺素的产生及嗜酸性粒细胞的趋化等，在过敏性疾病发作的急性阶段及间歇阶段均可使用，对缓解眼痒、结膜充血、流泪等眼部症状有一定的治疗效果。肥大细胞稳定剂通过抑制细胞膜钙通道发挥作用，它可以阻止因抗原与肥大细胞膜上 IgE 交联而引起的炎症介质的释放。常用的有色甘酸二钠及奈多罗米等。最好在接触过敏原之前使用，对于已经发作的患者则治疗效果较差。目前主张在春节角结膜炎易发季节每日滴用肥大细胞稳定剂 4~5 次，预防病情发作或维持治疗效果，待炎症发作时可短时间使用激素进行冲击治疗。

（4）此外，人工泪液可以稀释肥大细胞释放的炎症介质，同时可改善角膜上皮点状缺损引起的眼病异物感，但需使用不含防腐剂的剂型。

## 二、过敏性结膜炎

过敏性结膜炎是由于眼部组织对过敏原产生超敏反应引起的炎症，有速发型和迟发型两种，主要包括接触过敏原或药物导致过敏的结膜炎。引起速发型的致敏原有花粉、尘螨、霉菌、角膜接触镜及其清洗液等。引起迟发型的致敏原一般以药物常见，如阿托品和后马托品，以及氨基糖苷类抗生素、抗病毒药物、防腐剂硫柳汞和缩瞳剂等。

（一）发病机制

过敏性结膜炎是致敏个体对于某一特殊变异原或某些变异原的超敏反应。首先，变异原与泪液相混合，穿透进入结膜，然后与结膜血管周围的肥大细胞相接触。变异原结合通过高亲和受体与肥大细胞表面结合的 IgE 抗体发生交联，导致肥大细胞脱颗粒，释放可溶性介质，从而产生过敏性疾病的症状和体征。

（二）临床表现

接触致敏物质数分钟后迅速发生的为 I 型超敏反应，眼部瘙痒。眼睑水肿和肿胀、结膜充血及水肿。在滴入局部药物后 24~72h 才发生的为迟发 IV 型超敏反应。表现为眼睑皮肤急性湿疹、皮革样变。睑结膜乳头增生、滤泡形成，严重者可引起结膜上皮剥脱，下方角膜可见斑点样上皮糜烂。慢性接触性睑结膜炎的后遗症包括色素沉着、皮肤瘢痕、下睑外翻。

（三）实验室检查与诊断

根据有较明显过敏原接触史，脱离接触后症状迅速消退，结膜囊分泌物涂片发现嗜酸性粒细胞增多等可以诊断。

（四）治疗

查找过敏原，Ⅰ型超敏反应经避免接触过敏原或停药后即可得到缓解。局部点糖皮质类激素如0.1%地塞米松，血管收缩剂如0.1%肾上腺素或1%麻黄碱，伴有睑皮肤红肿、丘疹者可用2%~3%硼酸水湿敷。严重者可加用全身抗过敏药，如氯苯那敏、阿司咪唑、抗组胺药或激素等。

## 三、季节性过敏性结膜炎

季节性过敏性结膜炎又称为枯草热性结膜炎，是眼部过敏性疾病最常见的类型，其致敏原主要为植物的花粉。

（一）临床表现

该病主要特征是季节性发作，通常在春季为主，表现为双眼发病，起病迅速，在接触致敏原时发作，脱离致敏原后症状很快缓解或消失。最常见的症状为眼痒，几乎所有的患者均可出现，轻重程度不一；也可有异物感、烧灼感、流泪、畏光及黏液性分泌物等表现，高温环境下症状加重。主要体征为结膜充血及非特异性睑结膜乳头增生，有时合并有结膜水肿或眼睑水肿。小孩更易出现。很少影响角膜，偶有轻微的点状上皮性角膜炎的表现。很多患者有过敏性鼻炎和支气管哮喘病史。

（二）实验室检查与诊断

根据有较明显过敏原接触史，脱离接触后症状迅速消退，结膜囊分泌物涂片发现嗜酸性粒细胞增多等可以诊断。

（三）治疗

（1）一般治疗：包括脱离过敏原，眼睑冷敷，生理盐水冲洗等。

（2）药物治疗：常用的有抗组胺药、肥大细胞稳定剂、非甾体类抗炎药及血管收缩剂。对于病情严重，使用其他药物治疗无效的患者可以考虑短期使用糖皮质激素。多采用局部用药，对于合并有眼外症状者，可以全身使用抗组胺药、非甾体类抗炎药及糖皮质激素。

（3）脱敏治疗：如果致敏原已经明确，可以考虑使用脱敏治疗。对于因植物花粉及杂草引起的过敏性结膜炎治疗效果相对较佳。但对于许多其他原因引起的过敏性结膜炎患者，治疗效果往往并不理想。

## 四、常年性过敏性结膜炎

常年性过敏性结膜炎远比季节性过敏性结膜炎少见，致敏原通常为房屋粉尘、虫螨、动物的皮毛、棉麻及羽毛等。

（一）临床表现

该病临床表现与季节性过敏性结膜炎相似。由于抗原常年均有，故其症状持续存在，一些病人有季节性加重现象。眼部症状通常比季节性结膜炎轻微。检查时，常发现结膜充血、乳头性结膜炎合并少许滤泡、一过性眼睑水肿等。一些患者可能没有明显的阳性体征。

（二）实验室检查与诊断

根据有较明显过敏原接触史，脱离接触后症状迅速消退，结膜囊分泌物涂片发现嗜酸性粒细胞增多等可以诊断。

（三）治疗

治疗手段基本同季节性过敏性结膜炎。由于致敏原常年存在，因此通常需要长期用药，常用的药物有抗组胺药、肥大细胞稳定剂等，糖皮质激素仅在炎症恶化，其他治疗无效时才使用，且不宜长期使用。

## 五、巨乳头性结膜炎

巨乳头性结膜炎发生与抗原沉积及微创伤有密切的关系，为机械性刺激与超敏反应共同作用的结果。

（一）临床表现

该病多见于戴角膜接触镜尤其是佩戴材料低劣的软性角膜接触镜者或义眼，以及有角膜手术病史或视网膜脱离手术史的患者。患者常首先表现为接触镜不耐受及眼痒，也可出现视蒙、异物感及分泌物等。

（二）实验室检查与诊断

最先表现为上睑结膜轻度的乳头增生，之后被大的乳头（>0.3mm）替代，最终变为巨乳头（>1mm）。巨乳头结膜炎很少累及角膜，少数患者可以出现浅点状角膜病变及 Trantas 斑。

（三）治疗

（1）一般治疗：更换接触镜，选择高透气性的接触镜或小直径的硬性接触镜，缩短接触镜佩戴时间。加强接触镜的护理，避免使用含防腐剂及汞等具有潜在抗原活性的护理液。炎症恶化期间，最好停戴接触镜。义眼必须每日用肥皂清洗，在清水中浸泡，置于干燥的地方备用。

（2）药物治疗：常用的药物有肥大细胞稳定剂、糖皮质激素及非甾体类抗炎药。糖皮质激素应尽量避免使用，但对于佩戴义眼患者，可以放宽使用范围。

## 六、滤泡性结膜炎

滤泡性结膜炎是由微生物蛋白质引起的迟发型免疫反应性疾病。常见致病微生物有结核分支杆菌、金黄色葡萄球菌、白色念珠菌、球孢子菌属以及沙眼衣原体等。

（一）临床表现

该病多见于女性、青少年及儿童。有轻微的异物感，如果累及角膜，则症状加重。滤泡性结膜炎初期为实性隆起的红色小病灶，周围有充血区。角膜缘处三角形病灶，尖端指向角膜，顶端易溃烂形成溃疡，多在 10~12d 内愈合，不留瘢痕。病变发生在角膜缘时，有单发或多发的灰白色小结节，病变处局部充血，病变愈合后可留有浅淡的瘢痕，是角膜缘齿状参差不齐。初次滤泡性结膜炎症状消退后，遇有活动性睑缘炎、急性细菌性结膜炎等诱发因素可复发。反复发作后疱疹可向中央进犯，新生血管也随之长入，称为束状角膜炎，痊愈后遗留一带状薄翳，血管则逐渐萎缩。极少数患者疱疹可以发生于角膜或睑结膜。

（二）实验室检查与诊断

根据典型的角膜缘或球结膜处实性结节样小泡，其周围充血等症状可作出诊断。

（三）治疗

首先，治疗诱发此病的潜在性疾病。局部滴 0.1% 地塞米松眼药水，结核菌体蛋白引起的滤泡性结膜炎对激素治疗敏感，使用激素后 24h 内主要症状减轻，继用 24h 病灶消失。伴有相邻组织的细菌感染要给予抗生素治疗。补充各种维生素，并注意营养，增强体质。对于反复束状角膜炎引起角膜瘢痕导致视力严重下降的患者，可以考虑行角膜移植进行治疗。

## 七、特异性角结膜炎

特异性角结膜炎好发于有特异性皮炎病史的患者，在发生 I 型速发型超敏反应同时，还伴有细胞介导的免疫抑制。患者容易合并单纯疱疹病毒或金黄色葡萄球菌感染。

（一）临床表现

该病好发于老年人，通常终年患病。睑结膜中等大小的乳头，伴有上皮下纤维化，晚期形成结膜瘢痕，有时会发展成睑球粘连。慢性上皮病变损害角膜缘干细胞后，形成广泛的角膜新生血管。部分患者伴有晶状体后囊混浊。

（二）实验室检查与诊断

根据结膜瘢痕、乳头状形成和点状角膜病变等症状可作出诊断。

（三）治疗

避免接触过敏原。药物治疗同春季角结膜炎相似。合并病毒或细菌感染时给予相应治疗。极少数病人局部的药物治疗通常不能有效控制病情，需要局部使用免疫抑制剂如环孢素 A。

# 参 考 文 献

[1] 葛坚，王宁利．眼科学［M］．第 3 版．北京：人民卫生出版社，2015.

[2] 尚红，王兰兰．实验诊断学［M］．北京：人民卫生出版社，2015.

[3] 王建中，张曼．实验诊断学［M］．北京：北京大学医学出版社，2013.

[4] 尚红，王毓三，申子瑜．全国临床检验操作规程［M］．北京：人民卫生出版社，2015.

[5] 赵家良．眼科临床指南［M］．第 3 版．北京：人民卫生出版社，2017.

[6] 张虹．眼科疾病诊疗指南［M］．第 3 版．北京：科学出版社，2013.

[7] 殷国荣，王中全．医学寄生虫学［M］．第 5 版．北京：科学出版社，2021.

[8] 倪语星，王金良，徐英春，等．眼部感染实验诊断规范［M］．上海：上海科学技术出版社，2009.

[9] 眼科检验协作组．感染性眼病细菌学检查操作专家共识（2019）［J］．中华眼视光学与视觉科学杂志，2019，21.

[10] 中华医学会眼科学分会眼底病学组，中华医学会眼科学分会白内障及屈光手术学组，中华医学会眼科学分会眼外伤学组，等．中国眼科手术后感染性眼内炎诊疗专家共识（2022 年）［J］．中华眼科杂志，2022，58.

[11] 中华医学会肝病学分会遗传代谢性肝病协作组．肝豆状核变性诊疗指南（2022 年版）［J］．中华肝脏病杂志，2022，30.

[12] 刘祖国，谢立信，孙旭光，等．干眼临床诊疗专家共识（2013 年）［J］．中华眼科杂志，2013，01.

[13] 亚洲干眼协会中国分会，海峡两岸医药卫生交流协会眼科学专业委员会眼表与泪液病学组，中国医师协会眼科医师分会眼表与干眼学组．中国干眼专家共识：定义和分类（2020 年）［J］．中华眼科杂志，2020，56.

[14] Bartalena L，Kahaly G J，Baldeschi L，et al. The 2021 European Group on

Graves' orbitopathy (EUGOGO) clinical practice guidelines for the medical management of Graves' orbitopathy [J]. Eur J Endocrinol, 2021, 185.

[15] Lobo A M, Agelidis A M, Shukla D. Pathogenesis of herpes simplex keratitis: The host cell response and ocular surface sequelae to infection and inflammation [J]. Ocul Surf, 2019, 17.

[16] Cabrera-Aguas M, Khoo P, Watson S L. Infectious keratitis: A review [J]. Clin Exp Ophthalmol, 2022, 5.

[17] Austin A, Lietman T, Rose-Nussbaumer J. Update on the management of infectious keratitis [J]. Ophthalmology, 2017, 124.

[18] Port AD, Orlin A, Kiss S, et al. Cytomegalovirus Retinitis: A Review [J]. J Ocul Pharmacol Ther, 2017, 33.

[19] Azari AA, Barney NP. Conjunctivitis: A systematic review of diagnosis and treatment [J]. JAMA, 2013, 310.

[20] Watson AH, Homer NA, Somogyi MB. Varicella-zoster virus of the eyelid [J]. JAMA Ophthalmol, 2020, 138.

[21] Pirraglia MP, Ceccarelli G, Cerini A, et al. Retinal involvement and ocular findings in COVID-19 pneumonia patients [J]. Sci Rep, 2020, 10.

[22] Wu P, Duan F, Luo C, et al. Characteristics of ocular findings of patients with coronavirus disease 2019 (COVID-19) in Hubei Province, China [J]. JAMA Ophthalmol, 2020, 138.

[23] Safiabadi Tali SH, LeBlanc JJ, Sadiq Z, et al. Tools and techniques for severe acute respiratory syndrome coronavirus 2 (SARS-CoV-2) /COVID-19 detection [J]. Clin Microbiol Rev, 2021, 34.

[24] Sivakumar R. R, Prajna L, Arya LK, et al. Molecular diagnosis and ocular imaging of West Nile virus retinitis and neuroretinitis [J]. Ophthalmology, 2013, 120.

[25] Zannoli S, Sambri V. West Nile virus and Usutu virus co-circulation in Europe: Epidemiology and implications [J]. Microorganisms, 2019, 7.

[26] Baz M, Boivin G. Antiviral agents in development for Zika virus infections [J]. Pharmaceuticals (Basel), 2019, 12.

[27] Oliver G F, Carr J M, Smith J R. Emerging infectious uveitis: Chikungunya,

Dengue, Zika and Ebola: A review [J]. Clin Exp Ophthalmol, 2019, 47.

[28] Venkatesh A, Patel R, Goyal S, et al. Ocular manifestations of emerging viral diseases [J]. Eye (Lond), 2021, 35.

[29] Doan T, Pinsky BA. Current and future molecular diagnostics for ocular infectious diseases [J]. Curr Opin Ophthalmol, 2016, 27.

[30] Nonnemann B, Tvede M, Bjarnsholt T. Identification of pathogenic microorganisms directly from positive blood vials by matrix-assisted laser desorption/ionization time of flight mass spectrometry [J]. APMIS, 2013, 121.

[31] Kosacki J, Boisset S, Maurin M, et al. Specific PCR and quantitative real-time PCR in ocular samples from acute and delayed-onset postoperative endophthalmitis [J]. Am J Ophthalmol, 2020, 212.

[32] Ma L, Jakobiec F A, Dryja T P. A review of Next-Generation Sequencing (NGS): applications to the diagnosis of ocular infectious diseases [J]. Semin Ophthalmol, 2019, 34.

[33] Hedera P. Wilson's disease: A master of disguise [J]. Parkinsonism Relat Disord, 2019, 59.

[34] Coffey AJ, Durkie M, Hague S, et al. A genetic study of Wilson's disease in the United Kingdom [J]. Brain, 2013, 136.

[35] Dong Y, Ni W, Chen WJ, et al. Spectrum and classification of ATP7B variants in a large cohort of chinese patients with Wilson's disease guides genetic diagnosis [J]. Theranostics, 2016, 6.

[36] Sheeladevi S, Lawrenson J G, Fielder A R, et al. Global prevalence of childhood cataract: A systematic review [J]. Eye (Lond), 2016, 30.

[37] Patel A, Hayward J D, Tailor V, et al. The oculome panel test: Next-generation sequencing to diagnose a diverse range of genetic developmental eye disorders [J]. Ophthalmology, 2019, 126.

[38] Wu X, Long E, Lin H, et al. Prevalence and epidemiological characteristics of congenital cataract: A systematic review and meta-analysis [J]. Sci Rep, 2016, 6.

[39] Yu-Wai-Man C, Arno G, Brookes J, et al. Primary congenital glaucoma

including next-generation sequencing-based approaches：Clinical utility gene card ［J］. European Journal of Human Genetics, 2018, 26.

［40］ Neustein R F, Bruce B B, Beck A D. Primary congenital glaucoma versus glaucoma following congenital cataract surgery：comparative clinical features and long-term outcomes ［J］. Am J Ophthalmol, 2016, 170.

［41］ 佘海澄，杜葵芳. 病毒性视网膜炎的诊断及治疗 ［J］. 中国医刊，2022, 57.

［42］ 孙旭光，周玉梅，姜超，等. 438 例睑缘炎患者的临床分析 ［J］. 中华眼科杂志，2013, 49.

［43］ 李鹏，端青，宋立华. 衣原体最新分类体系与分类鉴定方法研究进展 ［J］. 中国人兽共患病学报，2014, 30.

［44］ 高媛，于芳蕾. 常见眼部寄生虫感染概况和研究进展 ［J］. 中国微生态学杂志，2019, 31.

［45］ 莫碧莹. 人类微孢子虫检测方法研究进展 ［J］. 微生物学报，2021, 61.

［46］ 郑美琴，郑钦象，楼永良，等. 规范病原学诊断路径促进感染性眼病精准医疗 ［J］. 中国临床新医学，2021, 14.

［47］ 唐克文，李从荣，汪倩钰，等. 基于 MALDI-TOF MS 质谱峰分析细菌耐药性的研究进展 ［J］. 中华微生物学和免疫学杂志，2021, 41.

［48］ 刘攀，车凤玉，舒畅，等. 75 例肝型肝豆状核变性患儿的临床表型及 ATP7B 基因变异分析 ［J］. 中华医学遗传学杂志，2022, 39.

［49］ 李炜，何昕. 眼表微环境与干眼诊疗 ［J］. 中华眼科杂志，2022, 58.

［50］ 王品莹，曹丽华，宋涛. 先天性白内障致病基因研究进展 ［J］. 中国医药，2018, 13.